第5版

給食経営管理論

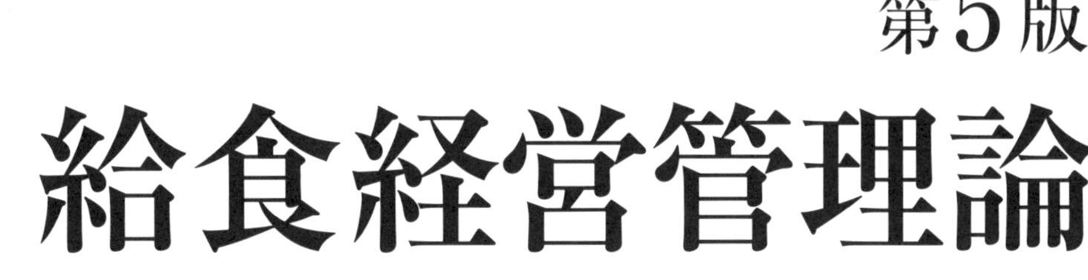

編著
三好恵子
山部秀子

第一出版

執筆者紹介（執筆順）

編・著者

三好　恵子	女子栄養大学短期大学部給食管理研究室教授
山部　秀子	札幌保健医療大学保健医療学部栄養学科教授

著者

辻　ひろみ	東洋大学食環境科学部健康栄養学科教授
佐々木ルリ子	宮城学院女子大学生活科学部食品栄養学科教授
長田　早苗	女子栄養大学短期大学部給食管理研究室准教授
堀端　　薫	女子栄養大学給食システム研究室准教授
髙城　孝助	女子栄養大学客員教授
水野　文夫	城西大学薬学部医療栄養学科特任准教授
亀山　良子	島根県立大学看護栄養学部健康栄養学科教授
石川　豊美	名古屋文理大学健康生活学部健康栄養学科准教授

序文

管理栄養士の必修科目の中で，給食管理が給食経営管理論と名称変更になって 10 年余が経過しました。栄養士法の改定に伴い，管理栄養士のありかたと養成課程における教育目標が論議され，管理栄養士養成課程におけるモデルコアカリキュラム，管理栄養士国家試験ガイドラインに込められたねらいを達成すべく，給食経営管理論の教科書も良書が世に多く出されています。前書『給食管理』は，1985 年に初版が発刊されて以来，多くの管理栄養士・栄養士養成施設で教科書として採用され，また参考資料としても使われて参りました。30 年の間には，栄養士法の改正，健康増進法の制定という，歴史的にも大きな制度改正がありました。加えて，給食施設に関わる様々な制度の変更，給食周辺の社会環境の変化は，大きな流れとなってとどまることがありません。その変化に対して，改訂を重ねながら，依然として給食経営管理論を担当される教員の皆様から絶大なる支持が寄せられております。これは，前書『給食管理』の編著にあたられた，鈴木久乃先生，羽田明子先生，太田和枝先生，殿塚婦美子先生のご功績によるものです。『給食管理』は，集団給食と言われていた分野に，科学的管理の概念を取り入れた先駆的教科書と言えましょう。

現在，健康，栄養，福祉分野で管理栄養士に求められる能力として「マネジメント力」が大きく位置づけられていますが，『給食管理』の各章の中では，30 年も前に給食運営業務の中でマネジメントの重要性が説かれています。後継の教科書として本書は，大きな荷を負って改訂がスタートしました。

本書の企画にあたり，編者としての共通の思いは，前書の良さを継承しながら，時代の要請に沿える教科書にしたいということでした。管理栄養士養成課程のカリキュラムでは，教育目標を，「給食運営や関連の資源（食品流通や食品開発の状況，給食に関わる組織や経費等）を総合的に判断し，栄養面，安全面，経済面全般のマネジメントを行う能力を養う。マーケティングの原理や応用を理解するとともに，組織管理などのマネジメントの基本的な考え方や方法を修得する」とし，栄養士養成課程のカリキュラムでは，教育目標を，「給食業務を行うために必要な，食事の計画や調理を含めた給食サービス提供に関する技術を修得する」としています。管理栄養士・栄養士養成施設の卒業生の多くが，各種の給食施設において給食の運営やマネジメント業務を担うべく巣立っていきます。本書は，管理栄養士養成・栄養士養成いずれにおいても教科書として採用いただくことができるように，それぞれの養成課程のカリキュラムのねらいを考慮し，「給食の運営」の上に，「給食経営管理」を積み上げるような構成にいたしました。執筆は，給食の運営・経営管理に関する経験のある方々および実際に給食経営管理論等を担当されている方々です。

給食分野における，管理栄養士・栄養士に求められる専門性は，給食そのものを取り巻く制度，社会環境，技術の変化のうねりの中で，絶えずマイナーチェンジを繰り返しながら，知識・技術を更新していくことが求められます。変化のうねりを見据え，適宜軌道修正を図ることも必要と考えます。内容・

構成についての課題もあり，編者のかじ取りによる責任が大ではございますが，お読みいただく中で，あるいはお使いいただく中で，ご助言・ご意見をいただけますようによろしくお願い申し上げます。

最後になりましたが，第一出版の加藤友昭社長，井上由香氏，花岡里沙氏にご尽力いただいたこと深く感謝申し上げます。

平成 26 年 9 月

編者一同

改訂の序

管理栄養士・栄養士教育において，高齢化，食生活の多様化と栄養問題，健康問題の複雑化，深刻化に加えて，社会環境の変化が進む中，「管理栄養士・栄養士養成のための栄養学教育モデル・コア・カリキュラム」が平成 31 (2019) 年 3 月に提示されました。社会の変化に対応した管理栄養士・栄養士として必要な資質・能力を備えた質の高い人材を養成するため，管理栄養士に求められる基本的な資質・能力の整理と，その養成のための栄養学モデル・コア・カリキュラムを検討したものです。ここでは，栄養士養成のためのモデル・コア・カリキュラムは，原則，管理栄養士養成のためのモデル・コア・カリキュラムに包含されるものとされています。その，管理栄養士のモデル・コア・カリキュラムでは，次のような学修目標が挙げられています。給食と給食経営管理の理解，食環境整備による利用者への栄養介入としての給食の概念の理解，利用者への給食提供に必要な仕組みである給食経営（給食マネジメント）システムの概念と各システム間の関連についての理解，給食を生産・提供するために必要な人，食材料，施設の衛生管理の理解，品質管理，食材料管理，衛生管理を統合した生産管理の理解，利用者の視点に基づいた給食提供におけるマーケティングの活用についての理解，持続可能な給食経営（給食マネジメント）のための組織や資源のマネジメント方法の理解，給食を安全かつ継続的に提供するための給食施設における危機管理対策の必要性の理解などとなっています。

また，令和５（2023）年２月６日に，新たな「管理栄養士の国家試験出題基準」策定について通知が出されました。

本書『テキストブックシリーズ給食経営管理論』は，管理栄養士・栄養士養成のための栄養学教育モデル・コア・カリキュラム，管理栄養士国家試験の出題基準を視野に入れつつ，管理栄養士・栄養士に基本的に求められる給食運営に関する基本的な知識・技術を身につけることをねらいとしたテキストです。そのために，各種給食施設周辺の資料を多く収載し，効果的な教育プログラムに配慮したわかりやすい教科書を目指してまいりました。給食を取り巻く社会環境，制度，技術の変化が進む中，管理栄養士・栄養士の求められる知識・技術は，時代の要請に応じた高度なものとなってきています。本書も初版から四度の改訂を経て 8 年余が経過し，それらの変化に対応した軌道修正と，情報の更新が必要となり，今改定において適宜修正を行いました。

今後ともご使用いただいた方々のご意見を徴し，抽出された課題を積み上げ整理・検討をしてまいりたいと考えております。前版発刊においてお願いいたしましたように，引き続きご意見・ご助言を賜りたくお願い申し上げます。

令和５年８月

編者一同

目次

第 1 章
給食の概念

三好恵子

特定給食施設の目的・役割を理解する。

また，対象者の違いによりさまざまな特定給食施設があることを理解する。

給食を運営する上での管理栄養士・栄養士の役割や位置づけについて理解する。

＊ 給食の提供を受ける人を示す用語として，本書では「利用者」を用いる（必要に応じて一部「対象者」）。

1 特定給食施設の意義・役割

給食とは，食事を支給すること，または支給する食事のことをいう。そのようなことからも，外食産業市場規模の統計資料（食の安全・安心財団附属機関外食産業総合調査研究センター）では，給食主体部門を，食堂・レストラン・宿泊施設などの営業給食と，学校給食・事業所給食・病院給食・保育所給食からなる集団給食に分類している。これに対して，特定給食施設は，**健康増進法**第20条1項，**健康増進法施行規則**第5条に次のように定められている。

「特定かつ多数の者に対して継続的に食事を供給する施設のうち栄養管理が必要なものとして厚生労働省令で定めるものをいう。」

ここでいう厚生労働省令で定める施設とは，「継続的に1回100食以上または1日250食以上の食事を供給する施設」である。

特定給食施設は，外食の枠の中に位置づけられる一方，健康増進法および同施行規則の中で，「特定かつ多数人」，「継続的」，「栄養管理」のキーワードで定義づけられ，**栄養管理の基準**，特定給食施設の届け出，行政による指導，管理栄養士配置の義務規定，管理栄養士・栄養士配置の努力規定が定められている（p.27，表3.1参照）。

「特定給食施設における栄養管理に関する指導・支援等について」（令和2年3月31日厚生労働省健康局健康課長通知）において，行政が行う特定給食施設への支援・指導及び特定給食施設が行う栄養管理に係る留意事項が示されている。特定給食施設の設置者は，健康増進法施行規則に従って適切な栄養管理を行うこととされている。さらに，利用者のアセスメント，栄養・食事計画，献立作成，提供する食事の評価，栄養情報の提供，書類の整備，衛生管理，災害時の備えについて運用上の留意点が示されている。

特定給食施設は，栄養の機能と栄養情報伝達ツールの機能を兼ねそなえた食事の提供により，国民の健康の保持増進，疾病の予防・回復，QOL水準の向上に寄与する役割を担っている。

2 給食の種類と特徴

特定給食施設とライフステージの関係を図1.1，表1.1に示した。国民の多くが，それぞれのライフステージにおいて，ある期間継続して特定給食施設を利用している。このことは，わが国における特定給食施設の意義・役割の大きさを表しているといえよう。

それぞれの施設には施設本来の目的があり，給食提供もその目的にかなったものでなければならない。したがって，施設を所管する関連省庁，関係法規についてもある程度の理解が必要である。そのため，施設ごとの給食の目的，関係法規を理解するとともに，運営の主体，運営上の特徴を考慮し，給食提供を通して利用者の栄養管理を実施する必要がある。給食施設により，食事に求められる栄養価やおいしさ，食事とともに利用者に届けられる情報が異なり，さらに給食を提供するための経営上の課題も異なるため，施設の特徴（p.253，第18章）に応じた栄養管理を実施するための給食運営の目標を設定し，給食経営管理業務を行うことになる。

健康増進法：平成14年8月2日法律第103号，最終改正：令和4年6月22日法律第77号
健康増進法施行規則：平成15年4月30日厚生労働省令第86号，最終改正：令和4年3月30日厚生労働省令第48号

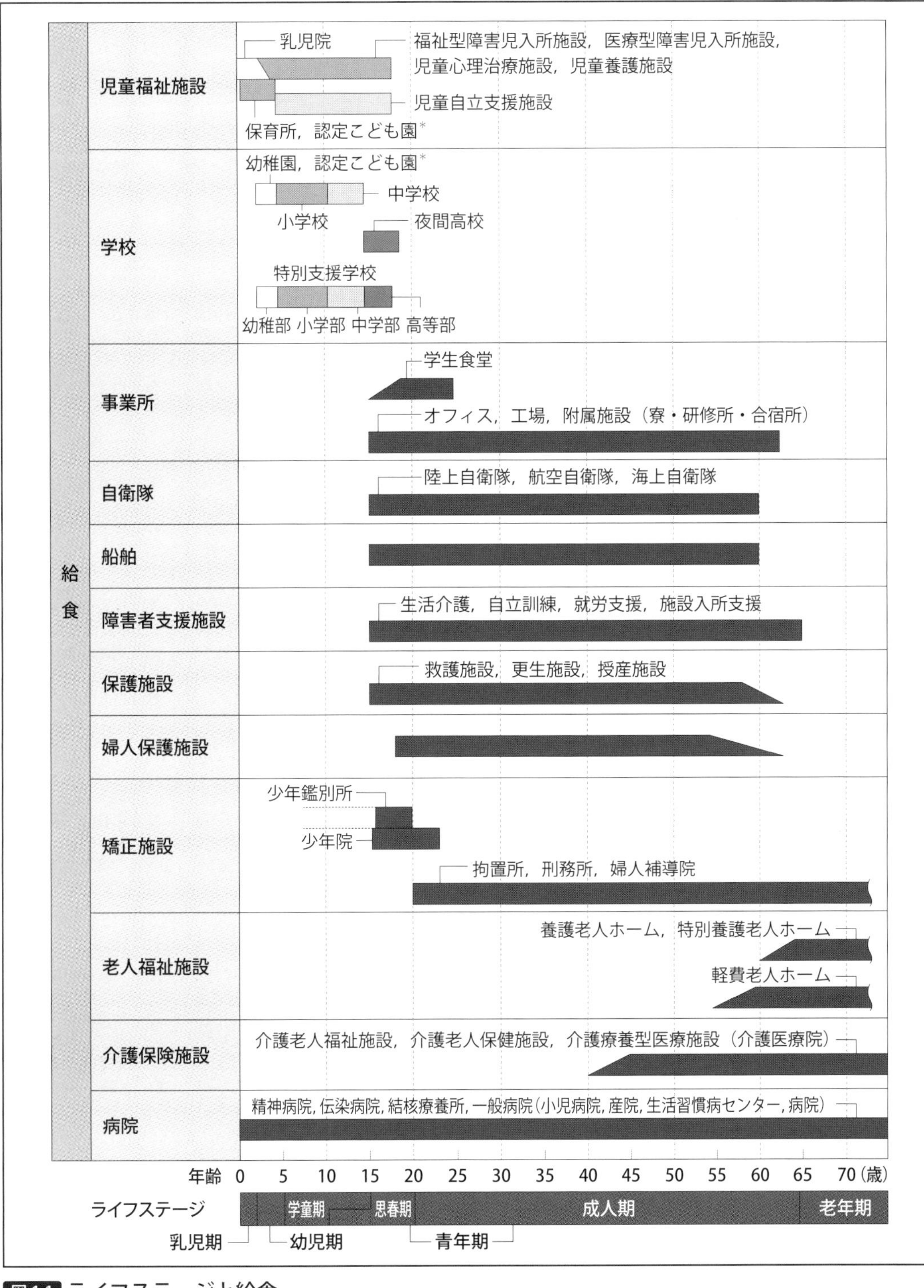

図 1.1 ライフステージと給食

注）＊法的に学校かつ児童福祉施設として位置づけられる「幼保連携型認定子ども園」，児童福祉施設として位置づけられる「保育所型認定こども園」，学校として位置づけられる「幼稚園型認定こども園」のほか，幼稚園機能と保育所機能をあわせもつ「地方裁量型認定こども園」がある。保育所認定の子ども（保護者の就労等で保育が必要と認められる子ども）に対する食事の提供義務がある。

資料）女子栄養大学給食管理研究室

表 1.1 代表的特定給食施設の特徴

	施設の種類				
	児童福祉施設*	学　校	事業所	高齢者・介護施設	病　院
施設の特徴	児童の福祉に関する事業を行う施設。	「人格の完成を目指し，平和で民主的な国家および社会の形成者として必要な資質を備えた心身ともに健康な国民の育成」（教育基本法）を目的として教育を行う。	企業の工場，事務所など。経済活動による社会貢献を行っている。	加齢に伴って身体上または精神上の障害があるために要介護状態となった者に，日常生活の支援，保健医療，福祉サービスを行う施設。	20人以上の患者を入院させる施設を有する，傷病者のために医業を行う場所。
利用者の特徴	満18歳に満たない児童。年齢により乳児，幼児，少年に分けられる。成長・発達の著しい時期である。心身に課題をもつ児童を対象とする施設もある。	義務教育諸学校の児童および生徒。また，夜間部を置く高等学校の生徒。心身の成育・発達の著しい時期である。	勤労者。性別，年齢，身体活動レベルの幅が広い。基本的に健康人であるが，生活習慣病有病者も存在する。	身体機能低下，摂食・嚥下機能低下，低栄養など，多くの利用者が課題をもつと同時に，個人差が大きい。	傷病者。栄養状態，身体状況，生活習慣など，取り組むべき栄養管理上の課題は個々人により異なる。
給食の目的	子どもの健やかな発育・発達を目指した食事の提供と「食を営む力」の基礎を培う「食育」の実践の場。	児童および生徒の心身の健全な発達に資し，食に関する正しい理解と適切な判断力を養う。	健康の維持・増進，生活習慣病予防，生活習慣の改善。	健康の維持，健康状態の向上，QOLの向上を目的とすると同時に，生活の一部である。	疾病回復の支援。特別治療食は疾病治療の直接手段である。
給食費の制度	国庫，都道府県の負担が児童福祉法により定められている。	学校給食の実施に必要な施設および設備に要する経費，学校給食の運営に要する経費のうち政令で定めるものは，設置者の負担とする。	定まった制度はない。経営形態，企業の負担割合により利用者の負担額が異なる。	介護保険施設は介護保険法による。サービスは，利用者と施設の契約による。利用者の負担額は，食材料費と調理費相当分として，基準費用額1,445円/日となっている。	入院時食事療養制度により保健医療機関に算定される。患者の標準自己負担額は460円/食。
運営の特徴	「児童福祉施設の設備及び運営に関する基準」において，保育所では，給食の質の担保を条件に，調理業務の委託が認められているが，施設内給食が原則であった。 平成22年6月より，満3歳以上児には外部搬入方式が可能となった。	教育委員会の指導・助言により，当該学校の校長が管理し，職員を指揮・監督して運営される。経営形態は，委託化が進んでいる。供食方法は，食缶配食で教諭の指導により児童生徒が盛りつけ配膳を行う。調理方式は，単独調理場方式，共同調理場方式がある。ランチルームを設置している学校もある。	経営形態は委託がほとんどである。昼食提供が中心であるが，従業員の勤務体制により朝・夕・夜勤食を提供する施設もある。供食方法は，カウンターサービスによるセルフサービスが多い。 利用者の自由な意志により，食数が変動する。	経営形態は，委託化が進んでいる。介護保険施設の介護サービスは，施設と利用者の契約による。利用者にとって施設は生活の場であり，食事も生活の一部として位置づけられる。供食は,フロア・ユニット単位で，フルサービスにより行われる。	経営形態は，委託化が進んでいる。入院時食事療養制度に基づく給食運営が求められる。食札に基づき配食・配膳が行われ，方法として中央配膳，病棟配膳がある。病院外の調理施設で調理を行ったものを運び入れ提供する院外調理が認められている。
食事の特徴	成長・発達が著しい時期であるため，成長や摂取量を定期的に確認して食事計画に反映させる。発達段階や摂食機能に対する形態の対応が必要である。アレルギー児への対応が求められる。行事食は，食育と関連させて提供している。	文部科学省が示す「学校給食摂取基準」を，児童生徒の個々の健康および生活活動等の実態等に配慮した上で弾力的に運用する。主食・おかず・牛乳の組み合わせが基本。給食は生きた教材として位置づけられ，行事食，バイキング給食，地産地消などに取り組んでいる。	定食方式（単一定食，複数定食），カフェテリア方式，弁当方式など。喫茶を行う施設もある。利用機会増加のためのイベントメニュー，テーマメニューの開発が行われる。 健康増進をアピールするメニュー提供も行っている。	低栄養ハイリスクの対象者に対して個人対応が求められる。摂食・嚥下機能に合わせて，形態変化が多様になる。施設内の行事と関連させた食事提供が行われる。療養食も提供される。	特別な制限のない一般治療食と，疾病治療の直接手段となる特別治療食に分けられる。また，形態別（常食，軟食，流動食）の対応も必要である。禁食などの個人対応が多い。行事食の取り組みなども行われている。

注）*児童福祉施設には，助産施設，乳児院，母子生活支援施設，保育所，幼保連携型認定こども園，児童厚生施設，児童養護施設，障害児入所施設，児童発達支援センター，児童心理治療施設，児童自立支援施設，児童家庭支援センターがある。
原表）三好恵子

3 給食の関連法規と行政指導

1 給食関係法規

法規には，**法律**，**政令（施行令）**，**省令（施行規則）**，**告示**，通知・通達などの法令と，地方自治体が法律や政令を実施するために規定する都道府県規則・条例などがある。これらは，どこで制定されたかによって名称が異なる。給食が関係する法規には，すべての給食施設に共通するものと，行政機構の中での位置づけにより，対象者の異なる給食の種類ごとに出されているものがある（表 1.2）。

すべての給食施設に共通する法規としては，特定給食施設の目的を達成するために重要な「**栄養士法**」，「健康増進法」，「**食品衛生法**」などがある。また，給食を生産する施設を労働環境として捉えれば，調理従事者の労働安全衛生に関する法規も重要である（p.118）。給食の運営を適切に行うためには，法令の遵守が重要であるとともに，時代の要請，社会環境の変化により改定が行われるため，常に情報を更新していくことも必要である（p.15，コラム 栄養関係法規の調べ方）。

2 行政指導

給食施設は，施設の種類により厚生労働省，文部科学省，法務省などの所管法令に基づき，適正に運営しなければならないのと同時に，行政による指導を受ける。特定給食施設に共通するのが，食品衛生法や健康増進法による行政指導である（図 1.2）。

特定給食施設は，健康増進法に基づき適切な栄養管理を行わなければならない。そのために自治体の指導・支援が課せられる。

健康増進法による特定給食施設への支援・指導の流れを下記に示す（図 1.3）。

①国の法律・省令・通知に基づき，自治体では条例・細則（自治体規則），要綱，通知を作成。

②①の規定に基づき，特定給食施設は，栄養管理報告書（p.8，図 1.4），給食開始届（p.10，図 1.5）等を提出。

③給食開始届・栄養管理報告書等を受け，自治体は必置指定通知書を発行。さらに給食開始届・栄養管理報告書等を踏まえて施設への指導・助言を行う。指導・助言に従わない場合は立入検査による勧告・命令・罰則がある。

法律：国会の議決によって成立するもの。
政令（施行令）：内閣で制定する命令で法律の施行手続きや，法律の委任事項を定めるもの。
省令（施行規則）：法律の委任事項や法律を施行するために必要な事項を関係各省の大臣が制定するもの。
告示：国家・地方公共団体などが広く一般に向けて行う通知。
栄養士法：昭和22年12月29日法律第245号，最終改正：令和4年6月17日法律第68号
食品衛生法：昭和22年12月24日法律第233号，最終改正：令和5年6月14日法律第52号

表 1.2 給食の関連法規

	法　律	政令（施行令），省令（施行規則），その他のガイドライン等
全般	栄養士法	
	健康増進法	健康増進法施行規則．特定給食施設が行う栄養管理に係る留意事項について．特定給食施設における栄養管理に関する指導・支援等について
	食品衛生法	食品衛生法施行規則．大規模食中毒対策等について．食品衛生法施行規則の一部を改正する省令．大量調理施設衛生管理マニュアル
	労働基準法	
	労働安全衛生法	労働安全衛生規則
	調理師法	
事業所給食		事業附属寄宿舎規程．労働安全衛生規則
学校給食	学校給食法 学校教育法	学校給食法施行令．学校給食法施行規則．学校給食実施基準．学校給食衛生管理基準．学校給食における食物アレルギー対応指針
病院	医療法 健康保険法	医療法施行規則．入院時食事療養費に係る食事療養及び入院時生活療養費に係る生活療養の実施上の留意事項について．入院時食事療養及び入院時生活療養の食事の提供たる療養の基準等に係る届出に関する手続きの取扱いについて．診療報酬の算定方法．医療スタッフの協働・連携によるチーム医療の推進について．医療法の一部を改正する法律の一部の施行について．病院，診療所等の業務委託について
社会福祉施設	社会福祉法 障害者総合支援法	障害者の日常生活及び社会生活を総合的に支援するための法律に基づく指定障害福祉サービスの事業等の人員，設備及び運営に関する基準
高齢者・介護施設	介護保険法 老人福祉法 高齢者の医療の確保に関する法律 医療法	特別養護老人ホームの設備及び運営に関する基準．養護老人ホームの設備及び運営に関する基準．指定施設サービス等に要する費用の額の算定に関する基準．指定介護老人福祉施設の人員．設備及び運営に関する基準．介護老人保健施設の人員．施設及び設備並びに運営に関する基準．介護医療院の人員．施設及び設備並びに運営に関する基準．軽費老人ホームの設備及び運営に関する基準
児童福祉施設	児童福祉法	児童福祉施設の設備及び運営に関する基準．児童福祉施設における「食事摂取基準」を活用した食事計画について．保育所における調理業務の委託について．児童福祉施設における食事の提供に関する援助及び指導について．児童福祉施設における食事の提供ガイドライン．保育所におけるアレルギー対応ガイドライン

原表）三好恵子

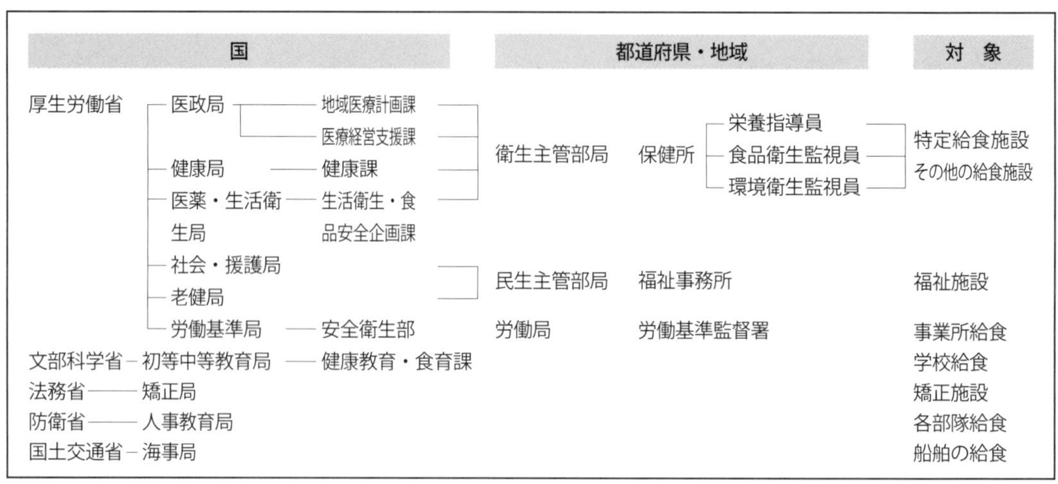

図 1.2 栄養行政体系

資料）冨田教代：給食の関連法規と行政指導，給食管理 / 鈴木久乃，太田和枝，殿塚婦美子編著，p.18（2012）第一出版を一部改変

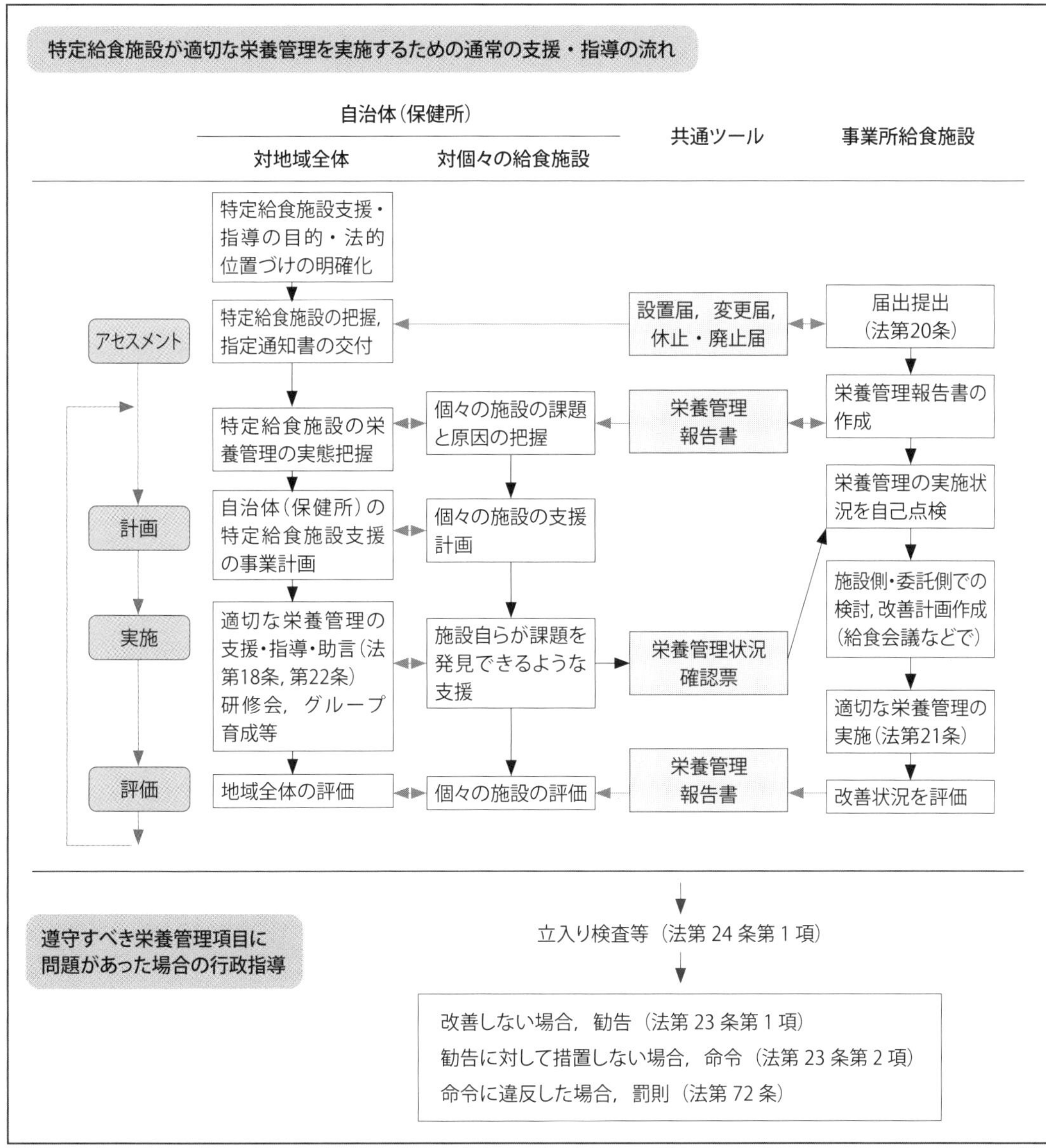

図 1.3 自治体の栄養管理の水準向上のための特定給食施設の支援・指導の流れ

注）法：健康増進法

資料）石田裕美，村山伸子，井上浩一，他：特定給食施設の栄養管理に関する自治体の支援・指導システム構築ガイドブック，栄養疫学プログラム：平成 15-17 年度厚生労働科学補助金健康科学総合研究事業，特定給食施設における栄養管理の実施状況とその基準に関する研究，p.10（2006）

栄養管理報告書（給食施設）

＿＿＿＿＿保健所長　殿

施設名

所在地

管理者名

電話番号

＿＿＿＿年　＿＿＿＿＿月分

Ⅰ　施設種類	Ⅱ　食事区分別1日平均食数及び食材料費				Ⅲ　給食従事者数				
		食数及び食材料費				施設側（人）		委託先（人）	
		定食（□単一・□選択）	カフェテリア食	その他		常勤	非常勤	常勤	非常勤
1 学校 2 児童福祉施設（保育所以外） 3 社会福祉施設 4 事業所 5 寄宿舎 6 矯正施設 7 自衛隊 8 一般給食センター 9 その他（　　　）	朝食	食（材・売）　円	食	食	管理栄養士				
	昼食	食（材・売）　円	食	食	栄養士				
	夕食	食（材・売）　円	食	食	調理師				
	夜食	食（材・売）　円	食	食	調理作業員				
	合計	食（材・売）　円	食	食	その他				
	再掲	職員食　＿＿＿＿食	喫食率　＿＿＿＿％		合計				

Ⅳ　対象者（利用者）の把握

【年1回以上，施設が把握しているもの】

1　対象者（利用者）数の把握　：□有　□無

2　身長の把握　：□有　□無

3　体重の把握　：□有　□無

4　BMIなどによる体格の把握

：□有（肥満　％　やせ　％）□無

5　身体活動状況の把握　：□有　□無

6　食物アレルギーの把握　：□有　□無

（健診結果・既往歴含む）

7　食物アレルギーへの対応

：□有（□除去　□代替　□その他（　　　））□無

8　疾病状況の把握（健診結果）　：□有　□無

9　生活習慣の把握　：□有　□無

（給食以外の食事状況，運動・飲酒・喫煙習慣等）

【利用者に関する把握・調査】該当に印をつけ頻度を記入する

1　食事の摂取量把握

□実施している（□全員　□一部）

（□毎日　□＿＿回/月　□＿＿回/年）

□実施していない

2　嗜好・満足度調査　□実施している　□実施していない

3　その他（　　　　　　　）

Ⅴ　給食の概要

1　給食の位置づけ	□ 利用者の健康づくり　□ 望ましい食習慣の確立　□ 十分な栄養素の摂取 □ 安価での提供　□ 楽しい食事　□ その他（　　　）		
1－2　健康づくりの一環として給食が機能しているか	□ 十分機能している　□ まだ十分ではない　□ 機能していない　□ わからない		
2　給食会議	□ 有（頻度：＿＿＿＿回/年）　□ 無		
2－2　有の場合	構成委員　□管理者　□管理栄養士・栄養士　□調理師・調理担当者　□給食利用者 □介護・看護担当者　□その他（　　　）		
3　衛生管理	衛生管理マニュアルの活用	□有	□無
	衛生点検表の活用	□有	□無
4　非常時危機管理対策	①食中毒発生時マニュアル	□有	□無
	②災害時マニュアル	□有	□無
	③食品の備蓄	□有	□無
	④他施設との連携	□有	□無
5　健康管理部門と給食部門との連携（事業所のみ記入）	□ 有　□ 無		

＊裏面へ⇒

図1.4 栄養管理報告書（例）

資料）東京都

施設名＿＿＿＿＿＿＿＿＿＿＿＿＿＿＿＿＿＿＿

Ⅵ　栄養計画

1　対象別に設定した給与栄養目標量の種類	□ ＿＿＿＿種類　□ 作成していない
2　給与栄養目標量の設定対象の食事	□ 朝食　□ 昼食　□ 夕食　□ 夜食　□ おやつ
3　給与栄養目標量の設定日	年　月

4　給与栄養目標量と給与栄養量（最も提供数の多い給食に関して記入）　対象：年齢＿＿歳～＿＿歳　性別：□男　□女　□男女共

	エネルギー（kcal）	たんぱく質（g）	脂質（g）	カルシウム（mg）	鉄（mg）	ビタミン A（μg）（RAE当量）	ビタミン B1（mg）	ビタミン B2（mg）	ビタミン C（mg）	食塩相当量（g）	食物繊維総量（g）	炭水化物エネルギー比率（%）	脂肪エネルギー比率（%）	たんぱく質エネルギー比率（%）
給与栄養目標量														
給与栄養量（実際）														

5　給与栄養目標量に対する給与栄養量（実際）の内容確認及び評価	□ 実施している（□毎月　□報告月のみ）　□ 実施していない

Ⅶ　栄養・健康情報提供

□有　□無（有の場合は下記にチェック）

□栄養成分表示　□献立表の提供　□卓上メモ
□ポスターの掲示　□給食たより等の配布　□実物展示
□給食時の訪問　□健康に配慮したメニュー提示
□推奨組合せ例の提示　□その他（　　　）

Ⅷ　栄養指導

□有　□無（有の場合は下記に記入）

	実施内容	実施数
個別		延　人
		延　人
		延　人
		延　人
集団		回　人
		回　人
		回　人

Ⅸ　課題と評価

□有　□無（有の場合は下記に記入）

（栄養課題）

（栄養課題に対する取組）

（施設の自己評価）

Ⅹ　東京都の栄養関連施策項目（最も提供数の多い給食に対して記入）

（Ⅵ－４の食事について記入）	目標量	提供量
野菜の一人当たりの提供量（□１食 □１日）	g	g
果物の一人当たりの提供量（□１食 □１日）	g	g

Ⅺ　委託

□有　□無（有の場合は下記に記入）

名称

電話　　　FAX

委託内容：□献立作成　□発注　□調理　□盛付　□配膳　□食器洗浄　□その他（　　　）

委託契約内容の書類整備：□有　□無

責任者と作成者

施設側責任者 役職	氏名
作成者 所属	氏名
電話	FAX
職種：□管理栄養士　□栄養士　□ 調理師　□その他（　　　）	

保健所記入欄	
	特定給食施設 ・ その他の施設（施設番号　　　）
	健康増進法第21条による管理栄養士必置指定　□有

年　月　日

東京都知事　　殿

郵便番号
設置者　住　所
(ふりがな)
氏　名
電話番号
〔法人の場合は、その名称、主たる事務所の所在地及び電話番号並びに代表者の氏名〕

給食開始届

下記のとおり、給食を開始した（する）ので、健康増進法第20条第1項の規定により届け出ます。

記

ふりがな 給食施設の名称					
給食施設の所在地	郵便番号				
給食施設の種類					
給食の開始日又は開始予定日	年　月　日				
1日の予定給食数及び各食ごとの予定給食数	朝食	昼食	夕食	その他	1日の合計
管理栄養士の員数			栄養士の員数		

添付書類　1　給食運営状況票
　　　　　2　給食施設の平面図

図1.5 給食開始届（例）

資料）東京都

4 管理栄養士・栄養士

1 管理栄養士・栄養士の定義

管理栄養士・栄養士は，栄養士法により定義づけられている（表 1.3）。管理栄養士・栄養士の共通業務である「栄養の指導」は，幅広い職域での業務として位置づけられるが，給食施設において，給食の提供を通じて担うべき重要な業務の 1 つである。

管理栄養士の定義では，個人の栄養状態や身体状況，さらに疾病の状態をアセスメントし，それに基づいた栄養の指導や，特定給食施設での給食管理を行うとされており，栄養士に比較し，より具体的な業務が示されている。給食の対象となる特定多数の人々の健康状態・栄養状態の改善・維持・向上，QOL の向上を目標とした栄養・食事管理を，効率的かつ効果的に継続して実施するためには，給食を構成するサブシステムの構築，複数のサブシステムの統合化とそのマネジメントを行う必要がある。管理栄養士には，経営管理や生産管理の理論や手法を，給食の場に応用・展開する知識と技能が求められるのである。

特定給食施設の数と管理栄養士・栄養士配置状況を表 1.4 に示す。

表 1.3 栄養士法（抜粋）

第 1 条 この法律で栄養士とは，都道府県知事の免許を受けて，栄養士の名称を用いて栄養の指導に従事することを業とする者をいう。

2 この法律で管理栄養士とは，厚生労働大臣の免許を受けて，管理栄養士の名称を用いて，傷病者に対する療養のため必要な栄養の指導，個人の身体の状況，栄養状態等に応じた高度の専門的知識及び技術を要する健康の保持増進のための栄養の指導並びに特定多数人に対して継続的に食事を供給する施設における利用者の身体の状況，栄養状態，利用の状況等に応じた特別の配慮を必要とする給食管理及びこれらの施設に対する栄養改善上必要な指導等を行うことを業とする者をいう。

表 1.4 特定給食施設の数と管理栄養士・栄養士の配置

	施設数	管理栄養士・栄養士数	管理栄養士数	栄養士数
学校	15,369	16,016	8,824	7,192
児童福祉施設	14,500	16,489	4,461	12,028
病院	5,535	35,469	24,437	11,032
事業所	5,051	3,306	1,700	1,606
介護老人保健施設	2,858	7,895	4,946	2,949
老人福祉施設	4,991	11,804	7,224	4,580
社会福祉施設	790	1,451	734	717
一般給食センター	330	823	310	513
寄宿舎	526	391	153	238
自衛隊	200	233	174	59
矯正施設	105	73	57	16
介護医療院	92	294	205	89
その他	740	868	330	538
合　計	51,087	95,112	53,555	41,557

資料）厚生労働省：衛生行政報告例（令和 3 年度）

2 管理栄養士・栄養士の配置規定

特定給食施設にあっては，健康増進法，同法施行規則に示されている管理栄養士・栄養士の配置規定によらなければならない（表1.5，p.15，表1.6）。

すべての特定給食施設には，管理栄養士または栄養士を置くように努めなければならないとする，いわゆる「努力規定」がある。さらに，厚生労働省令により定められた基準により，特別な栄養管理が必要な特定給食施設には管理栄養士を置かなければならないとする規定がある。これは通常「必置義務規定」といわれ，基準に従って管理栄養士を置かない場合は，都道府県知事により特定給食施設の設置者が勧告・命令を受けるという強制力のあるものである。同時に，各分野の関連法令により配置規定がある場合は，その規定を遵守する必要がある。

給食施設にあっては，いずれの施設においても栄養管理の担い手としての管理栄養士・栄養士の専門性が求められているのである。

表1.5 管理栄養士・栄養士配置規定

施設の種類	配置規定法令	配置規定条文（抜粋）など
病院	医療法施行規則（昭23/令4.12.9）第17条	病床数100以上の病院にあっては1。
	入院時食事療養及び入院時生活療養の食事の提供たる療養の基準等(平6/令2.3.5)	1. 入院時食事療養(Ⅰ)を算定すべき食事療養及び入院時生活療養(Ⅰ)を算定すべき生活療養の基準 (1) 原則として，当該保険医療機関を単位として行うものであること。 (2) 入院時食事療養及び入院時生活療養の食事の提供たる療養は，管理栄養士又は栄養士によって行われていること。 (3) 患者の年齢，病状によって適切な栄養量及び内容の入院時食事療養及び入院時生活療養の食事の提供たる療養が適時に，かつ適温で行われていること。
事業所	労働安全衛生規則（昭47/令5.1.18）第632条	1回100食以上又は1日250食以上の給食を行うときは，栄養士を置くように努めなければならない。
	事業附属寄宿舎規程（昭22/令2.12.22）第26条	1回300食以上の給食を行う場合には，栄養士を置かなければならない。
社会福祉施設 ①特別養護老人ホーム	老人福祉法…特別養護老人ホームの設備及び運営に関する基準（平11/令3.1.25）第12条	1以上。ただし入所定員が40人を超えない施設で，他の社会福祉施設等の栄養士との連携により効果的な運営を期待することができる場合で，入所者の処遇に支障がないときは栄養士を置かないことができる。
社会福祉施設 ②養護老人ホーム	老人福祉法…養護老人ホームの設備及び運営に関する基準（昭41/令3.1.25）第12条	1以上。ただし特別養護老人ホームに併設する入所定員50人未満の施設で，併設する特別養護老人ホームの栄養士との連携により効果的な運営を期待することができ，入所者の処遇に支障がないときは置かないことができる。
社会福祉施設 ③軽費老人ホーム（ケアハウス）（A型・B型等）	老人福祉法…軽費老人ホームの設備及び運営に関する基準（平20/令3.1.25）第11条	1以上。ただし入所定員が40人以下又は他の社会福祉施設等の栄養士との連携により効果的な運営を期待することができる場合では栄養士を置かないことができる。

施設の種類		配置規定法令	配置規定条文（抜粋）など
児童福祉施設	①乳児院	児童福祉施設の設備及び運営に関する基準（昭 23/ 令 4.12.28）第 21 条	小児科の診療に相当の経験を有する医師又は嘱託医，看護師，個別対応職員，家庭支援専門相談員，栄養士及び調理員を置かなければならない。
	②児童養護施設	児童福祉施設の設備及び運営に関する基準（昭 23/ 令 4.12.28）第 42 条	児童指導員，嘱託医，保育士，個別対応職員，家庭支援専門相談員，栄養士及び調理員並びに乳児が入所している施設にあっては看護師を置かなければならない。ただし，児童 40 人以下を入所させる施設にあっては栄養士を置かないことができる。
	③福祉型障害児入所施設	児童福祉施設の設備及び運営に関する基準（昭 23/ 令 4.12.28）第 49 条	嘱託医，児童指導員，保育士，栄養士，調理員及び児童発達支援管理責任者を置かなければならない。ただし，児童 40 人以下を入所させる施設にあっては栄養士を置かないことができる。
	④医療型障害児入所施設	児童福祉施設の設備及び運営に関する基準（昭 23/ 令 4.12.28）第 58 条	医療法に規定する病院として必要な職員のほか，児童指導員，保育士及び児童発達支援管理責任者を置かなければならない（医療法：栄養士は，病床数 100 以上で 1 人）。
	⑤福祉型児童発達支援センター	児童福祉施設の設備及び運営に関する基準（昭 23/ 令 4.12.28）第 63 条	嘱託医，児童指導員，保育士，栄養士，調理員及び児童発達支援管理責任者のほか，日常生活を営むのに必要な機能訓練を行う場合には，機能訓練担当職員を置かなければならない。ただし，児童 40人以下を通わせる施設にあっては栄養士を置かないことができる。
	⑥医療型児童発達支援センター	児童福祉施設の設備及び運営に関する基準（昭 23/ 令 4.12.28）第 69 条	医療法に規定する診療所として必要な職員のほか，児童指導員，保育士，看護士，理学療法士又は作業療法士及び児童発達支援管理責任者を置かなければならない。
	⑦児童心理治療施設	児童福祉施設の設備及び運営に関する基準（昭 23/ 令 4.12.28）第 73 条	医師，心理療法担当職員，児童指導員，保育士，看護師，個別対応職員，家庭支援専門相談員，栄養士及び調理員を置かなければならない。
	⑧児童自立支援施設	児童福祉施設の設備及び運営に関する基準（昭 23/ 令 4.12.28）第 80 条	児童自立支援専門員，児童生活支援員，嘱託医及び精神科の診療に相当の経験を有する医師又は嘱託医，個別対応職員，家庭支援専門相談員，栄養士並びに調理員を置かなければならない。ただし，児童 40 人以下を入所させる施設にあっては栄養士を置かないことができる。
幼保連携型認定こども園		就学前の子どもに関する教育，保育等の総合的な提供の推進に関する法律（平 18/ 令 4.6.22）第 14 条	園長及び保育教諭を置かなければならない。 園長を助け，命を受けて園務の一部を整理し，並びに園児の栄養の指導及び管理をつかさどる主幹栄養教諭，園児の栄養の指導及び管理をつかさどる栄養教諭を置くことができる。
学校給食		学校給食法（昭 29/ 平 27.6.24）第 7 条	学校給食栄養管理者 義務教育諸学校又は共同調理場において学校給食の栄養に関する専門的事項をつかさどる職員は，教育職員免許法第 4 条第 2 項に規定する栄養教諭の免許状を有する者又は栄養士法第 2 条第 1 項の規定による栄養士の免許を有する者で学校給食の実施に必要な知識若しくは経験を有するものでなければならない。
		公立義務教育諸学校の学級編制及び教職員定数の標準に関する法律（昭 33/ 令 3.6.11）第 8 条の 2	栄養の指導及び管理をつかさどる主幹教諭，栄養教諭並びに学校栄養職員の数は，次に定めるところにより算定した数を合計した数とする。 1　学校給食（給食内容がミルクのみである給食を除く）を実施する小学校若しくは中学校又は中等教育学校の前期課程で専ら当該学校又は当該課程の学校給食を実施するために必要な施設を置くもの（単独実施校）のうち児童又は生徒の数が 550 人以上のもの（550 人以上単独実施校）の数の合計数に 1 を乗じて得た数と

（次頁に続く）

<table>
<tr><th colspan="2">施設の種類</th><th>配置規定法令</th><th>配置規定条文（抜粋）など</th></tr>
<tr><td colspan="2">学校給食</td><td></td><td>単独実施校のうち児童又は生徒の数が549人以下のもの（549人以下単独実施校）の数の合計数から同号に該当する市町村の設置する549人以下単独実施校の数の合計数を減じて得た数に4分の1を乗じて得た数との合計数
2　550人以上単独実施校又は共同調理場（学校給食法第6条に規定する施設をいう）を設置する市町村以外の市町村で当該市町村の設置する549人以下単独実施校の数の合計数が1以上3以下の市町村の数に1を乗じて得た数
3　次の表の左欄に掲げる共同調理場に係る小学校，中学校及び義務教育学校並びに中等教育学校の前期課程の児童及び生徒（給食内容がミルクのみである給食を受ける者を除く）の数の区分ごとの共同調理場の数に当該区分に応ずる同表の右欄に掲げる数を乗じて得た数の合計数
<table><tr><th>共同調理場に係る小学校，中学校及び義務教育学校並びに中等教育学校の前期課程の児童及び生徒の数</th><th>乗じる数</th></tr><tr><td>1,500人以下</td><td>1</td></tr><tr><td>1,501人から6,000人まで</td><td>2</td></tr><tr><td>6,001人以上</td><td>3</td></tr></table></td></tr>
<tr><td rowspan="6">そのほか</td><td rowspan="4">①保健所</td><td>地域保健法施行令（昭23/令5.4.26）第5条</td><td>医師，歯科医師，薬剤師，獣医師，保健師，助産師，看護師，診療放射線技師，臨床検査技師，管理栄養士，栄養士，歯科衛生士，統計技術者その他保健所の業務を行うために必要な者のうち，当該保健所を設置する法第5条第1項に規定する地方公共団体の長が必要と認める職員を置くものとする。</td></tr>
<tr><td>健康増進法(平14/令4.6.22)</td><td></td></tr>
<tr><td>第18条</td><td>（都道府県による専門的な栄養指導その他の保健指導の実施）
都道府県，保健所を設置する市及び特別区は，以下の業務を行うものとしている。
1　住民の健康の増進を図るために必要な栄養指導その他の保健指導のうち，特に専門的な知識及び技術を必要とするものを行うこと。
2　特定かつ多数の者に対して継続的に食事を供給する施設に対し，栄養管理の実施について必要な指導及び助言を行うこと。</td></tr>
<tr><td>第19条</td><td>（栄養指導員）
都道府県知事は，医師又は管理栄養士の資格を有する都道府県，保健所を設置する市又は特別区の職員のうちから，栄養指導員を命ずる。</td></tr>
<tr><td rowspan="2">②栄養士養成施設</td><td>栄養士養成施設指導要領について（平13/平22.3.31）第6の8</td><td>栄養の指導及び給食の運営を担当する専任の教員のうち，それぞれ1人以上は，管理栄養士又は管理栄養士と同等の知識及び経験を有する者であること。</td></tr>
<tr><td>管理栄養士学校指定規則（昭41/令4.9.30）第2条第1項の六</td><td>栄養教育論，臨床栄養学，公衆栄養学及び給食経営管理論を担当する専任の教員のうち，それぞれ1人以上は，管理栄養士又は管理栄養士と同等の知識及び経験を有する者であること。</td></tr>
</table>

施設の種類		配置規定法令	配置規定条文（抜粋）など
そのほか	③調理師養成施設	調理師養成施設指導要領について（平 9/ 平 26.2.21）第 5 の 6，7	食生活と健康，食品と栄養の特性，食品の安全と衛生，調理理論，食文化概論：担当する教育内容に関する科目を学校教育法に基づく大学，旧大学令（大正 7 年勅令第 388 号）に基づく大学もしくは旧専門学校令（明治 36 年勅令第 61 号）に基づく専門学校（大学等）において修めた者であって，卒業した後 2 年以上，担当する教育内容に関し教育研究もしくは実地指導に従事した経験を有するものもしくはこれと同等以上の能力*があると認められるものであること。（*同等以上の能力：大学以外の養成施設を卒業し，管理栄養士の免許を受けた後，2 年以上，担当する教育内容に関し教育研究または実地指導に従事した経験を有する者）

（表 1.5）
注）配置規定法令の（　）内は，法令制定年 / 最終改正日。社会状況の変化等により法律が改正されるので，注意されたい。
原表）三好恵子

表 1.6 特定給食施設における管理栄養士配置規定

配置規定法令	配置規定条文（抜粋）など
健康増進法(平14/ 令 4.6.22) 第 21 条第 1 項 健康増進法施行規則(平15/ 令 4.3.30）第 7 条	①医学的な管理を必要とする者に食事を供給する特定給食施設であって，継続的に 1 回 300 食以上又は 1 日 750 食以上の食事を供給するもの。 ②①以外の，管理栄養士による特別な栄養管理を必要とする特定給食施設であって，継続的に 1 回 500 食以上又は 1 日 1,500 食以上の食事を供給するもの。

注）配置規定法令の（　）内は，法令制定年 / 最終改正日。
原表）三好恵子

栄養関係法規の調べ方　Column

給食実務には関連法規の把握が重要である。栄養関係法規は一般の六法全書等に収録されていることは少ないため，詳細な法令集を参照する。

- 栄養調理関係法令研究会編：栄養調理六法，新日本法規出版
- 食品衛生研究会編：食品衛生小六法，新日本法規出版
- 診療報酬点数表，社会保険研究所

〈より詳細な資料〉

- 法務省編：現行日本法規，ぎょうせい（3 編　行政組織 /4 編　国家公務員 /7 編　地方自治 / 26 編　教育 /43 編　労働 /45 編　厚生 /46 編　社会福祉 /48 編　防衛）
- 現行法令電子版，ぎょうせい
- 健康教育法令研究会監修：学校給食関係法規資料集，ぎょうせい

〈インターネット上の資料〉

- 電子政府の総合窓口　(e-Gov)：elaws.e-gov.go.jp
- 厚生労働省法令等データベースサービス：www.mhlw.go.jp/hourei/
- 文部科学省　告示・通達：www.mext.go.jp/b_menu/hakusho/index.htm

なお，公布された法令をただちに把握したい場合には，「官報」（政府の日刊紙 kanpou.npb.go.jp）を参照する。

第2章
給食の運営とマネジメント

山部秀子

給食システム，給食を提供するための業務の大まかな流れ，マネジメントの要件を理解する。

1　給食運営業務の流れ

給食の**運営**とは，経営方針に沿って，組織や施設・設備を活用し，食事計画を具体的な給食の提供へと展開していくことである。そして，目的を遂行するために，必要な各業務を関連づけながら行う一連の管理を運営管理という。

給食運営の業務は，大きく，次のように分けられる。

①食事計画	②給食システム計画	③献立作成	④食材料の調達
⑤調理	⑥配食・配膳	⑦片づけ	⑧洗浄・清掃
⑨廃棄物処理	⑩事務および経理	⑪各業務の評価と総合評価	

①と②は，特定の利用者に対する給食の基本計画である。③，④は通常，期間（1～4週間）単位で行い，⑤～⑨は1回の食事ごとに繰り返し行う作業である（図2.1）。⑩は各種業務の情報伝達や記録であり，⑪でその評価を行う。給食の目的に沿った食事を供するためには，これらの業務内容を知り，実施する技能をもち，評価をしながら合理的に管理，統制を行う必要がある。

給食運営業務には，図2.2の例に示すとおり栄養管理，食材料の管理，食事供給，利用者管理，給食評価，報告など多くの業務があり，給食部門だけで業務が完結するわけではないため，さまざまな部門と情報共有・連携を保ちながら日常の業務が遂行されている。

■運営計画の展開

給食の運営方法は，給食の種別，設立主体，規模，経営形態によって異なり，業務内容も各施設の目的などによる。給食業務を効率的に進めるためには，実態に即した運営計画が必要となる。

運営計画では，前述の給食の運営業務の各項目に対して，具体的な基準や目標を設定する。運営計画には，施設の方針に沿っていること，施設の特性，利用者の特性やニーズに考慮していること等が求められる。また，給食運営の基本となり，施設の開設時や予算申請に用いられるほか，従業員教育のテキストとしても役立てることができる。運営上の問題が生じた場合，関係部門・担当者と検討し運営計画を調整する必要がある。以下に具体的な運営計画の展開例（事業所給食）をあげる。

◆1　施設および利用者の特性

運営計画に先立ち，施設および利用者の特性を把握しておく必要がある。

❶施設の特性

①給食に対する姿勢（経営者，給食担当者）
②施設の業務内容（主となる業務）
③従業員の人員構成（性別，年齢別，身体活動レベル別など）
④労働条件（勤務時間，休日，出向，時間外勤務，従業員のパート比率など）
⑤食事回数（1・2・3回食，夜勤・残業・早朝食など）
⑥食数（従業員数，出勤率，利用者率）

運営：運用経営の略。オペレーションともいう。

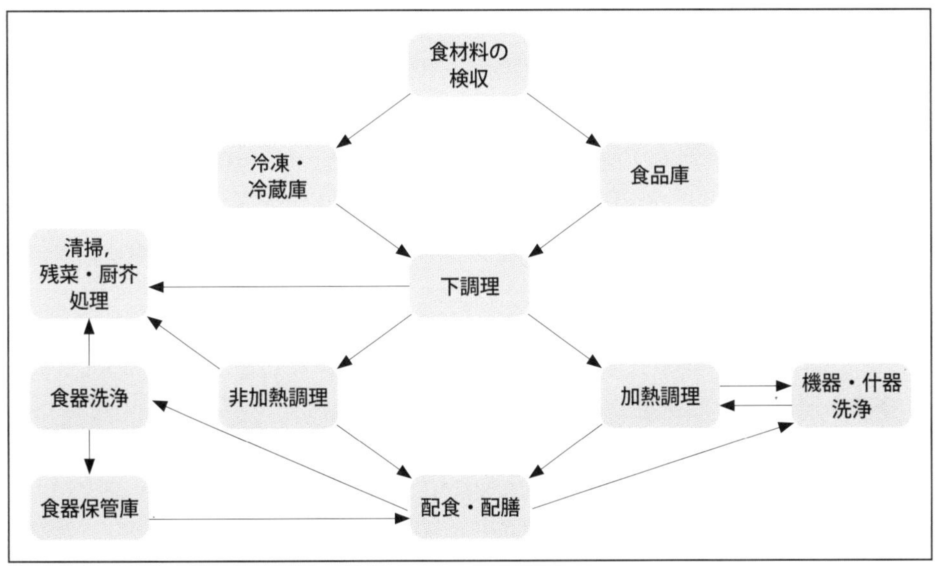

図 2.1 給食における調理の流れ

注）食材料の受け入れ→調理→配食・配膳→洗浄→清掃，廃棄物処理，という流れで行う。
原表）山部秀子

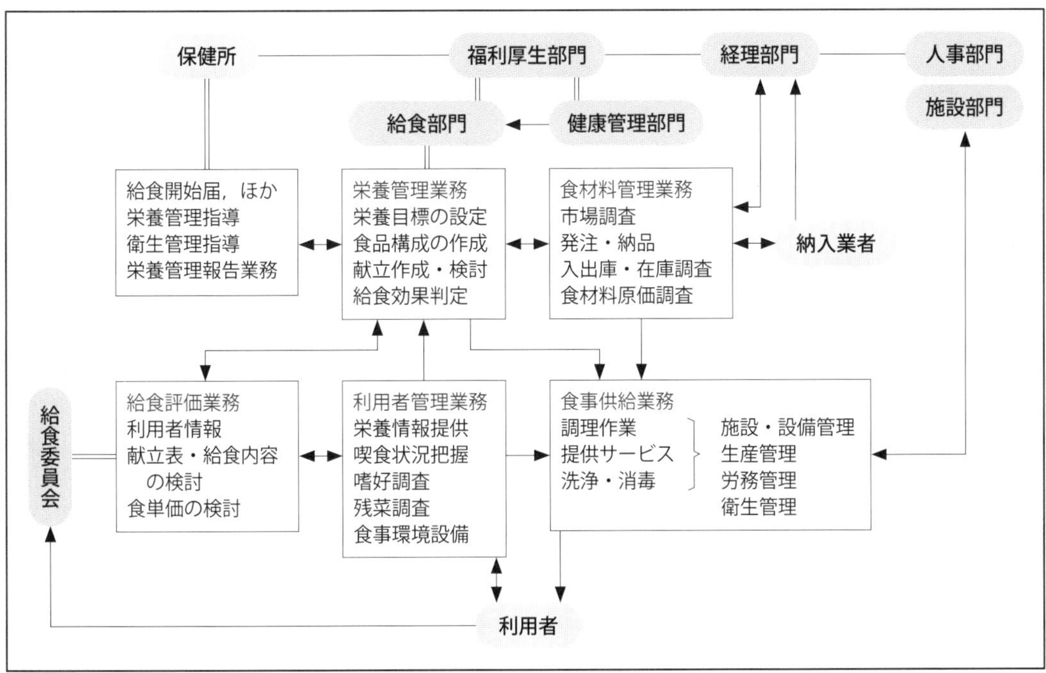

図 2.2 給食運営業務の流れ（事業所の例）

注）══：主な所管組織と業務，──：関連部門，─►：関連業務と関係者
原表）山部秀子

⑦食堂および調理室の人員構成

❷ 利用者の特性

①性別，年齢別，身体活動レベル別など

②生活条件（居住条件，生活状況，通勤状況など）

③食生活および健康状況（出勤率，疾病率，欠食率，外食率など）

④地域性を含む食習慣，食嗜好など

❸ 施設の環境

①施設の立地条件（繁華街，郊外）

②施設周辺の飲食店の状況

◆2　運営方針の決定

給食の目標に沿って，施設の特性，利用者の条件を考慮した上で，どのような食事をどのような方法で提供するかを検討し，具体的な**運営方針**を決定する。

①経営形態（委託，直営，契約方法など）

②栄養目標の設定（平均の設定と個人差配慮）

③供食形態（定食，カフェテリアなど）

④食事回数（1・2・3回食，夜勤・残業・早朝食など）

⑤食単価の設定（平均と個人差，原価比率）

⑥企業の補助額（額と方法，全体の予算）

⑦予想喫食数（社員数×喫食率）

⑧販売品目（給食，喫茶，売店）

⑨食堂の利用範囲（席数，回転数，給食外利用）

⑩喫食時間

2　給食の運営とマネジメント

1 PDCAサイクル

業務を円滑に遂行するには，アセスメントを行った上で目標を達成するための計画を立て(plan)，計画に沿って実施し（do)，その結果を検証し（check)，それをさらに改善して（act)，次の計画に生かすことが必要である。

この過程をplan，do，check，actの頭文字をとってPDCA（マネジメントまたは管理）サイクルという（p.29，181）。図2.3に，管理のサイクルと主な給食業務との関係を示した。

2 給食運営と給食経営管理

給食運営が経営方針・給食の基本計画に沿って給食提供のための各管理業務を効率的に遂行するものであるのに対して，**給食経営管理**では，経営管理の理論を活用し給食運営のマネジメントを行っていかなければならない。

経営管理とは，企業活動を円滑に行うとともに，企業の目的を達成するために，人（ヒト），物（モノ），金（カネ），情報等の経営資源を調達し，効率的に配分し，適切に組み合わせる諸活動のことである。

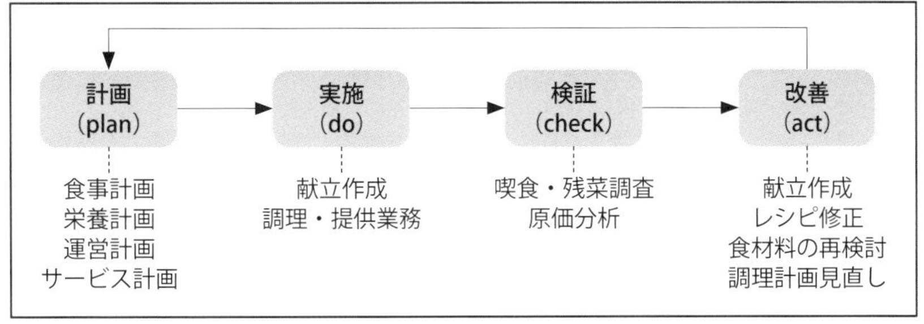

図2.3 管理のサイクル（PDCA サイクル）と主な給食業務との関係

原表）山部秀子

給食における 4 つの経営資源は，次のとおりである。

- **人**：給食従事者
- **物**：食材料
- **金**：費用
- **情報**：利用者の身体状況や栄養状態関連の情報，食品の安全性や給食周辺の各種情報など

給食経営管理では，活用できる経営資源の条件を基礎情報として整理し，給食を提供するための各管理業務の関連性の最適化を図ることが求められる。給食経営管理にあっても，給食運営は基本であり，各業務を PDCA サイクルに沿った管理業務として位置づけ，さらに，各管理業務をシステム化し，それらの統合化を図る必要がある。

3 トータルシステムとサブシステム

給食の経営や運営に関する組織，方式，方法などを給食システムと総称し，システムはトータルシステムとサブシステムに分類される。給食経営管理における各管理業務のシステム化と統合化を，サブシステムとトータルシステムの関連から説明することができる。

- **トータルシステム**：システム構築において全体を網羅するもので，いくつかのサブシステムで構成される。
- **サブシステム**：トータルシステムを構成する部門別の各システムである。

給食経営管理においては，実際に食事をつくって提供を行うまでの実働作業システムとして，個別の栄養・食事管理，品質管理，生産管理（食材料管理，調理工程管理，提供管理），衛生・安全管理および，これらが円滑に行われるための支援システムとして，施設・設備管理，人事・事務管理，原価管理，情報処理管理などがサブシステムに当たる（**表2.1**）。

4 給食周辺の課題と給食経営管理

現在，給食環境の変化や給食に対する利用者のニーズが多様化する中で，給食の効率的な経営が要求され，従来の運営方法の見直しや新しいシステム開発が進められている。給食経営管理において，給食周辺の問題に対する把握と分析，課題解決に向けての情報収集と取り組みが必要である。

表2.2 に給食経営管理上の課題を示す。また，給食経営効率化の条件を次に示す。

表 2.1 サブシステムの例

サブシステム		内 容
実働作業システム	①栄養・食事管理システム	利用者の健康・栄養状態，生活習慣，食習慣などをアセスメントして，利用者に適正な給与栄養目標量を決定し，献立を作成する。また，適正な食習慣確立のための栄養教育を行う。
	②食材料管理システム	提供する食事をつくるのに必要な食材料を購入し，保管する。食材料は，品質，価格ともに適正なものを購入し，適正な方法で保管する。
	③品質管理システム	適正な品質（質と量）の食事をつくるために，献立を作成し，調理の標準化（基準の設定）を行う。大量調理では，少量調理とは異なる現象が生じ，食事の品質に影響を与えるため，標準化が必要となる。
	④生産（調理）管理システム	食材料を調理して食事をつくる工程を管理する。つまり，献立に示された内容の食事を，必要な数，設定された時間につくるために，適正な下処理，加熱調理，非加熱調理などを行う。給食では，家庭での少量調理と異なり，大量調理であるので，大量調理の特徴を理解することが必要である。
	⑤提供管理システム	できあがった食事を，利用者に，適正な量，適正な状態で提供（配食・配膳）する。
	⑥安全・衛生管理システム	安全で衛生的な食事をつくるための管理を行う。そのためには，施設・設備の整備，食材料・調理工程の管理，調理従事者などの衛生教育が重要となる。調理従事者が安全に作業を行うための調理室内の環境整備が含まれる。
支援システム	⑦施設・設備管理システム	適正な食事を効率的に生産・提供するために，調理室の設計や調理機械・食器などの購入・メンテナンスなどを，安全性や衛生面に配慮して行う。また，適正な食事環境の設計・整備を行う。
	⑧人事・事務管理システム	適正な食事を効率的に生産・提供するために，適正な組織をつくって人員を配置する。また，従業員の教育・訓練，評価を行う。
	⑨原価管理システム	原価（食材料費，人件費（労務費），諸経費）の引き下げのために原価構成を把握・分析する。給食では，大量の食材料を扱い，多くの人件費（労務費）と経費がかかっているので，収支バランスを考えて，計画的な原価管理を行っていく必要がある。
	⑩情報処理管理システム	IT（information technology）を活用して，効率的な事務管理（帳簿や伝票の作成）を行う。また，栄養・食事管理，経営管理に利用者のデータ，経営データを活用する。

資料）韓順子，大中佳子：サクセス管理栄養士講座 給食経営管理論，p.11（2021）第一出版を一部改変

①新システムの開発

②省力化，機械化，標準化，マニュアル化

③新食材料の活用（バイオ食品，加工食品，輸入食品）

④管理者の養成，従業員の教育・訓練

⑤労働環境の整備

⑥経営情報の入手・分析・活用

表 2.2 給食経営管理上の課題

給食の周辺問題	・外食・中食産業の市場規模……メニューの多様化，利用者のニーズの多様化 ・食の外部化率と食生活の変化 ・食関連産業の広範化……食品，食空間，食情報，環境 ・食関連の職種・資格の増加 ・労働人口の減少 ・景気の動向・不況の影響 ・環境保全に関する規制や取り組み……CO_2 発生量の抑制，排水，排気，省エネ，食品リサイクル法対策 ・国際化に伴う影響……利用者，食材料，システム，設備 ・情報・生産・加工・流通業界の進展 ・競合の激化……新規参入（同業・他産業・海外企業），委託先の選定基準 ・法改正との関係……製造物責任法（PL 法），主要食糧の需給及び価格の安定に関する法律（新食糧法），病院の診療報酬
給食の現状と検討課題	・個別対応……嗜好，病態，アレルギー，形態等 ・メニューシステム……選択化，多品種化（バイキング，カフェテリア） ・サービスシステム……イベント，テーブルサービス ・食事環境の向上……食器，インテリア，食堂整備，BGM，飾花，照明，掲示物 ・食事の品質管理（質，量，衛生，味，温度，外観）……レシピの確立，調理・盛りつけ，精度管理，温度管理，衛生管理，計量システムの徹底 ・使用食材料の多種化……種類数，輸入食品，加工度，食材料入手方法の検討 ・オペレーションシステム……OA 化，CK（セントラルキッチン）化，CC（クックチル）化 ・コントラクトサービス……契約方法，コントラクターの選定 ・利用者管理……栄養教育（利用者，家族），コミュニケーションの強化，各種調査と分析（嗜好，要望事項，健康状態，食生活状況），THP（トータル・ヘルスプロモーション・プラン）の導入，給食の重要性の認識，特定健診・特定保健指導プログラムの導入 ・人的サービスの強化……従業員教育，マニュアル化 ・コミュニティーとの関係強化……在宅訪問，配食サービス ・危機管理……事故予防・対策，事故・災害発生時の対応，非常・災害時の備蓄，施設整備 ・働く環境づくり（魅力ある職場）……設備，雇用条件（時間，給料）の改善 ・給食従事者のレベルアップ……給食の社会的役割の認識，教育，設備条件

資料）鈴木久乃，太田和枝，殿塚婦美子編著：給食管理，p.110（2007）第一出版を一部改変

第3章
栄養・食事管理

辻ひろみ

特定給食施設において利用者の身体状況，栄養状態に合わせるために，食事摂取基準の活用法や，給与栄養目標量を反映させる品質管理による食事の計画量の提供，評価など，一連の業務の管理，およびマネジメントの方法を学ぶ。

1 栄養・食事管理

1 栄養・食事管理の目的

栄養・食事管理とは，病院，福祉施設，学校，事業所などの施設に入所・通所，または食堂を利用する特定多数の個人や集団に対し，個々の状況に応じた食事を計画し，調理，提供した後，あらかじめ定めた身体指標や栄養素レベル，食品レベル等の基準に照らし，その良否を評価し，目的に応じた改善を行う管理業務である。

栄養・食事管理の目的としては，療養の支援，介護支援，重症化予防，健康増進，食育などがある。

2 栄養・食事管理における法的根拠

個人・集団の栄養状態の改善や健康の保持増進は，疾病の発症や重症化の予防につながり，日本の医療費削減に大きく貢献する。病院などの医療施設，介護保険施設，児童福祉施設，学校，事業所などの給食施設は，多くの国民が利用し，かつ利用期間が長い場合が多いために，栄養管理の効果が期待できる。

国民の健康づくりを支援する「健康日本 21」（平成 12 年）に基づいて定められた「**健康増進法**」では，給食施設設置者の栄養管理の責務（第 21 条 3 項）を定め，給食施設の事業開始時には届出（第 20 条）を義務付けている（表 3.1）。

また，「**健康増進法施行規則**」では，1 回 100 食以上または 1 日 250 食以上の食事を提供する給食施設を「特定給食施設」とし（第 5 条），給食施設で実施すべき栄養・食事管理業務の標準的な方法として「栄養管理の基準」（第 9 条）が定められている。この実施に当たり，栄養指導員による指導・助言の支援体制（健康増進法第 22 条）がある。

3 特定給食施設における「栄養管理の基準」

特定給食施設での栄養・食事管理は，栄養管理業務に携わる専門職である管理栄養士・栄養士の配置など，施設の特性に合わせた栄養管理体制を整備した上で実施する。保健所等の栄養指導員の指導・助言は，給食開始届（p.10，図 1.5）に基づき行われている。

設置者の栄養管理の責務は，下記の法規等に示されている。

・健康増進法施行規則第 9 条「栄養管理の基準」

・「特定給食施設における栄養管理に関する指導・支援等について」の「別添 2　特定給食施設が行う栄養管理に係る留意事項について」（表 3.2）。

なお，「健康日本 21（第二次）」（平成 24 年）においては，「栄養・食生活」の目標項目として「利用者に応じた食事の計画，調理および栄養の評価，改善を実施している特定給食施設の割合の増加」があげられている。

表 3.1 健康増進法，健康増進法施行規則（抜粋）

●健康増進法

（栄養指導員）

第 19 条　都道府県知事は，前条第 1 項に規定する業務（同項第一号及び第三号に掲げる業務については，栄養指導に係るものに限る）を行う者として，医師又は管理栄養士の資格を有する都道府県，保健所を設置する市又は特別区の職員のうちから，栄養指導員を命ずるものとする。

（特定給食施設の届出）

第 20 条　特定給食施設（特定かつ多数の者に対して継続的に食事を供給する施設のうち栄養管理が必要なものとして厚生労働省令で定めるものをいう。以下同じ）を設置した者は，その事業の開始の日から 1 月以内に，その施設の所在地の都道府県知事に，厚生労働省令で定める事項を届け出なければならない。

（特定給食施設における栄養管理）

第 21 条　特定給食施設であって特別の栄養管理が必要なものとして厚生労働省令で定めるところにより都道府県知事が指定するものの設置者は，当該特定給食施設に管理栄養士を置かなければならない。

2　前項に規定する特定給食施設以外の特定給食施設の設置者は，厚生労働省令で定めるところにより，当該特定給食施設に栄養士又は管理栄養士を置くように努めなければならない。

3　特定給食施設の設置者は，前二項に定めるもののほか，厚生労働省令で定める基準に従って，適切な栄養管理を行わなければならない。

（指導及び助言）

第 22 条　都道府県知事は，特定給食施設の設置者に対し，前条第 1 項又は第 3 項の規定による栄養管理の実施を確保するため必要があると認めるときは，当該栄養管理の実施に関し必要な指導及び助言をすることができる。

●健康増進法施行規則

（特定給食施設）

第 5 条　法第 20 条第 1 項の厚生労働省令で定める施設は，継続的に 1 回 100 食以上又は 1 日 250 食以上の食事を供給する施設とする。

（特定給食施設の届出事項）

第 6 条　法第 20 条第 1 項の厚生労働省令で定める事項は，次のとおりとする。

一　給食施設の名称及び所在地

二　給食施設の設置者の氏名及び住所（法人にあっては，給食施設の設置者の名称，主たる事務所の所在地及び代表者の氏名）

三　給食施設の種類

四　給食の開始日又は開始予定日

五　1 日の予定給食数及び各食ごとの予定給食数

六　管理栄養士及び栄養士の員数

（特別の栄養管理が必要な給食施設の指定）

第 7 条　法第 21 条第 1 項 の規定により都道府県知事が指定する施設は，次のとおりとする。

一　医学的な管理を必要とする者に食事を供給する特定給食施設であって，継続的に 1 回 300 食以上又は 1 日 750 食以上の食事を供給するもの

二　前号に掲げる特定給食施設以外の管理栄養士による特別な栄養管理を必要とする特定給食施設であって，継続的に 1 回 500 食以上又は 1 日 1,500 食以上の食事を供給するもの

（特定給食施設における栄養士等）

第 8 条　法第 21 条第 2 項の規定により栄養士又は管理栄養士を置くように努めなければならない特定給食施設のうち，1 回 300 食又は 1 日 750 食以上の食事を供給するものの設置者は，当該施設に置かれる栄養士のうち少なくとも 1 人は管理栄養士であるように努めなければならない。

（栄養管理の基準）

第 9 条　法第 21 条第 3 項の厚生労働省令で定める基準は，次のとおりとする。

一　当該特定給食施設を利用して食事の供給を受ける者（以下「利用者」という）の身体の状況，栄養状態，生活習慣等（以下「身体の状況等」という）を定期的に把握し，これらに基づき，適当な熱量及び栄養素の量を満たす食事の提供及びその品質管理を行うとともに，これらの評価を行うよう努めること。

二　食事の献立は，身体の状況等のほか，利用者の日常の食事の摂取量，嗜好等に配慮して作成するよう努めること。

三　献立表の掲示並びに熱量及びたんぱく質，脂質，食塩等の主な栄養成分の表示等により，利用者に対して，栄養に関する情報の提供を行うこと。

四　献立表その他必要な帳簿等を適正に作成し，当該施設に備え付けること。

五　衛生の管理については，食品衛生法（昭和 22 年法律第 233 号）その他関係法令の定めるところによること。

資料）健康増進法：平成 14 年 8 月 2 日法律第 103 号，最終改正：令和 4 年 6 月 22 日法律第 76 号
健康増進法施行規則：平成 15 年 4 月 30 日厚生労働省令第 86 号，最終改正：令和 4 年 3 月 30 日厚生労働省令第 48 号

表 3.2 特定給食施設が行う栄養管理に係る留意事項（抜粋）

●特定給食施設が行う栄養管理について

1．身体の状況，栄養状態等の把握，食事の提供，品質管理及び評価について

①利用者の性，年齢，身体の状況，食事の摂取状況，生活状況等を定期的に把握すること。なお，食事の摂取状況については，可能な限り，給食以外の食事の状況も把握するよう努めること。

②①で把握した情報に基づき給与栄養量の目標を設定し，食事の提供に関する計画を作成すること。なお，利用者間で必要な栄養量に差が大きい場合には，複数献立の提供や量の調整を行う等，各利用者に対して適切な選択肢が提供できるよう，工夫すること。複数献立とする場合には，各献立に対して給与栄養量の目標を設定すること。

③②で作成した計画に基づき，食材料の調達，調理及び提供を行うこと。

④③で提供した食事の摂取状況を定期的に把握するとともに，身体状況の変化を把握するなどし，これらの総合的な評価を行い，その結果に基づき，食事計画の改善を図ること。

⑤なお，提供エネルギー量の評価には，個々人の体重，体格の変化並びに肥満及びやせに該当する者の割合の変化を参考にすること。ただし，より適切にエネルギー量の過不足を評価できる指標が他にある場合はこの限りではない。

2．提供する食事（給食）の献立について

①給食の献立は，利用者の身体の状況，日常の食事の摂取量に占める給食の割合，嗜好等に配慮するとともに，料理の組合せや食品の組合せにも配慮して作成するよう努めること。

②複数献立や選択食(カフェテリア方式)のように,利用者の自主性により料理の選択が行われる場合には,モデル的な料理の組合せを提示するよう努めること。

3．栄養に関する情報の提供について

①利用者に対し献立表の掲示や熱量，たんぱく質，脂質，食塩等の主要栄養成分の表示を行うなど，健康や栄養に関する情報の提供を行うこと。

②給食は，利用者が正しい食習慣を身に付け，より健康的な生活を送るために必要な知識を習得する良い機会であるため，各々の施設の実情に応じ利用者等に対して各種の媒体を活用することなどにより知識の普及に努めること。

4．書類の整備について

①献立表など食事計画に関する書類とともに，利用者の身体状況など栄養管理の評価に必要な情報について適正に管理すること。

②委託契約を交わしている場合は，委託契約の内容が確認できるよう委託契約書等を備えること。

5．衛生管理について

給食の運営は,衛生的かつ安全に行われること。具体的には,食品衛生法（昭和 22 年法律第 233 号),「大規模食中毒対策等について」（平成 9 年 3 月 24 日付け衛食第 85 号生活衛生局長通知）の別添「大量調理施設衛生管理マニュアル」その他関係法令等の定めるところによること。

●災害等の備え

災害等発生時であっても栄養管理基準に沿った適切な栄養管理を行うため，平時から災害等発生時に備え，食料の備蓄や対応方法の整理など，体制の整備に努めること。

資料）特定給食施設における栄養管理に関する指導・支援等について（令和 2 年 3 月 31 日健健発 0331 第 2 号）

2 栄養・食事管理システム

1 栄養・食事管理システムとは

栄養・食事管理システムは，給食施設の栄養・食事管理業務の一連の手順をシステムとしてとらえたものである。具体的には，利用者の健康維持・増進，疾病治療などに関する目標に向けて，達成可能な栄養・食事計画を立案し，一定期間，その計画に沿った方法による食事提供および栄養教育を実施する。その間，目標に関する評価項目のモニタリングを行い，基準に対する到達度を評価し，改善を重ねる業務サイクルを指す。特定給食施設では，表 3.2 に示した栄養管理に係る留意事項に沿って，「日本人の食事摂取基準（2020 年版)」を活用した栄養

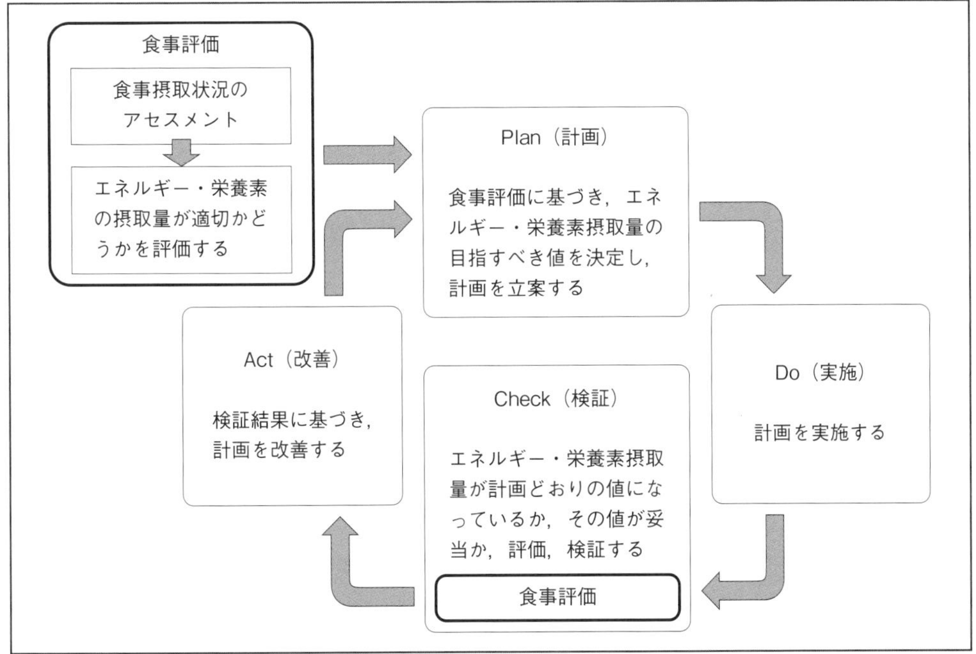

図3.1 食事摂取基準の活用と PDCA サイクル

資料）厚生労働省：日本人の食事摂取基準（2020 年版），「日本人の食事摂取基準」策定検討会報告書，p.23（2019）

計画を実施を目指し，科学的根拠のある栄養計画を食事計画に展開し，実際の給食の生産・提供業務に反映させる。一定の給食利用期間のモニタリング結果を基準と照らし合わせて，栄養・食事管理の計画内容が妥当であるかを評価し，計画を見直すなど PDCA サイクルを回しながら，改善につなげている。

2 栄養・食事管理の手順

特定給食施設設置者の栄養管理の責務を果たすには，「健康日本 21（第二次）」を踏まえ，栄養管理の基準（**表3.2**）に沿って，給食の栄養・食事管理の手順を栄養・食事管理システムとして業務マニュアルに導入する必要がある。また，この手順において，目指す栄養摂取量は，利用者のアセスメントを踏まえ，「日本人の食事摂取基準（2020 年版）」を活用して設定する。施設の組織や給食の委託状況等を考慮し，「日本人の食事摂取基準（2020 年版）」を活用し，PDCA サイクルを回す手順を構築する（**図3.1**）。

表3.3 に，健康増進を目的とした施設における給食の栄養・食事管理システムを，PDCA サイクル（p.20）に沿って示した。「**計画**」では，まず利用者のアセスメントを行い，利用者のニーズや，利用者個人（集団）の身体状況や栄養状態，食習慣などを把握する。その結果をもとに，BMI の分布や，肥満・痩せの割合などを把握し，栄養リスク者（グループ）を抽出する。**栄養計画**（p.32，「**3** 栄養計画」）では，栄養リスク者（グループ）率の低減など，人数比率や体格指標といった栄養管理目標に合わせた栄養ケア計画（栄養補給方法と栄養教育方法）を立てた後，**食事計画**（p.34，「◆ **3** 食事計画」）で栄養補給計画に沿った食事への展開を行う。医療・介護領域では，栄養ケア・マネジメントシステムに基づき，多職種による栄養

表3.3 栄養・食事管理システム（健康増進を目的とした施設の例）

PDCAサイクル	項目	詳細項目
計画（plan）	アセスメント	・利用者ニーズの把握 ・栄養アセスメント（性別，年齢，身体状況，栄養状態，食習慣，生活状況など） ・栄養リスク者（グループ）の抽出
	栄養計画	・栄養ケア計画 ・栄養補給計画 （栄養管理目標の設定，給与栄養目標量の設定） ・栄養教育計画
	食事計画	・栄養補給法，食種の設定 ・提供方法設定 ・食品構成，献立作成基準の設定 ・食数把握，食札設定 ・献立計画 ・提供サービス計画
	モニタリング・評価計画	・食事の提供量，摂取量の把握方法の設定 ・利用者の体重やBMIの把握方法と評価基準の確認 ・食事の満足度の把握
実施（do）	計画の実施	・食事の生産・提供 ・食事観察 ・盛付重量調査の実施 ・実際の食事提供重量の把握 ・摂取量の把握 ・帳票等記録簿の作成
検証（check）	分析，判断	・モニタリング結果・データの分析，評価基準と照合し，各計画の妥当性を総合的に評価・検証
改善（act）	改善計画の提案，導入	・検証結果に基づく改善策の策定，計画への導入

原表）辻ひろみ

ケア計画を立てる。給食では，利用者個々の栄養必要量をまとめ，複数の給与栄養目標量の設定などにより対応する場合もある。

いずれにせよ，栄養・食事管理ではPDCAサイクルに沿って計画の妥当性を評価するため，モニタリング・評価計画も併せて行う。評価基準は利用者（グループ）の体重や体格指標であり，食事では提供量や摂取量，満足度等の把握のために，測定方法やアンケート実施方法，適切なモニタリングが可能な条件（測定者，時期，測定方法，記録方法等や基準）を検討する。

これらの計画は，実際の給食提供の生産管理および提供サービス管理業務担当者に伝達し，給食システム内の各関連管理業務に反映させる。一定期間のモニタリング結果は，計画時の栄養管理目標や体重およびBMIなどの変化の評価基準と照合し，栄養・食事管理の計画内容の妥当性を総合的に評価し，プロセスを検証する。評価結果から明らかになった改善すべき事項は，改善計画を提案し，次なるマネジメントサイクルの計画部分に導入する。

3 栄養・食事計画の実際

健康増進を目的とする施設の栄養・食事計画について，基本的な手順を解説する。

1 給食施設のアセスメント

施設のサービス理念，給食提供の条件（人，物，資金，委託方式），食堂利用率を把握する。

2 利用者のアセスメント

◆1　利用者ニーズの確認

給食を利用する人々のニーズには，「衛生的で安全なものが食べたい，嗜好に合った食事をとって満足したい」などの食事に対することと，「継続的な利用で身体の調子を良くしたい，筋肉を増やしたい，体脂肪を減らしたい，血液の検査値を改善させ体調を良くしたい」といった健康維持・増進，療養支援などがある。さらに，「自分の身体能力を向上させてスポーツ等の記録を伸ばしたい」などの自己実現もある。

利用者ニーズの把握に当たっては，下記の点を確認する。

①利用者の給食に対する期待，嗜好，食事への興味の有無や傾向。

②利用者の栄養や食事に対する知識・態度・習慣。

◆2　栄養アセスメント

給食計画に必要な栄養アセスメントデータを把握可能な範囲で集める。利用者情報が入手困難な場合には，「国民健康・栄養調査」の結果などの参考値を利用する。

①給食の給与栄養目標量設定に必要な身体状況の指標

- 最低限入手したい項目：身体状況等（性別，年齢，身体活動レベル，身長，体重，BMI）
- 利用者の特性により入手が必要な項目：乳幼児の発育状況（成長曲線，観察記録など），健康診断結果（血液検査結果，既往症など）

②給食を含めた日常のエネルギーや栄養素の摂取量（給食以外の食物摂取状況を可能な食事調査法により把握）

③給食を含む日常の栄養摂取状態（食事時刻，1回の食事量など，食習慣）

◆3　栄養リスク者（グループ）の抽出

①集団における栄養リスク者（グループ）の割合を判定する：対象集団のBMI分布を確認し，目標とするBMIの範囲（表3.4）に満たない者，範囲以上の者の割合を算出する。

表3.4 目標とするBMIの範囲（18歳以上）[*1, *2]

年齢（歳）	目標とするBMI（kg/m²）
18～49	18.5～24.9
50～64	20.0～24.9
65～74 [*3]	21.5～24.9
75以上 [*3]	21.5～24.9

注）*1 男女共通。あくまでも参考として使用すべきである。

*2 観察疫学研究において報告された総死亡率が最も低かったBMIをもとに，疾患別の発症率とBMIとの関連，死因とBMIとの関連，喫煙や疾患の合併によるBMIや死亡リスクへの影響，日本人のBMIの実態に配慮し，総合的に判断し目標とする範囲を設定。

*3 高齢者では，フレイルの予防および生活習慣病の発症予防の両者に配慮する必要があることも踏まえ，当面目標とするBMIの範囲を21.5～24.9 kg/m² とした。

資料）厚生労働省：日本人の食事摂取基準（2020年版），「日本人の食事摂取基準」策定検討会報告書，p.61（2019）

②個人の栄養リスク者が抽出可能な場合は，身体状況，食物摂取状況，摂食・嚥下機能，食生活の特徴を分析する。

3 栄養計画

◆1　給食における栄養管理目標

集団での栄養リスク者率低減目標を設定する。

◆2　栄養計画

栄養管理目標を踏まえ，栄養計画を立てる。

❶エネルギー・栄養素の給与栄養目標量

健康増進法（第16条の2），健康増進法施行規則（第11条）に示される，健康の保持増進に関係するエネルギー・栄養素（たんぱく質，脂質，炭水化物，ナトリウム等）の給与栄養目標量を設定する。エネルギーおよび栄養素は，「日本人の食事摂取基準（2020年版）」（p.34，コラム）を適用し，以下のような手順で設定する。

①栄養アセスメントデータから給食以外の食事の栄養摂取状況を把握し，1日の給与栄養目標量に対し，昼食で給与すべきエネルギーおよび栄養素量の配分率を決める。

②推定エネルギー必要量の参考値等から集団の推定エネルギー必要量の分布を求め，近似した必要量の代表値として給与栄養目標量を設定する。

③BMIが目標範囲未満の痩せ，目標範囲以上の肥満に対しては，推定エネルギー必要量を算出し，個別の栄養教育計画等と連動させて推定エネルギー必要量を調整し設定する。

④1日分の推定エネルギー必要量に給食（昼食）の配分率を乗じて，どのような利用者が該当するか確認する。

⑤エネルギー産生栄養素バランス（%エネルギー）から，たんぱく質，脂質，炭水化物量の摂取範囲を設定する（表3.5）。

⑥たんぱく質が推定平均必要量を下回らないか確認する。

⑦栄養素は食事摂取基準に沿って範囲を定める。特にナトリウム（食塩相当量）の低減は心血管疾患を抑制することから，若い女性対象の給食でも目標量を目指す。

⑧栄養アセスメントで得られた利用者の食習慣を踏まえ，給食1回の配分率から各栄養素の給与栄養目標量を決める。

❷給食における給与栄養量

健康増進を目的とした給食における栄養管理の対象は，個人の集まりとしての集団であるため，個々の必要量をまとめた類似の集団の代表値を給与栄養目標量とする（図3.2）。これを指標とし，給与栄養量の計算値に基づく毎日の献立について，作業指示書の形で生産の指示を行い，実際の給食を提供する。利用者個人に提供されるときには，集団に対して製造された料理が，人数で除した均一量，または主食などで個別に調整された量で配食・配膳される。栄養・食事管理の計画段階では，少なくとも配食・配膳された1食分の全量摂取を大前提としているため，一定期間のモニタリングでは摂食量の把握が欠かせない。

❸給食における給与栄養量（予定・実施）の調理による変動の管理

給食の栄養・食事管理において，予定献立表に示される給与栄養量は，提供時の食事の提

表 3.5 エネルギー産生栄養素バランス（%エネルギー）目標量[*1, *2]

	年齢等	たんぱく質[*3]	脂質[*4]		炭水化物[*5, *6]
			脂　質	飽和脂肪酸	
男女共通	0月～2歳	—	—	—	—
	3～14歳	13～20	20～30	10以下	50～65
	15～17歳	13～20	20～30	8以下	50～65
	18～49歳	13～20	20～30	7以下	50～65
	50～64歳	14～20	20～30	7以下	50～65
	65～74歳	15～20	20～30	7以下	50～65
	75 以上歳	15～20	20～30	7以下	50～65
女性	妊婦　初期	13～20	20～30	7以下	50～65
	中期	13～20			
	後期	15～20			
	授乳婦	15～20			

注）*1 必要なエネルギー量を確保した上でのバランスとすること。
*2 範囲に関してはおおむねの値を示したものであり，弾力的に運用すること。
*3 65 歳以上の高齢者について，フレイル予防を目的とした量を定めることは難しいが，身長・体重が参照体位に比べて小さい者や，特に 75 歳以上であって加齢に伴い身体活動量が大きく低下した者など，必要エネルギー摂取量が低い者では，下限が推奨量を下回る場合があり得る。この場合でも，下限は推奨量以上とすることが望ましい。
*4 脂質については，その構成成分である飽和脂肪酸など，質への配慮を十分に行う必要がある。
*5 アルコールを含む。ただし，アルコールの摂取を勧めるものではない。
*6 食物繊維の目標量を十分に注意すること。
資料）厚生労働省：日本人の食事摂取基準（2020 年版），「日本人の食事摂取基準」策定検討会報告書，p.170（2019）

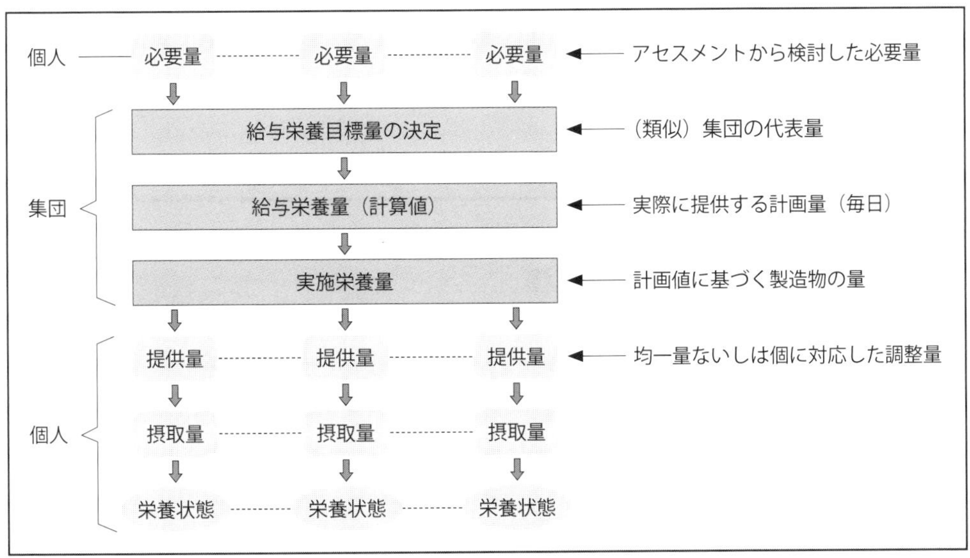

図 3.2 特定給食施設における個人と集団の栄養量の考え方

資料）日本栄養改善学会監修，石田裕美，冨田教代 編：給食経営管理論，p.100（2013）医歯薬出版

供栄養量と必ずしも一致するものではない。そのため，品質管理の考え方を用い，提供栄養量との精度管理を行うことで予定の提供栄養量と近似した栄養量の提供が可能となる。予定の栄養量と実際の食事に含まれる栄養量との間に差が生じる要因として，予定献立は作業上食品標準成分表による「生」の食品の純使用量による栄養価計算値を用いており，実際の調理・提供作業で食品の純使用量の変動が生じることがあげられる。

以下は，給食における調理・提供作業で，提供栄養量の変動に影響する項目である。

①**喫食数の変動**：提供時期の数日から数週間前に見込みで食数を決定し発注するため，当日の喫食数と異なる。また，見込み量での生産，盛りつけ量の変動，メニューの一部変更により予定栄養量との誤差が生じる（食材料管理）。

②**食品そのものの変動**：食品納品時のポーションサイズ，食品自体の品質による食品使用量の変動，廃棄部分の増減が生じる（食材料管理）。

③**調理による変動**：加熱調理中の蒸発率の変化，煮崩れによる歩留りの減少等の変動要因により，できあがり量，提供量に誤差が生じる。さらに食缶配食や容器への移し替えの際の容器等への付着による減少，保管時の蒸発など，変動の機会が多い（生産管理）。

④**盛りつけ量の変動**：盛りつけ量の誤差に関する調査では，標準盛りつけ量に対して±20%以内が約半数であったとする調査結果（向笠他：1983）から，盛りつけ量の誤差は摂取エネルギー量にかなりの影響を与えることが報告されている（提供・サービス管理）。

給食提供においては，利用者の食事としての設計品質と製造品質ができる限り近似することを目指した生産全般の管理により，栄養・食事管理の精度が支えられる。

◆3 食事計画

食事計画とは，栄養計画に基づいて食事内容を設計することを指す。給与可能な代表値として設定された給与栄養目標量を食事内容に反映させ，利用者個々が必要とする栄養量を摂取できる食事設計の仕組みづくりを行う。

日本人の食事摂取基準（2020年版）における エネルギーおよび栄養素の指標 Column

- 推定エネルギー必要量（EER：estimated energy requirement）：エネルギー必要量を単一の値で示すのは困難であるが，栄養素の推定平均必要量の算出に必要となること等から示された値（参考表として示されている）。エネルギーの摂取量および消費量のバランス（エネルギー収支バランス）の維持を示す指標としてはBMIを用いる。
- 推定平均必要量（EAR：estimated average requirement），推奨量（RDA：recommended dietary allowance）：各栄養素の摂取不足の回避を目的とする。
- 目安量（AI：adequate intake）：十分な科学的根拠が得られず，推定平均必要量と推奨量が設定できない場合に設けられる。
- 耐容上限量（UL：tolerable upper intake level）：過剰摂取による健康障害の回避を目的とする。
- 目標量（DG：tentative dietary goal for preventing life-style related diseases）：生活習慣病の発症予防を目的とする。

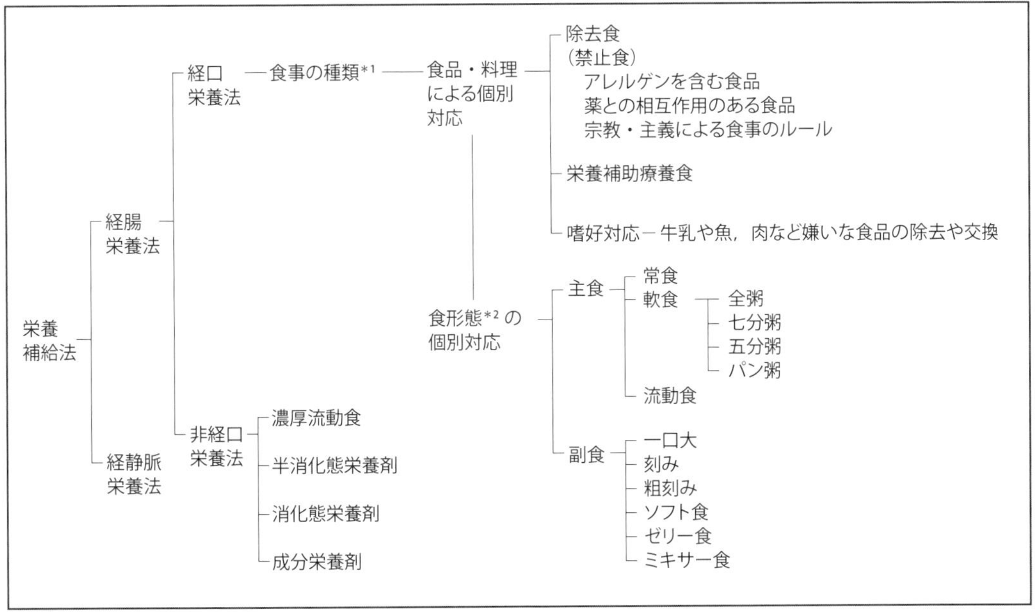

図3.3 栄養補給法別 給食の提供区分（例）

注）*1 食事の種類：給食施設の利用者の特性，および給食の提供能力（資源）により，対応の種類は異なる。
*2 食形態：利用者に必要であれば対応するものであり，すべての給食施設で設置されているものではない。
原図）辻ひろみ

なお，食事計画の際には，①組織体の給食目的と理念，②対象集団の特性，③供食条件，④献立計画，⑤食材料購入計画，⑥作業計画，⑦経費の検討，が必要である。

❶ 栄養補給計画（栄養補給法の設定）

● 栄養補給法の種類

給食施設では，利用者の特性により取り扱う栄養補給法が異なる。**図3.3**は，給食施設での食事の種類や個別対応方法を，栄養補給法別に当てはめて示したものである。

栄養補給法には，栄養を腸から補給する**経腸栄養法**と，血管から補給する**経静脈栄養法**がある。経腸栄養法には，口から食物を摂取する**経口栄養法**と，口から食物を摂取することなくチューブで鼻や胃，小腸に直接栄養剤を注入する**非経口栄養法**の２種類がある。なお，非経口栄養法に用いる栄養剤には，薬剤扱いのものと，食品扱いのものがある。

● 各給食施設における栄養補給法

病院では，経腸栄養法から経静脈栄養法まで，幅広い栄養補給法が行われている。経腸栄養法では，経口栄養法の食事と，非経口栄養法のうち食品扱いの栄養剤の提供が行われる。

特別養護老人ホーム，障害者福祉施設など，高齢者や障害者対応の施設では，嚥下・摂食機能および消化・吸収機能などの低下した入所者が多いため，経口栄養法のほか，非経口栄養法による補給が行われる。

保育所や学校，事業所などでは，経口栄養法による栄養補給法で食事を提供している。

● 食事の種類

各施設では，利用者ニーズ，給食の提供能力，診療報酬の算定要件などから食事の種類を複数設定している。給食での食事の種類を**表3.6**に示す。

表 3.6 給食施設の種類別 食事の種類

給食施設の種類	食種（メニュー）
病院	一般食，特別食
高齢者福祉施設	常食，療養食
保育所	調乳，離乳食，3 歳未満児食，3 歳以上児食，アレルギー対応食
学校	普通食（低学年，中学年，高学年，中学生），アレルギー対応食
事業所，学生食堂	定食（単一，複数，宗教等対応食など），丼物，麺，アラカルト（複数の副菜を選択），カフェテリア

原表）辻ひろみ

さらに，同一の種類の食事であっても，個人の体質や好みなどに合わせた食品や料理による対応や，嚥下・摂食機能に配慮した食形態への調整などにより，できるだけ満足度の高い食事となるよう配慮している。食品や料理の対応には，特定の食品を除去した除去食や，栄養補助のための療養食，好き嫌いへの嗜好対応がある。嚥下・摂食機能低下への対応では，主食・副食別に食品の大きさやなめらかさといった食形態を選択できるようなシステムを用いている。

なお，医療施設や介護施設では食事の種類を「食種」と呼ぶことが多い。

● 各給食施設における食事の種類

病院などの医療施設では，入院時食事療養制度による一般治療食，特別治療食，特別食等がある。これらは，医師の食事箋による指示に沿った食種が設定されている。

特別養護老人ホームなど介護保険適用の施設では，常食のほかに，食の自立支援や食事療養のための療養食を提供している。メニュー数は少ないが，個別対応が多く，複雑な食事オーダーになっている。

保育所では調乳，離乳食，3 歳未満児食，3 歳以上児食があり，アレルギーのある子どもへの対応もしている施設が多い。対応は，「保育所におけるアレルギー対応ガイドライン」に基づいて行われる。

学校では普通食が主であるが，盛りつけ量により，低学年，中学年，高学年，中学生などの給与栄養量に差をつけている。自治体によってはアレルギー対応食を実施している学校がある。対応は「学校のアレルギー疾患に対する取り組みガイドライン」に基づいて行われる。

事業所等では，単一定食，複数定食，カフェテリア，アラカルトなど，サービス重視で利用率を上げ，さらに利用者の健康維持・増進に寄与するようなメニューが設定されている。

＊

いずれにしても管理栄養士は，給食の資源を考慮した上で適切な運営ができる栄養補給方法を設定することが求められている。

❷ 食品構成表

栄養素を食品に転換するプロセスでは，給与栄養目標量を反映させた食品構成表の作成が必要である。食品構成表の形式は，1 日単位，1 食単位など，給食の提供方法により異なる。一定期間にわたり 1 食単位の献立を立てる場合などでは，献立作成基準（下記）をもとに食品構成を作成することで，食品の使用バランスをとりながら献立作成の作業効率を上げる

表 3.7 期間献立計画表（2 週間サイクルの例）

区分	様式 ○をつける			主食名	主菜の配分									主菜料理名 付け合わせ名も記載	副菜 使用予定の食品枠に○をつける						副菜名	汁物名 具材名の入った料理名を記載する
					主材料（ ）内は部位や切り方					調理方法												
	和	洋	中		魚	豚肉	牛肉	鶏肉	その他（豆腐や卵など）	揚	焼	煮	他		緑黄色野菜	淡色野菜	いも類	藻類	きのこ類	その他		
					（ ）	（ ）	（ ）	（ ）	（ ）													
1日目																						
2日目																						
3日目																						
4日目																						
5日目																						
小計																						
6日目																						
7日目																						

原表）辻ひろみ

ことができる。また，給食実施後には栄養出納表を作成して評価に用いるが，食事計画時の食品構成表を評価基準として，実際の給食での食品使用量から栄養提供量を把握する。

❸ 献立作成基準

献立作成基準は，料理区分ごとの食品の目安量や調理法などを示した基準表であり，1 食当たりで給与すべき栄養量を食品に転換し，献立を作成する作業に用いる。

昼食給食の献立作成手順としては，まず，一定期間の献立の料理配置を期間献立計画表に記載する（**表 3.7**）。期間献立計画表は，詳細な献立表を作成する前に一定期間の料理の配置状況を確認する表である。一定期間継続して給食を利用する側から見て，主材料や調理法の重複，料理間の味付けのバランス，食べる側の視覚的判断（見栄え）や満足感などのチェックを行う。その上で，毎食の献立の主食，主菜，副菜別に食品の形態や調理法を具体的に決めていく。また献立は，施設の資源（調理員数，設備，オペレーション，資金，情報管理システムの有無など）で実施可能なものでなければならない。献立は利用者が施設サービスの質を評価する際の評価対象であり，給食の価値を利用者に直接示す重要な接点である。そのため，栄養・食事計画における期間献立の設計では，栄養面だけでなく利用者のベネフィットも考慮し，料理のネーミングも含め，利用者の食欲をそそる工夫が重要である。

表 3.8 は，健康増進を目的とした施設で，昼食のみの単一定食を提供する場合の献立作成基準の例である。主食，主菜，汁物を含む副菜，デザートの料理分類で献立作成基準を設計している。

- 主食：利用者のエネルギー必要量の分布を踏まえ，給与栄養目標量に対応する食品構成のうち穀類の純使用量を基準量として，エネルギー必要量の低い集団，高い集団に対応する穀類（例えば，ごはん）量をそれぞれ S サイズ，L サイズとし，盛りつけやすい量を設定する。
- 主菜：肉・魚・卵・大豆製品などである。たんぱく質補給食品の 1 食の使用量は，60 ～ 80g 程度が一般的である。1 食当たりの目安量は，一般的なポーションサイズと，利用者が満足する食事総量，主菜としての使用量を考慮する。
- 副菜：野菜，いも，藻類，きのこ類などである。煮物，和え物，おひたし，酢の物，サラ

表3.8 献立作成基準（健康増進を目的とした施設の例）

料理区分	食品の種類	目安量
主食	ごはん，パン，麺	白飯の場合はSサイズ(130g)，Mサイズ(180g)，Lサイズ（230g）
主菜 （主となるおかず）	肉・魚・卵・大豆製品	肉・魚は60～100g 卵は30～50g 豆腐は50～100g
副菜 （小鉢・付け合わせ・汁物）	野菜，いも，藻類，きのこ類など 副菜の盛りつけ量は60～80g程度	緑黄色野菜は40g 淡色野菜は80g いもは40～60g
デザート*	果物，乳・乳製品	50～100g

注）*デザートは，「楽しみ」だけでなく，主菜・副菜では摂取しにくい食品を取り入れる目的で用いる。
原表）辻ひろみ

ダを配置する。汁物も，野菜や藻類，きのこ類を一品で多量に摂取するのに適している。主菜の付け合わせにも野菜やいも類等を使うことが多いが，これらも副菜に含めて食品の使用量を考える。「健康日本21（第二次・第三次）」（平成24年・令和5年）では野菜摂取量の目標値が提唱されていることや，食品構成による野菜類の純使用量を考慮し，表3.8では1食分で緑黄色野菜40g，淡色野菜80gと例示している。

・デザート：献立の構成として主菜の味付けが濃い，または脂っこい場合に加えることにより，口の中をさっぱりさせて食事を終えることができる。また，デザートとして牛乳やヨーグルトを果物と組み合わせることで，不足しがちな乳製品や果物を補うこともできる。

このような献立作成基準をもとに，期間献立計画表にある献立の料理について，主食・主菜・副菜別の食品量まで示した献立表を作成する。その後，給与栄養量を算出し，エネルギー・栄養素量がその範囲内であるかを確認する。

❹ 食数把握

食事の種類ごとの食数は，献立を決定して食材料を発注する時点ではあくまで予測上の食数である場合が多く，実際の食数は当日までに変動することがある。これは，病院の場合，毎日入退院があり，入院患者に対する食種別食数が変化していることにある。高齢者施設では，入所者の中には通院などの外出や，体調不良によって常食から粥食への変更などがあり，食種ごとに予定していた食数に変更が生じる。

病院における食数の確認は，前日，前々日などの報告日の期限，報告内容，書面の様式などについて病棟職員との合意の上，いつまでに誰が何に何の項目を記入し，どこに報告をするか，手順を決める。

保育所や学校では，欠席した児童生徒の分も予定どおりにつくり提供すると提供量が増加し，予定の提供量との差が生じる。さらに，食べきれず食べ残し（残菜）が生じれば，食品ロスとして廃棄コストもかかる。事業所給食では提供メニュー数が多く，嗜好，天候などの影響も受けるため，さらに食数の設定が難しい。できるだけ当日の食数を把握し，予定量の食事が盛りつけられるようなシステム構築など，ITも活用して組織的に対応することが，給食での栄養・食事管理の質を高めることにつながる。

4 食事環境の整備

◆1 給食と食事環境

おいしさを決める要因として，次のものがあげられる。

- **生理的側面**：体調，食物の味，香り，テクスチャー，温度
- **文化人類学的側面**：食文化
- **薬理学的側面**：カプサイシン（辛味の素），油，砂糖，だしの旨み
- **情報学的側面**：ブランドや口コミなどの事前情報，気の置けない友人やサービススタッフなどとの快適なコミュニケーション，食堂の環境

特定給食施設において，施設の食事を継続的に1日1食以上食べる場合，毎日の食事の効果が期待できる。環境の整った食堂であれば，期待どおりか，それ以上のおいしさを感じることもあり，上記の要因を踏まえて食事や食堂の環境を整備する必要がある。これにより食事の付加価値は高くなり，食堂の継続的利用や，残さず食べるという利用者の食行動が期待できる。

◆2 栄養情報の提供

各種給食施設での栄養教育は，食事内容の品質管理とともに進めることで健康増進等の給食の目的を達成することができる。これは，健康増進法による栄養管理の基準にも示されている。給食には，利用者が栄養や自分の健康に興味をもち，給食を食べ，献立を教材として毎日の食事体験を積み重ねることで，自身の健康や栄養状態の改善を体感し自己肯定感をもって継続できる環境づくりが求められているためである。

栄養情報の提供は，難しすぎず，簡単すぎず，利用者の興味や理解度を考慮した内容と表現方法，教材の選定により行うことが必要である。利用者の年代によってはスマートフォンやタブレット端末による双方向の情報提供も可能である。一方，高齢者では視力が衰えている場合や理解度に合わせた表現への訂正が必要な場合もあるため，印刷物などは適さない。いずれにしても，心温まり，楽しく，興味深い情報提供などを心がけ，利用者の食生活に対する意識・知識を向上させ，実践行動ができているかを評価することが望ましい。

5 栄養・食事管理の評価

◆1 栄養・食事管理の評価

表3.9は栄養・食事管理の評価の種類を示したものである。栄養・食事管理の評価の種類には外部評価と内部評価がある。

表3.9 栄養・食事管理の評価の種類

評価の種類	評価者	内　容
外部評価	利用者の評価	嗜好評価，喫食者満足度評価，品質評価，献立の評価
	行政による評価	栄養管理報告書に基づく評価
内部評価	利用者に対する評価	実摂取量の把握（実測）による評価
	生産に対する評価	食事の品質（食品構成，検食，調理プロセス）評価，献立の評価，検食による評価

原表）辻ひろみ

外部評価には，利用者の嗜好調査や満足度調査などによる食べる側の評価と，行政の管理栄養士による健康増進法に基づいた給食施設の監査（栄養管理報告書の提出（p.8，図1.4），現地視察など）による評価がある。

内部評価は，給食施設の組織や部門ごとに行う評価である。給食部門で給食の品質を評価する場合は，計画どおりの栄養量が提供できたかを把握し，提供できていなければ，品質や生産・調理プロセスの評価，献立や食事などについての品質評価などから，その要因を探る。健康増進法による栄養管理の基準を反映した食事提供ができたかを評価することで，業務内容の品質が向上する。

◆2　食事摂取量の評価

再アセスメントに当たり，一定の給食利用期間の食事摂取量（給食とそのほかの飲食）について調査し，どのように評価するか計画を立てる。給食は，一定期間に提供した食事を全量摂取していることを前提に栄養補給計画を立てている。それゆえ，給食の目的達成の確認のために，集団または個々人を対象とした残菜量と内容の把握を行う仕組みが必要である。

①予定献立表による栄養価と提供栄養量の比較

②実際の提供量と喫食者の摂取量（集団・個人）

③喫食者の摂取量当たりの摂取栄養量の推定

④一定期間の給与栄養目標量と実際の平均給与栄養量の比較（個人・集団）

また，上記給食施設での栄養評価は実務を伴うことから，食事の栄養価の算出で用いる食品標準成分表の食品選択は実務作業上，食品の「生」重量によって算出した栄養価を用いている。給与栄養目標量は，調理後の食事摂取時に近い食品の栄養成分値であるため，管理栄養士は食事摂取基準，食品標準成分表の成り立ちを理解し，給食業務の特性を知ったうえで成分値の示す意味の違いを認識した比較が求められる。

給食への期待と，栄養・食事管理の PDCA 活動の実施方法　Column

利用者が給食に寄せる期待はさまざまである。食事時間はゆっくりしたい，楽しく食べたい，安くておいしいものを食べたい，品質の良い食事を快適な環境で食べたいなど，ニーズは多様で，必ずしも健康増進を期待しているとは限らない。

事業所や保育所，学校などでは経済的背景から給食の委託率が高まっているが，給食を受託する会社ではアセスメント情報の入手が難しくなっている。また健康関連データは，給食を委託する企業の健康保険組合など別組織が管理している場合や，組織内の他部門であっても，個人情報保護の見地からデータの共有が困難な場合も見られる。

給食を受託する会社は，給食を委託している施設側から利用者の性別，年齢，体重，疾病の有無などの個人情報が得られなければ，栄養リスクの分析は難しい。管理栄養士は，まず組織内の他部門のメンバーに対し給食の役割を伝え，給食業務に栄養・食事管理を導入する対費用効果，利用者のベネフィット，理念との整合性をわかりやすく提示することが必要である。たとえアセスメント情報が足りない場合でも，国民健康・栄養調査を活用するなど，現状で得られる条件で計画を立て，給食を提供し，モニタリング結果を得て検証する手順を継続的に繰り返すことで，利用者にとって適正な栄養・食事管理に近づけることは可能と考えられる。

第4章
献立管理

佐々木ルリ子

栄養管理と効率的な給食運営の中心的役割を担う献立の種類や条件を理解する。食事の品質（栄養，衛生，満足度，経済性など）向上の視点から，献立を計画・作成・実施し，実際に食事として提供した後，評価するPDCAサイクルについて理解する。

1 献立計画

献立とは，1回の食事を単位とする料理や食品の組み合わせを示すものである。**献立計画は，**給食を目的に沿って合理的に運営することを目標として，具体的にどのように実施するかを計画することである。給与栄養目標量，食品構成，利用者の嗜好，季節，調理法，色彩，調理する側の諸条件（調理技術，調理機器の種類と性能，時間など）を考慮し，提供方式（単一定食方式，複数定食方式，カフェテリア方式など）に応じた料理を考え，組み合わせる。

1 献立の機能と条件

献立には，利用者が生きていくために必要な栄養素を満たし，おいしい，楽しいなど精神的な満足を得られるものであることが求められるとともに，給食業務を統制する機能がある。献立計画に当たっては，次のような献立の役割を理解し，献立の条件を考慮する必要がある。

◆1　献立の役割

❶給食運営の計画の基本

献立には，利用者集団の特性とニーズに対応した食事内容や供食方法，予算などが示され，さらに施設・設備，必要人員などを考慮して給食システムが計画される。

❷給食運営の実務の中心

食材料の購入や，調理・配食・配膳作業は，献立に従って計画・実施され，給食実施後の食事の評価も献立によって検討される。

❸情報の伝達ツール

献立表の配布や掲示，配信により，利用者に予定献立を周知させる。

❹栄養教育の教材

給食施設で提供する食事は，利用者が望ましい食習慣を形成する上で有効な栄養教育教材である。栄養教育のテーマを献立に表現し，栄養に関する情報を提示するなど，献立を利用して計画的な栄養教育を行うことができる。

◆2　献立の条件

献立計画に当たっては，下記の条件を考慮する。

- **栄養**：食事摂取基準，給与栄養目標量，栄養指導
- **食品**：食品構成，食品流通，**出盛り期**（**旬**）
- **おいしさ**：化学的感覚，物理的感覚，心理的感覚，生理的感覚
- **安全**：食品衛生，個人の衛生，施設・設備の衛生
- **調理能力**：施設・設備機器，作業人員，作業能力
- **経済**：予算の制約，食材料費，経費，利用者の経済状況

◆3　献立計画に必要な検討項目

給食施設では，栄養・食事計画に基づき，各施設の諸条件を考慮して，次に示すような献立計画に必要な項目を検討して計画する。

出盛り期と旬：旬は，食材料の収穫量が最も多く，味が最も良く，栄養量が多い時期である。旬の食材料が出回る時期を出盛り期という。

・給食施設の規模と給食目的
・利用者集団の特性（性別，年齢，身体活動レベル，健康状態，嗜好，食習慣，経済状況など）
・食事回数，食数，食事時刻・時間，メニュー数，提供方法
・調理従事者の人数と技術
・食材料の種類と形態，入手の可能性，価格，予算，発注，在庫，保管
・調理機器の種類と性能，調理作業時間と作業配分，調理方法と提供方法
・経費
・期間計画（年間，月間，週間，１日，１食）と季節，行事食，栄養教育などの実施計画

2 献立の種類

献立は主食，主菜，副菜，汁物，デザートを基本とし，供食方法により変化をつけて構成する。1回の食事に提供する献立は，単一定食と選択食に大別できる。

単一定食

定食（主食，主菜，副菜などを組み合わせて提供する方式）の献立を１種類だけ提供する（単一献立，単一メニュー）。

選択食

①複数定食：2種類以上の定食の献立を提供する。
②定食の献立と麺類や丼物，または料理の一部を選択・追加する。
③主菜や副菜の一部を選択する。
④料理単位で選択する（**カフェテリア方式**，**バイキング方式**など）。

献立は，献立表として１回の食事を単位とする料理や食品の組み合わせで示される。献立表には，料理名のみ示す場合や，料理ごとの主材料を示す場合，料理ごとの食品・調味料の種類と分量を示す場合，調理法や作業指示などを記載する場合もある。また，一定期間（1週間，1ヵ月など）の献立を一覧にした献立一覧表もある。さらに献立表には，**予定献立表**と**実施献立表**がある。

献立表に調理作業の手順を示したものがレシピ（**作業指示書**）である。レシピには，料理名，食品の種類（材料名）と重量（純使用量，使用量），調理作業の指示内容（調理手順，食品の処理方法，加熱条件，調理操作の要点，使用機器とその使用条件，作業時間，調味料割合，加水量など，品質に影響するポイント，衛生管理上の重要管理点），食事の品質管理基準などを記載する。給食施設における献立表は，栄養管理を行う上で食材料の購入や調理，配食・配膳作業を計画的に実施するための機能をもつ基礎的な資料となる。

表4.1にメニューの分類を示す。給食施設の献立・供食形態は，提供する食事区分と回数，食数，期間，利用者の特性，食事形状，調理システム，用途，提供方法などによって異なり，多くの料理の組み合わせによって多様で変化のある献立になる。そのため，管理栄養士・栄養

カフェテリア方式：何種類かの単品料理から利用者が好みで選択する。
バイキング方式：テーブルに大皿盛りした料理から利用者の好みで種類や量を選択する。
予定献立表：使用食品の重量に対するエネルギー・栄養素量と食材料費を計算し，検討・調整した計画段階のもの。
実施献立表：予定献立表に基づいて実際に給食を実施した際に生じる食材料や調味料などの変更を訂正記入したもの。

表 4.1 メニューの分類

分類名	概　要
期間別	年間，月間，旬間，週間，1 日，1 食，料理単位
対象別	・**ライフステージ別**：乳児，幼児，成人，妊産婦・授乳婦，高齢者など ・**状態別**：健康者，病弱者 ・**施設別**：病院，保育所，学校，事業所，高齢者施設，矯正施設ほか
用途別	日常食，行事食，テーマメニュー，特別食（病態，来客，会議ほか），個人対応食（病態，嗜好性ほか），朝食・昼食・夕食・間食・時間外（残業，深夜，早朝ほか）
供食形態別	・**献立形態別**:定食，カフェテリア，バイキング，ビュッフェ，弁当，トレイセット，レギュラー，日替わり ・**サービス方法別**：カウンターサービス，テーブルサービス，セルフサービス，フルサービス
選択別・タイプ別	選択メニュー，限定（定食）メニュー，固定メニュー，日替わりメニュー，サイクルメニュー，セットメニュー，単品料理（アラカルトメニュー）
グレード別・規模別	大衆，高級，単品，コース，軽食，価格帯，大規模（給食センター），中規模，小規模
料理様式別	和，洋，中，オリエンタル，多国籍，無国籍，ミックス
料理区分別	主食，副食（主菜・副菜），汁物，デザート
主な食材料別	肉，魚，卵，豆腐ほか
料理方法別	揚げ物，煮物，焼き物，蒸し物，炒め物，和え物，ご飯もの，汁物，なま物ほか
利用状況別	年間利用，季節利用

資料）鈴木久乃，太田和枝，殿塚婦美子編著：給食管理，p.85（2012）第一出版より作成，一部改変

士は，マネジメントサイクルで多数の献立を管理するとともに，献立の分類・整理・開発を行う必要がある。

3 食品構成の立案

給食施設の献立は，利用者の給与栄養目標量が確保できるよう，食事ごとの料理の組み合わせ，食品構成など，施設における献立作成基準を立案した上で作成する。給食施設では，利用者および利用者集団の特性を把握し，栄養・食事計画に基づいて定めた 1 日の給与栄養目標量を，食事区分ごとの提供量に配分し，その給与栄養目標量を目安にどのような食品群を中心に構成するかを検討する。

食品構成は，栄養・食事計画で定めた食事の種類と給与栄養目標量を基準として，食品群別に 1 人 1 日または 1 回当たりの提供量（使用量と栄養量）の目安を示したものである。献立作成の際に使用する食品に偏りが生じないようにすることが目的で，この食品構成を基に献立作成すれば，給与栄養目標量と食事としての量・質をほぼ満たすことができ，変化のある献立計画になる。つまり，食品構成は実際に提供する献立・供食形態に対応した食品群別の期間平均の使用量であるため，利用者や利用者集団が食事として無理なく摂取できる内容になるよう留意しなければならない。

食品構成を作成する際には，**食品群別荷重平均成分値**を用いてエネルギー・栄養素量を算出する。食品群別荷重平均成分値（可食部 100g）は，各施設における一定期間の食品の使用頻

食品群別荷重平均成分値：食品が含有する代表的な栄養成分の種類や特徴により食品を分類し，可食部100 g 当たりの値を示したもの。

表 4.2 食品群別荷重平均成分値（穀類の例）

使用食品	1年間純使用量（kg）	使用構成比率（%）	100g構成重量（g）	エネルギー（kcal）	たんぱく質（g）	脂質（g）	炭水化物（g）	カルシウム（mg）	鉄（mg）	ビタミン				食物繊維（g）	食塩相当量（g）
										A（μgRAE）	B_1（mg）	B_2（mg）	C（mg）		
精白米	55	80	80	285	4.9	0.7	61.7	4	0.6	(0)	0.06	0.02	(0)	0.4	0
フランスパン	6	9	9	25	0.8	0.1	5.2	1	0.1	(0)	0.01	0	(0)	0.2	0.1
ロールパン	2	3	3	9	0.3	0.3	1.5	1	0	0	0	0	(0)	0.1	0
ぶどうパン	2	3	3	8	0.2	0.1	1.5	1	0	Tr	0	0	(Tr)	0.1	0
マカロニスパゲティ（乾）	2	3	3	11	0.4	0.1	2.2	1	0	0	0.01	0	(0)	0.1	0
パン粉（乾）	1	1	1	4	0.1	0.1	0.6	0	0	Tr	0	0	(0)	0	0
そうめん（乾）	1	1	1	4	0.1	0	0.7	0	0	(0)	0	0	(0)	0	0
合　計	69	100	100	346	6.8	1.4	73.4	8	0.7	0	0.08	0.02	0	0.9	0.1

注）［　　］：穀類 100g 当たりの荷重平均成分値（日本食品標準成分表（七訂）で算出
原表）佐々木ルリ子

度と使用量から求めた使用構成比率を構成重量とみなし，日本食品標準成分表を用いた計算値である。施設によって給食の目的，給食規模，地域の食品流通，利用者の年齢や嗜好などが違うため，使用食品の種類と使用量などが異なる。各施設の食品の使用実績に基づいて食品群別荷重平均成分値を算出すると，施設の実情に最も合った値を求めることができる。

食品群の分け方には，3 群，4 群，6 群，15 群，18 群などがあるが，献立作成および栄養管理，食材料管理のしやすい食品群を使用する。各施設の栄養報告書などに合わせておくと事務管理しやすい。食品構成は，食品の使用実績期間，施設の期間献立，食品の使用内容・頻度が同じような施設が共同で作成してもよい。

❶ 食品群別荷重平均成分値の求め方

● 各施設における過去一定期間の食品使用実績から求める方法（**表 4.2**）

①一定期間の各食品の純使用量を合計し，食品群別に分類する。

②食品群別に一定期間の純使用量の合計を算出する。

③食品群別に一定期間の合計量に対する各食品の純使用量構成比率を算出する。

④各食品の構成比率をそれぞれの食品使用重量とし，日本食品標準成分表を用いて食品群別に各栄養素量を算出し合計する。

⑤各栄養素量の合計が，食品群別荷重平均成分値（可食部 100g）となる。

● 各食品群を代表するいくつかの食品から求める方法

新設の給食施設で食品の使用実績がない場合や，献立の内容を改善する場合に用いられる方法である。各食品群を代表するいくつかの食品や使用頻度が高いと思われる食品を選び，その食品ごとの使用構成比率から荷重平均値を求める。

● 既成の食品群別荷重平均成分値を用いる方法

各施設で独自の荷重平均成分表を作成することが望ましいが，困難な場合，行政機関などで作成されたものを使用する。

食品群別荷重平均成分値（可食部 100g）を表に示したものを，**食品群別荷重平均成分表**と

表4.3 食品群別荷重平均成分表（例）

食品群		エネルギー (kcal)	たんぱく質 (g)	脂質 (g)	炭水化物 (g)	カルシウム (mg)	鉄 (mg)	ビタミン A (μgRAE)	ビタミン B_1 (mg)	ビタミン B_2 (mg)	ビタミン C (mg)	食物繊維 (g)	食塩相当量 (g)
穀類		338	8.1	1.7	69.8	12	0.9	0	0.10	0.03	0	1.5	0.5
いも類およびでん粉類		123	1.1	0.1	29.7	19	0.6	0	0.07	0.02	24	1.4	0.0
砂糖および甘味類		377	0.0	0.0	97.6	1	0.1	0	0.00	0.00	0	0.0	0.0
豆類		128	7.8	9.5	2.5	115	1.6	0	0.08	0.03	0	0.5	0.0
種実類		599	20.3	54.2	18.5	1,200	9.9	3	0.49	0.23	0	12.6	0.0
野菜類	緑黄色野菜類	47	1.9	0.3	10.3	26	0.5	458	0.08	0.09	45	3.1	0.0
	その他の野菜類	26	1.1	0.2	5.9	25	0.3	17	0.04	0.03	17	1.9	0.1
果実類		45	0.6	0.1	11.7	11	0.2	21	0.03	0.02	16	0.9	0.1
きのこ類		18	2.8	0.5	5.0	2	0.4	0	0.14	0.17	8	3.6	0.0
藻類		125	9.8	1.7	49.4	986	26.8	377	0.36	0.62	4	37.0	7.2
魚介類		169	20.0	8.9	0.7	24	0.7	13	0.09	0.19	0	0.0	0.5
肉類		250	17.4	18.7	0.1	6	0.9	25	0.31	0.23	1	0.0	0.1
卵類		147	12.2	9.9	0.3	49	1.7	144	0.06	0.43	0	0.0	0.4
乳類		75	4.0	4.4	4.7	135	0.0	46	0.04	0.16	1	0.0	0.0
油脂類		904	0.1	98.1	0.4	1	0.0	7	0.00	0.00	0	0.0	0.1
菓子類		296	3.6	0.2	70.0	15	1.1	0	0.01	0.02	0	3.1	0.0
嗜好飲料類		17	0.1	0.0	2.5	2	0.0	1	0.00	0.01	13	0.0	0.0
調味料および香辛料類		67	4.7	0.8	9.0	30	1.2	1	0.03	0.08	0	0.4	22.3
調理加工食品類		163	32.9	0.5	7.5	629	0.5	0	0.01	0.03	0	0.0	4.8

資料）殿塚婦美子，三好恵子編著：四訂給食運営管理実習・学内編，p.92（2020）建帛社

いう（表4.3）。

❷ 食品構成の作成方法

食品構成は，栄養計画で算出した給与栄養目標量と栄養比率を基に，次の手順に沿って作成する。表4.4には食品構成の例（女子大学生の昼食の場合）を示す。

食品構成の作成手順

①穀類の使用量の決定：穀類エネルギー比率（45～50%）を基に，主食となる米，パン，麺類の割合を決め，穀類の使用量を算出する。

②動物性食品の使用量の決定：動物性たんぱく質比率（40～45%）から肉類，魚介類，卵類，乳類の使用量を決める。これらの食品群の配分は，期間中の使用頻度や，その期間の平均使用量を表すものである。主菜の中心となる食品であるので，献立に変化がつくように食品の種類や調理法などを考慮して使用計画を立てる。

③エネルギー給与目標量に対するP：F：C比率が妥当であるかを検討する。

④植物性食品の使用量の決定：植物性食品のたんぱく質量から，穀類のたんぱく質量を差し引いた残りの量が，豆類，野菜類，果実類，藻類，きのこ類，いも類の使用量となる。献立の中では主に副菜の材料となる。野菜類の摂取量は1日350gを目標とする。

⑤調味料（油脂類，砂糖類）の使用量の決定：油脂類は，献立内容と脂質エネルギー比率から決める。砂糖類は，エネルギー量の合計と給与栄養目標量の差から決める。

⑥食品群別荷重平均成分値によりエネルギー・栄養素量の合計を算出する。

表 4.4 食品構成表（女子大学生の昼食の例）

食品群		純使用量（g）	エネルギー（kcal）	たんぱく質（g）	脂質（g）	カルシウム（mg）	鉄（mg）	ビタミン A（μgRAE）	ビタミン B_1（mg）	ビタミン B_2（mg）	ビタミン C（mg）	食物繊維（g）	食塩相当量（g）
穀類		90	304	7.3	1.6	11	0.8	0	0.09	0.03	0	1.4	0.5
魚介類		20	34	4.0	1.8	5	0.1	3	0.02	0.04	0	0.0	0.1
肉類		20	50	3.5	3.7	1	0.2	5	0.06	0.05	0	0.0	0.0
卵類		20	29	2.4	2.0	10	0.3	29	0.01	0.09	0	0.0	0.1
乳類		35	26	1.4	1.5	47	0.0	16	0.01	0.06	0	0.0	0.0
小　計*			139	11.3	9.0	63	0.6	52	0.10	0.24	0	0.0	0.2
いも類およびでん粉類		40	49	0.5	0.0	7	0.3	0	0.03	0.01	10	0.6	0.0
豆類		35	45	2.7	3.3	40	0.6	0	0.03	0.01	0	0.2	0.0
野菜類	緑黄色野菜類	70	33	1.3	0.2	18	0.3	159	0.05	0.06	31	2.1	0.0
	その他の野菜類	100	26	1.1	0.2	25	0.3	9	0.04	0.03	17	1.9	0.1
果実類		60	27	0.4	0.1	7	0.1	7	0.02	0.01	9	0.5	0.0
きのこ類		5	1	0.1	0.0	0	0.0	0	0.01	0.01	0	0.2	0.0
藻類		5	6	0.5	0.1	49	1.3	10	0.02	0.03	0	1.9	0.4
小　計			187	6.6	3.9	146	2.9	185	0.20	0.16	67	7.4	0.5
合　計			630	25.2	14.5	220	4.3	237	0.39	0.43	67	8.8	1.2
砂糖および甘味類		5	19	0.0	0.0	0	0.0	0	0.00	0.00	0	0.0	0.0
油脂類		5	45	0.0	4.9	0	0.0	0	0.00	0.00	0	0.0	0.0
調味料・嗜好品													
小　計			64	0.0	4.9	0	0.0	0	0.00	0.00	0	0.0	0.0
総　計			694	25.2	19.4	220	4.3	237	0.39	0.43	67	8.8	1.2
給与栄養目標量			680	26.8	18.9	228	3.7	228	0.37	0.41	35	6.3	2.5

この食品構成表の栄養比率は
たんぱく質エネルギー比率　15%　　脂質エネルギー比率　25%　　炭水化物エネルギー比率　60%
動物性たんぱく質比率　45%　　穀類エネルギー比率　44%

注）*動物性食品（魚介類，肉類，卵類，乳類）の小計
資料）殿塚婦美子，三好恵子編著：四訂給食運営管理実習・学内編，p.94（2020）建帛社より作成，一部改変

⑦栄養素の調理による損失（特にビタミン類）を考慮し使用量を調整する。

⑧給与栄養目標量と照合して過不足の調整を行う。

食品構成は，献立作成時に料理や食品の組み合わせを考える上で目標値になるものである。しかし，1 食単位で基準に合わせることは，献立内容の変化を乏しくするだけでなく，現実的に難しい。そのため，ある程度幅をもたせた内容にすると，利用者の身体状況等を加味した献立が作成しやすくなる。献立計画では，通常 2 ～ 4 週間か 1 ヵ月程度を 1 サイクル（期間献立）として，同一期間内の献立に変化をつけ，1 ～ 2 週間単位や 2 ～ 4 週間単位の平均の食品群別平均使用量が食品構成の基準に達することを目標とする。

2 献立作成の手順

献立作成では，具体的に料理名，食品の種類と量，調理法や味付けを考える。また，献立作

成の作業を，誰が，いつ，どのように行うかといった分担と責任者を決め，コンピュータを活用するなど，効率化を図ることが重要である。

1 献立作成の手順と献立表の様式

◆1　献立作成の時期と献立作成期間

献立は，通常，実施の2～4週間前に，2～4週間単位の**期間献立**として作成する。作成した期間献立を1サイクルとして，食品構成の食品群別使用量のバランスを考慮し，変化のある料理となるよう，食材料の入手状況を予測して構成する。

◆2　献立作成の手順

図4.1に，献立作成の手順を示す。

❶ 年間計画

年間を通して施設の給食目的などを考慮し，全体に変化のある献立とする。

❷ 期間献立

期間献立では，一定期間内の使用食品や調理法の重複・頻度を考慮して，料理区分（主食，主菜，副菜，汁物，デザートなど）と料理様式（和食，洋食，中華など），主材料（肉・魚・卵・豆），調理法（揚・焼・煮・炒・蒸）から料理とその組み合わせの一覧表をつくって構成する。献立は，主食，主菜，副菜1～2品，汁物，デザートを基本とする。

期間献立の作成方法は下記のとおりである。

①**主食を決める**：主にエネルギー源となる穀類（米・パン類・麺類）を設定する。

②**主菜を決める**：主にたんぱく質源となる肉類・魚類・卵類・大豆・大豆加工品などを検討する。料理様式，調理法が重複しないようにする。

③**副菜を決める**：主菜に不足するビタミンやミネラル源となる野菜類，いも類，きのこ類，海藻類などを幅広く使用する。

④**汁物を決める**：主食・主菜・副菜で不足している栄養素を補う。主菜や副菜の調理法と味付けが重複しないようにする。

⑤**デザートを決める**：主食と副食との兼ね合いから，他で使用しづらい食品（果実類・乳類等），不足している栄養素を必要に応じて補う。

❸ 予定献立

期間献立を基に，食事別に**予定献立**を作成する。予定献立表は，食事の内容を食品の種類と重量（1人当たりの純使用量）で記載する。食品の使用量の配分は，食品構成を目安にすると容易に立てることができる。献立表には，調理操作の方法や調理作業の進め方を記入し，調理作業の進行計画の基本となるレシピにする。

❹ 実施献立

実施後は実施献立表に，予定献立表に基づいて実施した際の食材料や調味料などの変更を訂正記入する。**実施献立**は食事内容の実際の記録であり，給食関係書類作成の資料となる。

◆3　献立表の様式

献立表の様式は，使用する場面により必要な情報が異なるためさまざまであるが，施設ごとに記入方法・項目を決め，見やすく取り扱いやすい設定にする。献立表の一般的な記載項目を**表4.5**に示す。

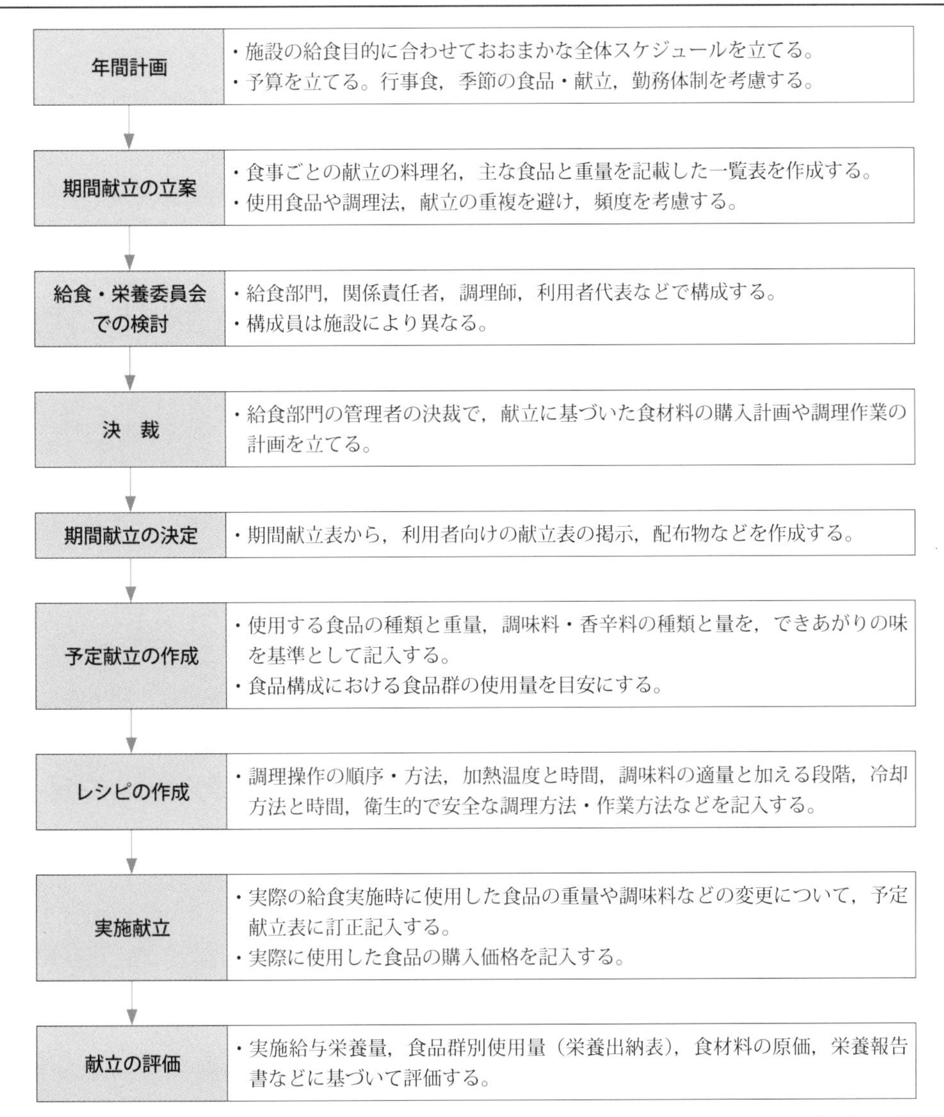

年間計画
・施設の給食目的に合わせておおまかな全体スケジュールを立てる。
・予算を立てる。行事食，季節の食品・献立，勤務体制を考慮する。
期間献立の立案
・食事ごとの献立の料理名，主な食品と重量を記載した一覧表を作成する。
・使用食品や調理法，献立の重複を避け，頻度を考慮する。
給食・栄養委員会での検討
・給食部門，関係責任者，調理師，利用者代表などで構成する。
・構成員は施設により異なる。
決 裁
・給食部門の管理者の決裁で，献立に基づいた食材料の購入計画や調理作業の計画を立てる。
期間献立の決定
・期間献立表から，利用者向けの献立表の掲示，配布物などを作成する。
予定献立の作成
・使用する食品の種類と重量，調味料・香辛料の種類と量を，できあがりの味を基準として記入する。
・食品構成における食品群の使用量を目安にする。
レシピの作成
・調理操作の順序・方法，加熱温度と時間，調味料の適量と加える段階，冷却方法と時間，衛生的で安全な調理方法・作業方法などを記入する。
実施献立
・実際の給食実施時に使用した食品の重量や調味料などの変更について，予定献立表に訂正記入する。
・実際に使用した食品の購入価格を記入する。
献立の評価
・実施給与栄養量，食品群別使用量（栄養出納表），食材料の原価，栄養報告書などに基づいて評価する。

図 4.1 献立作成の手順

原図）佐々木ルリ子

表 4.5 一般的な献立表の記載項目

・献立表の名称　・実施月日　・献立担当者　・食事の種類　・予定・実施食数
・食事区分（朝・昼・夕・間食）　・献立名　・料理名　・食品名
・1人当たりの純使用量・使用量　・1人当たりのエネルギー・各栄養素量
・廃棄率　・総使用量（食材料購入量）　・調味料　・価格
・備考（調理法，調味％など）　など

原表）佐々木ルリ子

2 献立作成の留意事項

献立を作成する際には，以下の点に留意する。

・一定期間の給与栄養量が，給与栄養目標量を達成し，質・量ともに満足感を与えるものである。
・栄養比率，食品構成が適正でバランスのとれた栄養配分である。
・予算の範囲内（食材料費，経費）である。
・利用者の嗜好を尊重した，おいしいものである。
・食品の種類，調理法，味付け，料理の組み合わせ，外観や食感が考慮され，変化に富んで偏りがない。
・衛生面，安全面が考慮されている。
・食品の出盛り期（旬）が意識され，各地域の特色や季節感がある。
・施設の条件や調理能力（人員配置，調理技術，作業時間，食器など）に合っている。
・適時適温で提供できるものである。
・献立の目的や献立・供食形態に応じた内容である。
・栄養指導（教育）の教材として期待できる内容である。

◆1　日内配分

1日の給与栄養目標量と食品構成の食事区分（朝・昼・夕・間食）の配分は，利用者および利用者集団の特性（性別，年齢，身体活動レベル，身体状況，嗜好，食習慣，経済状況など）によって決められる。給食施設では，各食事とも施設ごとの利用者の特性に配慮した適正な栄養量をバランス良く配分することが重要である。

◆2　献立・供食形態別の献立作成の要点

❶単一定食の献立

単一定食は利用者全員が同じ食事を喫食し，選択する自由がない。そのため，利用者の多くが満足する量や嗜好に沿った料理を組み合わせて変化のある献立にするとともに，1食の中で栄養バランスがとれるようにする。

❷選択食の献立

複数定食では，利用者が自分の意思によって食事内容を選ぶことができるため，利用者の年齢や性別による嗜好の違いや栄養面などに配慮した献立にする。

カフェテリア方式やバイキング方式では，1つの料理の仕込み量は少なくなる反面，料理の種類が多くなる。料理内容は，喫食する利用者が栄養バランスの整った食事をとれる組み合わせ方を想定して検討することが大切である。単一定食に比べて調理作業が増すため，調理機器の重複を避け，調理作業に偏りがないよう，バランスと効率化に配慮して献立を作成する。

3 献立作成の合理化

給食において献立作成業務は大きな割合を占める。そのため，その業務をいかに合理的・能率的に行うかは大きな課題であり，献立の評価を標準化し確実に行うことが重要である。献立作成の業務を効率的に行うためには，次のような方法がある。

◆1 サイクルメニュー方式

一定期間（2週間，4週間，1ヵ月，3ヵ月など）の献立を，過去の実施献立の評価（嗜好，形態，作業量，価格など）を検討し，重複しないような組み合わせで立案し，繰り返して使用する方法である。サイクルメニュー方式を導入することにより，献立作成業務が能率的に行われるだけでなく，食材料の計画購入，調理作業の標準化，省力化が可能になり，給食運営の効率化も期待できる。1サイクル期間の献立は，利用者の生活状況に考慮し，旬の食材料や季節に合わせたメニューの導入，同じ曜日に同じメニューが重ならないように変化をつけ，利用者の満足度を高める工夫が大切である。

◆2 献立カード（カード方式）

献立カードは，主食・主菜・副菜の組み合わせを1枚のカードにしたもので，料理カードは，主要食材料別，調理法別，様式別に選択できる料理のカードである。カードには，料理名，食品名，1人分の純使用量，栄養量，調理法，代替食品，実施月日，利用者の評価などが記載されており，献立作成時に必要なカードを選択して組み合わせる方法である。カードを主食・主菜・副菜や食材料別，調理法別などに分類しておくと，より効率的である。

◆3 コンピュータ化

サイクルメニューや献立カードを献立マスター（料理マスター）として食種や食事形態別，食材料・様式・調理法別にファイルしたコンピュータシステムを導入すると，献立作成を迅速かつ正確に行うことができる。また，献立の部分修正や栄養計算も正確に短時間で行うことができる。さらに，献立ファイルをシステム化することにより，食材料の発注，在庫管理，食数管理，実施献立の評価が容易になり，事務管理の合理化が図れる。

3 各種給食施設の献立の特徴と展開

1 各種給食施設の献立

◆1 事業所給食

事業所給食では，従業員の健康に配慮した給食を提供するとともに，事業所の食堂利用率を高めるため，一般飲食店と競合できるような質の高い給食サービスを提供する取り組みが行われている。さらに，こうした給食・サービスが低価格で提供されるという特徴がある。

● 献立の特徴

- 食堂の利用率向上を図るために，定食方式（単一定食，複数定食），カフェテリア方式(p.55)，弁当方式，喫茶など多種多様な献立・供食形態である。
- 利用者の性別，年齢，嗜好は幅広く，個人差があるため，選択の幅をもたせた内容にするとともに，生活習慣病予防も考慮したヘルシーメニューを導入する。
- 寮や寄宿舎では，郷土食を取り入れるなど，家庭的な配慮が行われる。
- 料理の組み合わせや栄養表示の内容を意識して選択できるよう，栄養教育に配慮した献立である。
- 一定期間，テーマを決めて特別企画（イベント）食を提供し，バラエティの豊富さと季節が感じられる工夫をする。
- 麺類や丼物などを組み合わせられる内容である。

・弁当方式では，品質や味，衛生面に配慮した献立である。

● **献立の展開**

・カフェテリア方式では，主菜と副菜の一部に変化をつける，主食や主菜の盛りつけ量などを段階的にする，食材料の種類や調理方法で変化をつけるなどの展開方法がある。

・複数定食で対象集団の性別・年齢・身体活動レベルの差が大きい場合，エネルギー量などの段階的な設定や，高いものと低いものの設定を行う。

◆2　学校給食

学校給食では，学校給食の目標に基づいて，児童生徒の心身の健全な発達と食教育・健康教育の生きた教材として，食育につながる献立を作成する。

● **献立の特徴**

・献立は，一般に**完全給食**（主食・牛乳・おかず）で構成され，単一定食方式で提供されるが，ほかに**補食給食**（牛乳・おかず），**ミルク給食**がある。年間給食指導計画には，バイキング給食，リザーブ給食，セレクト給食，リクエスト給食，ふれあい給食なども盛り込まれる。

・嗜好的満足だけでなく，多様な食品や料理を取り入れ，味付けや組み合わせに変化をもたせる工夫が行われる。

・地域の特産品，郷土料理など四季折々の季節感を大切にしながら，行事食などのさまざまな食文化に触れ，継承していきたい料理を組み込む工夫を行う。

・児童生徒が苦手としているメニューであっても，食べてほしい料理や家庭でもつくってほしい料理として取り入れる。

・各教科と関連させた献立である。

・アレルギー対応食は，医師の診断に基づいて，保護者と学校教職員とで具体的な対応内容を決定し作成する。

● **献立の展開**

・小学校の献立は，3・4年生（中学年）を基準に作成し，低学年・高学年に展開する。

・嚥下や咀嚼などに問題がある児童生徒を対象とする献立は，通常の給食を極刻み食，ペースト食，ソフト食などにする。

・アレルギー対応食には，除去食・代替食・弁当持参がある。安全性確保のためには，原因食物の完全除去対応を原則とする。

◆3　病院給食

病院給食は，医療の一環として提供されるものであり，それぞれの患者の病状に応じて必要とする栄養量を確保したものでなければならない。

● **献立の特徴**

・食事は，**一般（治療）食**と，医師の発行する約束食事箋に基づいた**特別（治療）食**に分けられる。特別（治療）食は，疾病治療のために提供される。そのため，常に患者の摂食能力や病状に応じた食品選択，調理方法とするべきである。

一般（治療）食：常食，軟食，流動食がある。
特別（治療）食：疾病別，栄養成分別がある。

・病状に対応した定食（単一定食，複数定食）や一部選択食，特別メニューなどを提供する。
・**急性期病院**と**慢性期病院**の区別を踏まえ，患者の平均入院日数を加味した献立である。
・患者の嗜好や心理状態に配慮するとともに，複数献立の導入や食べやすいものなどを検討し，全量摂取できるよう工夫する。
・食種が多く業務が煩雑になるため，食材料の購入・調理作業の簡素化・合理的使用を行い，適時適温での配膳方法と，食器・機器の数に合うように作成する。
・栄養食事指導と関連させた献立である。
・**院外調理**では，調理方法（クックチル，クックフリーズ，真空調理，クックサーブ）に適した食品や料理，再加熱時の食味，衛生管理面に配慮される。

● 献立の展開

・一般（治療）食の基本である常食の献立を基準に，食形態や各種治療食に展開する。
・エネルギー量や栄養素量などを設定した約束食事箋を基に，より適切に食事を提供する。
・特別（治療）食の栄養成分別分類による展開は，常食献立からエネルギーコントロール食，たんぱく質コントロール食，脂質コントロール食など，各栄養成分をコントロールした食事に調整する。栄養成分別分類から疾病に適応した食事の種類を選択すると，同一食材，同一献立での展開が容易である。
・栄養管理上の問題がない場合は，料理を変えない，異なる料理でも可能な限り同一食材料を利用する，一部の食材料のみを増減する程度の変更を加える，医療用食品を活用するなどの調節を行う。

◆4　社会福祉施設給食

❶ 保育所給食

保育所給食の献立は，子どもの年齢や発育発達に応じて，保育目標による保育内容・行事・給食のねらいと食育活動を踏まえて作成する。

● 献立の特徴

・昼食は 1 日全体の概ね 1/3 を，おやつは 1 日全体の 10 ～ 20％程度の量を目安とする。
・季節感や地域特性などを考慮し，幅広い種類の食品を取り入れる。
・子どもの咀嚼・嚥下機能，食具使用の発達状況等を観察し，その発達を促すことができるような食品の種類や調理方法に配慮する。
・子どもの食に関する嗜好や体験（舌ざわり，盛りつけ，色彩）が広がり，深まるような食育活動を目的とし，多様な食品や料理の組み合わせに配慮する。
・行事食のほか，個別対応として離乳食，アレルギー対応食，宗教食なども提供される。

● 献立の展開

・子どもの発育段階別に作成することが望ましいが，実際には 3 ～ 5 歳児の献立を基本にして，調理形態を変えて発育段階別の乳児・幼児の献立を作成する。
・アレルギー対応食は，除去食・代替食あるいは弁当持参とする。

急性期病院：急性疾患などで緊急を要する重症患者を対象とする病院。
慢性期病院：病状の安定している疾患の患者を対象とする病院。長期入院が多い。

❷ 高齢者介護福祉施設給食

高齢者介護福祉施設給食の献立は，高齢者の生活の場であることを考慮し，嗜好を十分に尊重して家庭的な雰囲気を盛り込み，楽しく食事ができ，疾病予防やQOLを高めるよう工夫することが大切である。高齢者では長年にわたる食歴・食嗜好の尊重と把握が必要とされるだけでなく，身体機能や摂食能力の個人差も大きい。そのため，個別の栄養ケアに基づく，不足しがちな栄養素に配慮した適切な食事提供が必要となる。

● 献立の特徴

- 常食，食形態調整の食事（流動食，ミキサー食，ゼリー食，ソフト食，極刻み食，刻み食），療養食などがある。
- 食欲が増すように，少量多品種の料理を提供するなど，食品の使用範囲が偏らず，似た献立が続かないように作成する。
- 生活の一部として行事，祭事などが計画的に実施され，併せて行事食，季節料理，選択食，バイキング形式，模擬店形式など，利用者の食生活に変化と潤いの要素を取り入れる。
- 高齢者が安全で食べやすいように，食品・料理の選択，料理の組み合わせ，食形態に配慮する。例えば，咀嚼機能の低下や摂食・嚥下障害，唾液分泌量の減少を受けて，ぱさぱさした料理を控えるといった対応をとる。
- 便秘予防を考慮した内容（海藻類，根菜類，豆類などの食物繊維摂取）に配慮する。
- 脱水症状に配慮し，水分を多く摂取できるような献立にする。
- ユニットケアや食堂等での配膳方法に適した献立にする。

● 献立の展開

- 行事食は，栄養量よりも内容や食べる楽しみを重視し，1日の中で栄養量が充足できるように調整する。
- 日常生活の楽しみの1つであるおやつを含め，栄養量の配分に配慮する。
- 常食から療養食・特別食に展開する場合，療養食は主に栄養量を調整し，特別食は主に食べやすさを調整して，できる限り料理や食材料を変えない。制限に応じて，主食の量を調整する，調理法を変える，常食と同じ献立でも食塩や脂肪の多い食品の分量を減らす，食べやすい形態にする，料理ごとに食種を組み合わせて提供するなどの方法がある。
- 同じ献立でも，食形態を刻み食やミキサー食などに変えると「かさ」が増えるため，提供量や摂取量が減ることも考えられる。適正に栄養量が摂取できるように展開する。

2 提供方式の違いによる献立

◆1 弁当給食

弁当給食は，食事を弁当箱に入れて提供する方式である。主に給食施設をもたない事業所や工場などで実施され，給食センターなどの大型施設から配食される。弁当給食は，適温給食を実施しづらい，盛りつけてから喫食までの時間が長い，容器が限定されるなどの制約がある。しかし最近では，価格別や利用者別での選択肢を設けたり，配送中や配送先でも適温を保てる設備や容器を備えるといった工夫も行われている。さらに，給食施設をもつ施設でも，献立の変化や混雑緩和を目的に，松花堂弁当，駅弁シリーズ，お花見弁当，ランチボックスなどを献立に取り入れている。

表 4.6 カフェテリア方式の種類と特徴

種　類	特　徴
オートカフェテリア方式	・食品・料理の自動販売機を並べたカフェテリア。 ・小規模事業所や，ドライブインなどに多い方式。
ストレートレーン方式	・直線あるいは曲線，L字型に料理を提供し，利用者がそのレーンに沿って進み，料理を選択する。 ・複数のレーンにする場合もある。 ・人気メニューの時，利用者が1か所に集中し渋滞が起こる場合がある。
フリーレーン方式 スクランブル方式	・料理を並べたコーナーをいくつかの島（アイランド）に分けて配置し，利用者が好きなところに行って，好きなものをとる方式。 ・目的の料理が決まっている場合は非常に合理的な方法であるが，動線が交差するので，アイランド間のスペースを広くとるなどの工夫が必要であり，サービスエリアのスペースに無駄が生じやすい。
ロータリー方式 サークルサブ方式	・カウンターが回転し，利用者はトレイスタンドで回ってきた料理の中から，選び取る方式。 ・カウンター上に何をどれだけ並べるかといった経験則と，減ったもののチェック，補充にノウハウが必要。

資料）日本給食経営管理学会監修：給食経営管理用語辞典，p.85（2020）第一出版を一部改変

●献立のポイント

- 主食・主菜・副菜・汁物・デザートの料理を嗜好や食品・量・味付け・色彩のバランスを考えて組み合わせる。
- 容器の形態・仕切り・色・材質（使い捨て / 再利用）・大きさ（エネルギー量などを段階的に設定）によって献立内容や量を工夫する。なお，使い捨て弁当容器などでは環境に配慮した材質を選ぶ。
- 衛生管理では，安全で良質な食品を使用し，食中毒の起こりやすい食品や料理は避ける。
- 冷めても食べられる料理とし，においの強い料理や食品は避ける。
- 食材料は旬のものを活かすとともに，郷土食や行事食，地域特性を取り入れる。
- 肥満や生活習慣病などの，健康と栄養のバランスに配慮する。

◆2　カフェテリア給食

カフェテリア方式では，数種類の料理の中から，利用者が自由に選択して食べることができる。事業所給食では，食堂利用率と満足度の向上を目指してカフェテリアの献立が取り入れられている。一般的に，利用者が食器に盛りつけてある料理を取る方法，選択した料理を盛りつけてもらう方法，選択した料理を自分で食器に盛りつける方法などがある。カフェテリアでは，1食分を各自の好みで自由に組み合わせていくため，利用者の嗜好を満足させることはできるが，栄養の偏りが生じやすくなる。1食分のバランスと栄養量を充実させるため，利用者には，料理の選択方法について事前に栄養教育を行う必要がある。表 4.6 に，カフェテリア方式の種類と特徴，表 4.7 に事業所給食の献立例を示す。

●献立のポイント

- 料理数が多いため，調理人員，提供方法（レーンの長さや並べ方，配膳方法）などを考慮して献立を作成する。
- 各料理の調理数（仕込み数）によって売り切れや売れ残りが出るため，食数管理は重要である。過去の料理の売れ行き実績を分析し，仕込み数やメニューごとの食数を設定する。

表 4.7 事業所給食献立例（カフェテリアの献立計画）

メニューの基本構成		1週間のメニュー例					備考
分類	メニュー数	月	火	水	木	金	
主菜（メインメニュー）	4	ヒラメの香味焼き エビフライ 麻婆豆腐 ビーフシチュー	鮭の照焼き ハンバーグチーズ焼き 鶏肉のクリーム煮 酢豚	豚肉のしょうが焼き 魚のフリッター 家常豆腐 ロールキャベツ	サンマの塩焼き カニコロッケ 鶏塊冷拌 牛肉煮込	鶏肉のから揚げ 魚のムニエル 八宝菜 冷奴	和，洋，中混合。肉・魚，他を組み合わせる
副菜（サブメニュー）	2	魚とわかめの酢の物 精進揚げ	いかの酢味噌和え なすとこんにゃくの田楽	鶏ときゅうりの黄身酢和え かぼちゃそぼろ煮	いんげんのごま和え 肉じゃが	五色なます 煮豆	季節料理を含む
サラダ	1	サラダ（ハム）	サラダ（カニ）	サラダ（ポテト）	サラダ（ミックス）	サラダ（中華風）	日替わり
デザートフルーツ	3	フルーツ プリン フルーツゼリー	フルーツ ヨーグルト ワインゼリー	フルーツ プリン 杏仁豆腐	フルーツ ババロア フルーツコンポート	フルーツ プリン フルーツゼリー	日替わり
軽食	2	カレー（ポーク） ピラフ（チキン）	カレー（ビーフ） ピラフ（カニ）	カレー（チキン） ピラフ（ポーク）	カレー（野菜） ピラフ（エビ）	カレー（チキン） ピラフ（ハム）	具を変える
主食	2	ライス パン	ライス パン	ライス パン	ライス パン	ライス パン	ライスまたはパンを選択
みそ汁	1	みそ汁	みそ汁	みそ汁	みそ汁	みそ汁	具を変える
漬物	1	漬物	漬物	漬物	漬物	漬物	日替わり
和風麺	4	かけ，もり，月見，天ぷらなど					週，季節等で変える
中華麺	2	ラーメン，タンメン，チャーシューメンなど					週，季節等で変える
1日のメニュー数	20～25	1週間のメニュー数　60～70種類					

資料）照井眞紀子：食事計画と献立，給食管理／鈴木久乃，太田和枝，殿塚婦美子編，p.89（2012）第一出版を一部改変

・メニュー数とその種類（固定メニューと日替わりメニュー，温冷メニュー）および組み合わせを決め，食器との関係を考える。

・設備や作業人員，作業内容（盛りつけとサービス方法）を決める。

・料理の内容は，栄養面の組み合わせと価格に配慮して決定する。

3 利用者の摂食機能に合わせた献立

◆1　食形態調整系の食事

食形態調整系の食事は，利用者の年齢・性別・病態・摂食機能などを加味して，調理形態や食品の選択を中心に調整して展開する。食事を構成する主食・副食の硬軟や形状の違いは，主食の軟らかさに対応した分類（常食，軟食，流動食など）と，物理的な形状による分類（刻み

表 4.8 形態別食事の種類

形　態	対　象	特　徴
常食 （普通食，固形食など）	摂食，消化，吸収などが正常な患者。	・食事摂取基準に身体活動レベルを加味した栄養量。 ・年齢を考慮した調理形態にすることが必要。
軟食 （全粥，七分粥，五分粥，三分粥，一分粥）	種々の疾患による発熱，食欲低下，歯・口腔内異常による咀嚼・嚥下能力の低下，消化・吸収能力の低下，下痢などをきたしている患者。	・粥の種類に合わせ，副菜の食品や調理方法が異なる。 ・消化器系に刺激が少なく，消化・吸収の容易な食品および調理形態。 ・水分含量が多くなるため，栄養量は少なくなる。
流動食	各疾患の急性増悪期や手術後または咀嚼障害のある患者。	・固形物を除去し，流動状にしたもので，咀嚼なしでも摂取できるような形態。 ・水分と糖質が主体となる。 ・軟食や常食に移行するための経過食的な意味をもつ。
刻み食 ペースト食 ミキサー食 ブレンダー食 裏ごし食	食欲，消化吸収能力などに異常はないが，歯や口腔内の異常，また頭部機能の異常，食道機能異常などで咀嚼・嚥下が困難であったり，嚥下速度の調整が必要な患者。	・軟食等を調整したもの。
易消化食	胃炎，胃・十二指腸潰瘍，潰瘍性大腸炎，クローン病などの患者。	・食物繊維の含量が少なく，胃内停滞時間が短く，ほかの消化管への刺激が少ない食品や調理方法。

原表）佐々木ルリ子

食，とろみ食，ゼリー食，ミキサー食など）に分けられる。**表 4.8** に，形態別食事の種類と対象および特徴を示す。

◆2　摂食・嚥下機能

摂食とは食事を食べることであり，嚥下とは飲み込むことである。摂食・嚥下は，食物を認知し，口に運び，咀嚼し，咽頭と食道を経て胃へ送り込む働きのことをいい，次の５段階に区分される。

①**認知期**：食物を認識し，口まで運ぶ。

②**準備（咀嚼）期**：食物を噛み，唾液と混合して，飲み込める**食塊**を形成する。

③**口腔期**：食塊を口から喉の方へ送り込む。

④**咽頭期**：食塊を咽頭から食道へ運ぶ。

⑤**食道期**：食塊を食道から胃の中に移動させる。

摂食・嚥下機能の障害とは，加齢による機能の低下，脳血管疾患の後遺症，加齢による歯の欠損，唾液分泌量の低下，嚥下反射の低下により飲み込みがうまくできないことである。摂食・嚥下障害の主な症状は，意識障害，うまく噛めない，口から食物をよくこぼす，口の中に

ミキサー食，ブレンダー食：どちらもかき混ぜた食形態であるが，主に固体を対象として処理するとミキサー食，主に液体を対象として処理するとブレンダー食となる。
食塊：食べ物を口に入れて噛み砕き，唾液と混ぜ合わせてできる，飲み込み前のまとまり。

食物が残る，飲み込めない，むせたり咳込んだりする，痰がよく出る，発熱を繰り返すなどである。

日本摂食嚥下リハビリテーション学会では，摂食・嚥下障害者を対象に，国内の病院・施設・在宅医療および福祉関係者が共通して使用できる嚥下調整食分類 2021（表4.9）を作成している。この基準では，下記の点に配慮して，食事（嚥下調整食）およびとろみについて段階分類している。

①幅広い成人の中途障害による嚥下障害症例に対応できるように，ゼリーととろみを意味するコードをそれぞれ設け，症例に適した食形態を選んだ上で，連携の際の共通の言葉として活用できるようにした。

②量・栄養成分の規定，物性測定値は示さず，形態・性状は平易な日本語で表記した。

③既存の分類との対応を示して，多くの施設で使用できるようにした（各施設・地域でより細かい区分を作成・利用してもよい）。

④嚥下障害者にとって，液体のとろみの程度は重要であるため，とろみ分類の段階を示し，性状の観察所見および物性測定値も併記した。

⑤臨床的に軽度の障害の場合の食事（普通食に近い食事）を用意する際には，ある程度の咀嚼能力が求められることから，歯や補綴物を利用する場合や上下顎の歯槽堤（歯茎）や舌と口蓋間で押しつぶす能力も含めた「必要な咀嚼能力」を設定した。

この基準はあくまでも形態を主体に段階分けを行ったもので，実際には，各摂食・嚥下障害者の疾患・病態と嗜好に合わせた柔軟な対応が必要である。

◆3　介護食

介護食とは，飲み込む機能が低下しているため，「水やお茶を飲むと特にむせて飲めない」という高齢者のために調理・工夫された食事である。介護食は，表4.10に示す条件を満たすものであり，介護食の基本は「唾液状，煮こごり状」である。

◆4　ユニバーサルデザインフード

ユニバーサルデザインフードは，平成 15（2003）年に日本介護食品協議会が発表した規格で，日常の食事から介護食まで食べやすさに配慮した食品について，「かたさ」や「粘度」に応じて 4 つの区分に分類されている（表4.11）。ユニバーサルデザインフードには，レトルト食品や冷凍食品などの調理加工食品をはじめ，飲み物や食事にとろみをつける「**とろみ調整食品**」などがあり，規格に適合する商品に区分とロゴマークを表示し，利用者が選択する際の目安として，容易に利用できるようになっている。

◆5　ソフト食

ソフト食とは，軟らかいが，しっかりと食べ物の形があり，見た目もおいしそうで，口への取り込み，食塊形成，移送，嚥下が容易な食事をいう。刻み食などは，食材料によって細かく刻まれているために食塊形成が難しく，口腔残渣となりやすいため，誤嚥を引き起こしやすい。また見た目が悪いため，食べ物として，視覚的にきちんと判断されにくい。そこで，施設

とろみ調整食品：食べ物や飲み物に加え，混ぜるだけで適度なとろみを簡単につけることができる粉末状の食品。ゼリー状にかためることができるタイプのものもある。

ソフト食：高齢者ソフト食として，平成26（2014）年に「咀嚼困難者および軽度の嚥下困難者用加工食品」の特許を取得している。

表 4.9 嚥下調整食分類 2021（食事）早見表（抜粋）

コード		名　称	形　態	目的・特色	主食の例	必要な咀嚼能力
0	j	嚥下訓練食品0j	・均質で，付着性・凝集性・かたさに配慮したゼリー ・離水が少なく，スライス状にすくうことが可能なもの	・重度の症例に対する評価・訓練用 ・少量をすくってそのまま丸のみ可能 ・残留した場合にも吸引が容易 ・たんぱく質含有量が少ない	－	（若干の送り込み能力）
0	t	嚥下訓練食品0t	・均質で，付着性・凝集性・かたさに配慮したとろみ水（原則的には，中間のとろみあるいは濃いとろみ*のどちらかが適している）	・重度の症例に対する評価・訓練用 ・少量ずつ飲むことを想定 ・ゼリー丸のみで誤嚥したりゼリーが口中で溶けてしまう場合 ・たんぱく質含有量が少ない	－	（若干の送り込み能力）
1	j	嚥下調整食1j	・均質で，付着性・凝集性・かたさ，離水に配慮したゼリー・プリン・ムース状のもの	・口腔外で既に適切な食塊状となっている（少量をすくってそのまま丸のみ可能） ・送り込む際に多少意識して口蓋に舌を押しつける必要がある ・0jに比し表面のざらつきあり	おもゆゼリー，ミキサー粥のゼリーなど	（若干の食塊保持と送り込み能力）
2	1	嚥下調整食2-1	・ピューレ・ペースト・ミキサー食など，均質でなめらかで，べたつかず，まとまりやすいもの ・スプーンですくって食べることが可能なもの	・口腔内の簡単な操作で食塊状となるもの（咽頭では残留，誤嚥をしにくいように配慮したもの）	粒がなく，付着性の低いペースト状のおもゆや粥	（下顎と舌の運動による食塊形成能力および食塊保持能力）
2	2	嚥下調整食2-2	・ピューレ・ペースト・ミキサー食などで，べたつかず，まとまりやすいもので不均質なものも含む ・スプーンですくって食べることが可能なもの		やや不均質(粒がある)でもやわらかく，離水もなく付着性も低い粥類	（下顎と舌の運動による食塊形成能力および食塊保持能力）
3		嚥下調整食3	・形はあるが，押しつぶしが容易，食塊形成や移送が容易，咽頭でばらけず嚥下しやすいように配慮されたもの ・多量の離水がない	・舌と口蓋間で押しつぶしが可能なもの ・押しつぶしや送り込みの口腔操作を要し（あるいはそれらの機能を賦活し），かつ誤嚥のリスク軽減に配慮がなされているもの	離水に配慮した粥など	舌と口蓋間の押しつぶし能力以上
4		嚥下調整食4	・かたさ・ばらけやすさ・貼りつきやすさなどのないもの ・箸やスプーンで切れるやわらかさ	・誤嚥と窒息のリスクを配慮して素材と調理方法を選んだもの ・歯がなくても対応可能だが，上下の歯槽堤間で押しつぶすあるいはすりつぶすことが必要で舌と口蓋間で押しつぶすことは困難	軟飯・全粥など	上下の歯槽堤間の押しつぶし能力以上

注）学会分類 2021 は，概説・総論，学会分類 2021（食事），学会分類 2021（とろみ）からなり，それぞれの分類には早見表が作成されている。本表は学会分類 2021（食事）の早見表である。本表を使用するに当たっては「嚥下調整食学会分類 2021」の本文を読む必要がある。

*学会分類 2021（とろみ）を参照

本表に該当する食事において，汁物を含む水分には原則とろみをつける。ただし，個別に水分の嚥下評価を行ってとろみつけが不要と判断された場合には，その原則は解除できる。

発達期の摂食嚥下障害児(者)については，「発達期摂食嚥下障害児(者)のための嚥下調整食分類 2018」〔日摂食嚥下リハ会誌，22（1），59-73(2018)〕が発表された。

資料）日本摂食・嚥下リハビリテーション学会医療検討委員会：日本摂食嚥下リハビリテーション学会嚥下調整食分類 2021，日摂食嚥下リハ会誌，25（2），135-149（2021）

表 4.10 介護食の条件

①口腔から咽頭部をなめらかに通り，むせずに，粘つかないで嚥下できる“喉ごしのよい食事”にする。
②見た目にもきれいで食欲がわき，おいしいものにする。
③“誤嚥しやすい食べ物”に気をつける。
④エネルギー，栄養素，水分が必要量とれるようにする。
⑤誤嚥しない姿勢で，ゆっくり，少しずつ食べさせ，最後に水分をとって咽頭部に貯留した食物をよく洗い流すようにする。
⑥愛情と敬意のこもった介助をする。

資料）手嶋登志子：高齢者の食生活と栄養／柴田博・藤田美明・五島孜郎編，p.191，光生館

表 4.11 ユニバーサルデザインフード

区　分		容易にかめる	歯ぐきでつぶせる	舌でつぶせる	かまなくてよい
かむ力の目安		かたいものや大きいものはやや食べづらい	かたいものや大きいものは食べづらい	細かくてやわらかければ食べられる	固形物は小さくても食べづらい
飲み込む力の目安		普通に飲み込める	ものによっては飲み込みづらいことがある	水やお茶が飲み込みづらいことがある	水やお茶が飲み込みづらい
かたさの目安（食品のメニュー例）	ごはん	ごはん～やわらかごはん	やわらかごはん～全がゆ	全がゆ	ペーストがゆ
	たまご	厚焼き卵	だし巻き卵	スクランブルエッグ	やわらかい茶わん蒸し（具なし）
	肉じゃが	やわらか肉じゃが	具材小さめやわらか肉じゃが	具材小さめさらにやわらか肉じゃが	ペースト肉じゃが
物性規格	かたさ上限値（N/㎡）	5×10^5	5×10^4	ゾル：1×10^4 ゲル：2×10^4	ゾル：3×10^3 ゲル：5×10^3
	粘度下限値（mPa・s）	—	—	ゾル：1,500	ゾル：1,500

注）ゾル：液体，もしくは固形物が液体中に分散しており，流動性を有する状態。
　　ゲル：ゾルが流動性を失いゼリー状に固まった状態。
資料）日本介護食品協議会ホームページ

では，咀嚼障害をもつ高齢者でも安全においしく食べられるソフト食を取り入れている。見た目は常食とほとんど変わらないが，噛み切りやすく飲み込みやすいよう安全面でも工夫され，普通食の人から咀嚼・嚥下障害のある人まで適応範囲も広い。

ソフト食の定義は，①舌で押しつぶせる硬さであること，②既に食塊となっているような形であること，③すべりがよく移送しやすいものであることである。

● 献立のポイント

- 常食を基本に，食材料の形はそのまま，あるいはできる限り食材料の形がわかるように，調理時間や調理方法，加工方法を変更し，軟らかくできる献立にする。
- ミキサー食を利用する場合は，増粘剤等を使用して固め，飲み込みやすくする。
- つなぎとして，山芋，じゃがいも，油脂（動物性・植物性），卵（卵黄・卵白），上新粉，ゼラチンなどの食材料そのものを献立に取り入れる。
- 煮崩れが起こりにくい調理機器（蒸し器，圧力鍋，電子レンジ，スチームコンベクションオーブン）が使用できる献立にする。

4 治療食

病院などの医療機関において，疾病の治療や病状，病態の改善を図ることを目的に，医師の発行する**約束食事箋**に基づいて提供される食事をいう。介護保険施設では，これを**療養食**という。入院中の患者に提供される食事は，医療の一環として位置づけられているために，すべての食事が**治療食**として扱われる。患者の性別・年齢・身長などの条件を考慮し，個々の病態・症状などに応じた適正な栄養量を供することが必要である。治療食の区分は大きく一般（治療）食と特別（治療）食に分けられる（表 4.12）。

◆1　一般（治療）食

病院等の療養施設において，特定の栄養素の制限を必要としない患者に対して提供する食事で，下記の３種類がある。

①**常食**：主食や副食の形態により，特別の制限がなく，口腔内の摂食機能や消化・吸収機能が正常な患者に用いる。

②**軟食**：口腔・咽頭疾患，咽頭機能障害，消化器疾患，手術後など，段階的な食事摂取を行う場合に用いる。

③**流動食**：食物残渣が少ない。

◆2　特別（治療）食

患者の病状に応じて医師の発行する約束食事箋に基づき，管理栄養士・栄養士が特別に献立を作成し調理された食事である。

食事の分類には，「疾病別食事（献立）」と「栄養成分別食事（献立）」がある。

疾病別食事（献立）

疾病別に分類する方法で，病名と食種が一致し，わかりやすい。しかし，複数の疾病をもつ場合，病名に合わせた食事では十分な対応が困難であったり，病名が異なれば別の食事を設定する必要が生じたりすることも多くなった。また，食事を指示する場合も，病名から判断する必要があるため選択幅が狭くなっていた。

栄養成分別食事（献立）

疾病別食事とは異なり，病名ごとに食事基準を設定することなく，食事に含まれるエネルギーや栄養成分の特徴によって分類し，これを各疾患の治療に適用させる方法である。病名にこだわらず患者に必要とされる栄養量から食事が選択できる。表 4.13 には，栄養成分別食事の適応疾患とその特徴を示す。

◆3　行事食

行事食は，地域や家庭に伝えられてきた伝統行事や風習を祝うハレの日の食事である。正月，ひな祭りなどの節句，冬至，年越しなどの際に，季節の食材料を用いて調理する。給食施設において行事食を実施することにより，楽しみや季節感などで日常の食事に変化がつき，利用者に期待をもたせて，食のサービスの充実化にもつながる。

約束食事箋：食事箋ともいう。入院患者に対し，医師が食事内容を指示するためにあらかじめ疾病に対応した給与栄養量，食品構成などの基準を定めたもので，医師が発行する食事内容の指示書をいう。

表 4.12 治療食の分類

区分	食種名	適応症，食種等	
		特別食加算*	非加算
一般食	常　食	—	特殊な食事療法を必要としない常食
	軟　食	—	特殊な食事療法を必要としない分粥・全粥など軟食
	流動食	—	特殊な食事療法を必要としない流動食
特別食	腎臓食	・腎臓疾患の食事療法に対する食事	—
	肝臓食	・肝庇護食，肝炎食，肝硬変食，閉鎖性黄疸食（胆石症と胆嚢炎による閉鎖性黄疸を含む）	・肝がん，胆石症など
	糖尿食	・糖尿病	—
	胃潰瘍食	・十二指腸潰瘍も含む ・侵襲の大きな消化管手術の術後食 ・クローン病，潰瘍性大腸炎等により腸管の機能が低下している患者に対する低残渣食	・流動食 ・そのほか，がんや各種疾病の手術前後に提供する高カロリー食
	貧血食	・血中ヘモグロビン濃度 10g/dL 以下(鉄欠乏に由来)の者を対象	・白血病，血友病，紫斑病，悪性腫瘍など
	膵臓食	・急性・慢性膵炎	・膵がんなど
	脂質異常症食	・空腹時定常状態における血清 LDL コレステロール値が 140mg /dL 以上，または HDL コレステロール値が 40mg /dL 未満，もしくは中性脂肪値が 150mg /dL 以上の患者に対する脂質異常症食 ・高度肥満症（肥満度が +70% 以上または BMI が 35 以上）に対する食事療法は，脂質異常症食に準ずる	・そのほかの脂質異常症 ・そのほかの肥満症
	痛風食	・痛風	・高尿酸血症
	てんかん食	・難治性てんかん（外傷性のものを含む）の患者に対し，炭水化物量の制限および脂質量の増加が厳格に行われた治療食 ・グルコーストランスポーター 1 欠損症またはミトコンドリア脳筋症の患者に対する治療食として提供した場合	
	フェニールケトン尿症食	・先天性代謝異常	・そのほかの代謝異常疾患
	楓糖尿症食		
	ホモシスチン尿症食		
	ガラクトース血症食		
	治療乳	・乳児栄養障害に対する直接調製する治療乳	・治療乳既製品（プレミルク等）や添加含水炭素の選定使用等
	無菌食	・無菌治療室管理加算の算定患者を対象	—
	検査食	・潜血食，大腸 X 線検査，大腸内視鏡検査のための低残渣食	・各種検査食（ヨード制限，ミネラル定量テスト，レニンテスト，乾燥食，そのほか）
	減塩食	・心臓疾患，妊娠高血圧症候群等に対して減塩食療法（食塩相当量 6g/日未満）を行う場合は，腎臓食に準ずる。ただし，妊娠高血圧症候群の場合は，日本高血圧学会，日本妊娠高血圧学会等の基準に準ずる	・高血圧症に対する減塩食 ・左記以外の疾患患者に対する減塩食
	鼻腔栄養	・特別食加算の対象となる食事（薬価基準に収載されていない濃厚流動食など） ・胃瘻より流動食を点滴注入した場合は，鼻腔栄養に準ずる	・特別食加算の対象となる食事以外の鼻腔栄養（1kcal/mL 以上の熱量を有する濃厚流動食など）
	口腔・咽頭・食道疾患食	—	・口内炎，舌炎，舌がん，上下顎がん，上下顎骨折，食道炎，食道潰瘍，食道がん　など
	アレルギー食	—	・食事性アレルギー
	調乳	—	・乳児期の人工栄養
	離乳食	—	・離乳期の離乳食
	幼児食	—	・就学前の幼児期の食事
	嚥下食	—	・嚥下困難な患者に対する食事（軟食，とろみ剤を使用する食事など）

注）＊加算の対象となる特別食は，疾病治療の直接手段として，医師の発行する食事箋に基づいて提供される患者の年齢，病状等に対応した栄養量および内容を有する治療食，無菌食および特別な場合の検査食をいうものであり，治療乳を除く乳児の人工栄養のための調乳，離乳食，幼児食等ならびに治療食のうちで単なる流動食および軟食は除かれる。

資料）厚生労働省保険局医療課：入院時食事療養費に係る食事療養及び入院時生活療養費に係る生活療養の実施上の留意事項について（平成 18 年 3 月 6 日保医発第 0306009 号，最終改正：令和 2 年 3 月 5 日保医発 0305 第 14 号）より作成

表 4.13 栄養成分別食事（献立）と展開できる適応疾患（例）

食事（献立）の種類		適応疾患	特　徴
①エネルギーコントロール食		糖尿病，肥満，脂質異常症，脂肪肝など，常食に使用してもよい。 塩分制限を加味して高血圧症，心臓病，妊娠高血圧症候群など	・1日に摂取する食事のエネルギー量を必要に応じて調整した食事（低：800kcal ～高：2,400kcal）。 ・炭水化物，脂質，たんぱく質からのエネルギー比は，概ね日本人の食事摂取基準に準じる（下記は 2020 年版の数値）。 ・炭水化物：50 ～ 65％，脂質：20 ～ 30％，たんぱく質：13 ～ 20％（1 ～ 49 歳），14 ～ 20 ％（50 ～ 64 歳），15 ～ 20％（65 歳以上），バランス食で，概ね 200kcal 刻みの設定。 ・献立立案に当たっては，糖尿病食品交換表が用いられる場合が多い。
②たんぱく質コントロール食		低：腎炎，腎不全，肝不全など 高：慢性肝炎，代償性肝硬変，貧血，栄養失調症など	・1日に摂取する食事のたんぱく質量を病態に応じて調整した食事（低：0g ～高：100g）。 ・たんぱく質を制限するため，脂質と炭水化物でエネルギーを補給する。概ね 10g 刻みの設定。 ・献立立案に当たっては，腎臓病食品交換表が用いられる場合が多い。
③脂質コントロール食		低：肝炎，膵炎，胆嚢炎，胆石症など	・1日に摂取する食事の脂質量を病態に応じて調整した食事（低：20g ～高：60g）。 ・「低」の場合は食品，調理形態の選択が加味される場合が多い。
④ミネラルコントロール食	ナトリウムコントロール食	腎臓疾患，高血圧，心臓疾患，肝臓疾患など，血圧管理，水分管理，浮腫・腹水管理などが必要な場合	・1日に摂取する食事のナトリウム量を病態に応じて調整した食事。 ・ナトリウム（mg）を食塩相当量（g）に換算（× 2.54 ÷ 1,000）する。
	カリウムコントロール食	腎臓疾患等で高カリウム血症の場合	1日に摂取する食事のカリウム量を病態に応じて調整した食事。
	カルシウムコントロール食	骨粗しょう症や低カルシウム血症の場合	1日に摂取する食事のカルシウム量を病態に応じて調整した食事。
	リンコントロール食	腎臓疾患等で高リン血症の場合	1日に摂取する食事のリン量を病態に応じて調整した食事。
	鉄分コントロール食	鉄欠乏性貧血等の場合	1日に摂取する食事の鉄量を病態に応じて調整した食事。
⑤水分コントロール		腎臓疾患，高血圧，心臓疾患，肝臓疾患など，血圧管理，水分管理，浮腫・腹水管理などが必要な場合	1日に摂取する食事の水分量を病態に応じて調整した食事。
形態別食事と成分別食事が混在した食事		痛風，膵炎，胃・十二指腸潰瘍，潰瘍性大腸炎，クローン病，アレルギー，先天性代謝異常，てんかん（ケトン食）など	調理方法，食品の選択・栄養量の調節
そのほかの食事		経管栄養，離乳食，調乳，無菌食，検査食（潜血食，ヨード制限食，注腸検査食，低残渣食など）	

原表）佐々木ルリ子

表 4.14 特別メニュー（例）

・和食・洋食・中華・韓国料理・インド料理など，さまざまなジャンルの料理
・松花堂弁当　・おせち料理　・お祝い膳　・冷やし中華
・手作りコロッケ　・スパゲッティ　・煮込みハンバーグ
・マカロニグラタン　・焼きそば　・冷麺　・ちらし寿司　・春巻き
・郷土料理　・洋食ディナー
・ドリンクサービス（ビール，ワイン，ノンアルコールビール，ウーロン茶，コーヒー，紅茶）　など

原表）佐々木ルリ子

◆4　選択食

選択食は，利用者の意思で，主食，副食，デザートなど，それぞれ複数の料理の中から一部またはすべてが選択できる食事の提供方法である。利用者が選択できる複数の献立を選択メニューといい，病院では給食の質やアメニティの向上から導入している施設が多い。なお，選択時に利用者の嗜好に偏りやすいため，どの食事を選択しても栄養量に大幅な差が生じないようにする。同時に，わかりやすい栄養情報の提供が必要である。献立・発注業務や調理業務が複雑になり，新規の設備や給食従事者の増員の必要が生じることのないよう配慮する。

◆5　特別メニュー

病院給食では，入院時食事療養で入院患者の療養上支障がない場合に，医師の確認のもと，妥当な範囲内で患者から特別の料金の支払いを受けて，**特別メニュー**の食事を提供することができる。

留意点として，患者への十分な情報提供を行い，患者の自由な選択と同意に基づいて行われる必要がある。また，献立は特別の料金の支払いを受けるのにふさわしいもので，食堂の設置，食器への配慮等の食事環境整備にも配慮することが望ましい。患者の栄養補給量は，患者ごとに栄養記録を作成し，医師との連携のもとに管理栄養士または栄養士により個別的な医学的・栄養学的管理が行われることが望ましい（**入院時食事療養費に係る食事療養及び入院時生活療養費に係る生活療養の実施上の留意事項について**）。

特別メニューの例を**表 4.14**に示す。

◆6　地域高齢者等の健康支援を推進する配食事業の栄養管理

自宅等に居住する65歳以上の高齢者（地域高齢者）および65歳未満の高齢者（地域高齢者等）の健康支援を推進する配食事業において望まれる栄養管理について，事業者向けのガイドラインが定められた（**表 4.15**）。

ガイドライン公表後は，地域高齢者等の健康支援を推進する配食事業の展開状況を踏まえ，内容について必要があると認めるときは検討を行い，その結果に基づいて必要な見直しを行うものとされている。

入院時食事療養費に係る食事療養及び入院時生活療養費に係る生活療養の実施上の留意事項について：平成18年3月6日保医発第0306009号，最終改正：令和2年3月5日保医発0305第14号

表 4.15 地域高齢者等の健康支援を推進する配食事業の栄養管理

1. 献立作成

献立作成は，その技能を十分に有する者が担当する。ただし，事業規模が一定以上の場合，栄養管理が特に適切に行われる必要があることから，次のような献立作成については，管理栄養士または栄養士（栄養ケア・ステーション等，外部の管理栄養士または栄養士を含む）が担当（監修含む）する。

・継続的な（利用者 1 人につきおおむね 2 食 / 週以上の配食を継続して提供している）提供食数がおおむね 100 食 / 回または 250 食 / 日以上の事業者[1]で，提供食数の全部または一部が栄養素等調整食[2]または物性等調整食[3]である献立作成

なお，上記の提供食数を継続して配食する事業者は，栄養素等調整食または物性等調整食を提供しない場合でも，管理栄養士・栄養士が献立作成を担当することが望ましい。

①献立作成の基準手順

ア 想定される利用者の決定と特性の把握：想定される利用者（対象者とする）の身体状況（BMI, 身体活動レベル，摂食嚥下機能等を含む），食の嗜好，食事状況（摂取量を含む）等を把握

イ 食種および給与目安量等の決定：対象者の身体状況や日本人の食事摂取基準（食事摂取基準とする）の参照体位をもとに，エネルギーおよび栄養素の給与目安量を設定し，取り扱う食種を決定。ただし，疾患を有していたり，疾患に高いリスクを有していたりする者向けの食種を設定する場合は，食事摂取基準の基本的な考え方を理解した上で，治療ガイドライン等の栄養管理指針を参照

ウ 食品構成の設定：食種ごとに設定する。配食以外の食事で不足しがちな食品群のほか，積極的に摂取するのが望ましい食品群をできるだけ取り入れる。また，摂食嚥下機能等の身体状況に応じた食品群の選択に留意

エ 献立作成基準の設定：栄養価，食品構成，料理構成，調理法，メニューサイクル等を食種ごとに設定。食品構成，料理構成，調理法については対象者の摂食嚥下機能等の身体状況や嗜好等を踏まえたものとすることが重要

オ 献立作成基準の定期的な見直し：配食の提供開始後に対象者の身体状況と摂取状況の関係を定期的に把握しつつ，PDCA サイクルの要領で献立作成基準の見直しを適宜検討

②栄養価のばらつきの管理

エネルギー，たんぱく質，脂質，炭水化物の量および食塩相当量は，栄養価計算（日本食品標準成分表またはこれに準じる食品成分データベース等による算出）または分析により得られた 1 食当たりの値が，事業者で設定された献立作成基準の栄養価の± 20%以内となるように管理。栄養素等調整食の食塩相当量は，同様にして得られた値が，栄養価を上回らないように管理（例：2.0 g 未満 / 食と設定）。行事食等，特別な日に提供される栄養価の管理は必ずしもこの考え方によらなくてもよいが，栄養素等調整食の対象者に提供できるかどうかは，注文時のアセスメント，継続時のフォローアップでの確認事項，行事食等の栄養価等を踏まえた管理栄養士の判断が必要。

③メニューサイクルの設定

飽きの来ないサイクルとし，口から食べる楽しみを支援する観点から，できるだけ季節感を踏まえる。

2. 栄養素等調整食への対応

在宅医療・介護の推進の流れの中，医療・介護関連施設と住まいをできるだけ切れ目なくつなぐものとして，栄養素等調整食を取り扱う事業者の増加が望まれる。

栄養素等調整食の基本としては，エネルギー量，たんぱく質量，食塩相当量を 1 つまたは複数調整したものが考えられる。各事業者の実行可能性で対応可能なものから順次取り扱いを広げていくこととするが，対応可能なもののみ取り扱うことでもよい。

栄養素等調整食のエネルギー・たんぱく質量等の調整については，ア . 主食量または種類で調整，イ . 主食以外（主菜・副菜等）の量または種類で調整，ウ . ア・イを組み合わせた調整等が考えられる。

3. 物性等調整食への対応

摂食嚥下機能が低下した地域高齢者への配食として，物性等調整食の提供が重要となる。各事業者の実行可能性を踏まえ，これらの食種への対応を検討することが望まれる。

物性等調整食では，調理完了から摂取までの保存の状態や時間等の諸条件を踏まえ，万全な衛生管理体制のもとで調理・提供を行う必要がある。また，医療・介護療育を中心に普及している日本摂食嚥下リハビリテーション学会の嚥下調整食分類（学会分類とする）のコードに基づく物性等の管理が望まれる。健康増進法（法とする）第 26 条第 1 項に規定する特別用途表示の許可を受けていない食品は，えん下困難者の用に適する旨の表示や学会分類のコード等の表示をした場合は法に抵触する可能性があるので注意する。

（次頁に続く）

資料）厚生労働省：地域高齢者等の健康支援を推進する配食事業の栄養管理に関するガイドライン，平成 29 年 3 月 30 日健発 0330 第 6 号

本ガイドラインの公表時点で最新版の学会分類（嚥下調整食分類 2013）の場合，コード２から４までの取り扱いがあると望ましい。各事業者の実行可能性で対応可能なコードから順次取り扱いを広げていくこととするが，対応可能なコードのみ取り扱うことでもよい。望ましい対応としては，コード２：ミキサーを使ったペースト・ムース食，コード３・４：ソフト食または「軟菜」の工夫（硬い可食部の除去等）。

4. 調理

厨房施設を設けて調理を行う事業者がおおむね 100 食 / 回以上または 250 食 / 日以上を継続的に提供し，その食数の全部または一部が栄養素等調整食または物性等調整食である場合の調理は，事業規模が一定以上の場合，調理，衛生管理等が特に適切に行われる必要があるため，調理師または専門調理師（給食用特殊料理専門調理師等）が担当することを検討する。

同じ事業規模で栄養素等調整食または物性等調整食を提供しない場合でも，調理担当者を同様に検討することが望ましい。

5. 衛生管理

事業者は，配達に至るまでの衛生管理について，食品衛生法等の関係法令を遵守するとともに，大量調理施設衛生管理マニュアルの趣旨を踏まえ，衛生管理の徹底を図ることが重要である。

配食については，対象者の自宅等に配達されてから摂取に至るまでの，対象者等における適切な衛生管理も重要となる。事業者は対象者等に対し，保存の方法，消費期限内に摂取し終えること等の周知徹底を図る。また，配達された食事を対象者等がどのように保存し，摂取しているか等について定期的に状況把握し，対象者側の衛生管理の向上につながる取り組みを適宜行う。

その他，食中毒や火災等，不測の事態により配食が提供できなくなった場合に備えて，他の食品等事業者と代行保証の契約を結ぶなどしておくことが望ましい。

6. 配食注文時のアセスメント

身体状況，栄養状態等を踏まえ，対象者の適切な食種の選択の支援を行う観点から，アセスメントは管理栄養士または栄養士が担当することが望ましい。他の専門職等が聴取した対象者の基本情報等をもとに，管理栄養士または栄養士が対象者に適した食種を判断することでも差し支えない。

低栄養が疑われる者や在宅療養者等の対象者の対応は，原則として管理栄養士が担当し，必要に応じて対象者の了解を得てかかりつけ医（歯科の場合はかかりつけ歯科医）等と連携する。

アセスメントの結果，対象者に見合った食事の選択・入手等の支援が事業者自らでは対応困難と判断した場合は，かかりつけ医療機関，地域包括支援センター，自治体等への相談を対象者等に提案するなど，適切な支援につなげる対応をとる。

7. 配食継続時のフォローアップ

事業者は，配食の適合性を確認するため，対象者のフォローアップを行う。

対象者の身体状況，栄養状態等を踏まえ，配食の利用に係る評価および適切な食種の選択に係る支援を行う観点から，管理栄養士または栄養士が担当することが望ましい。他の専門職等が聴取した対象者の基本情報等をもとに，管理栄養士または栄養士が対象者に適した食種を判断することでも差し支えない。

低栄養が疑われる者や在宅療養者等の対象者の対応は，原則として管理栄養士が担当し，必要に応じて対象者の了解を得てかかりつけ医（歯科の場合はかかりつけ歯科医）等と連携する。

フォローアップの周期は，対象者の身体状況，栄養状態，生活状況等により異なるのは差し支えないが，事業者はサービス開始後数週間以内に初回のフォローアップを行った上で，継続対象者（配食をおおむね２食 / 週以上かつ６か月以上利用）について，少なくとも１～２回 / 年程度，フォローアップを行っていくことが望ましい。周期を考える場合，対象者の身体状況や栄養状態が短期間でも大きく変化する可能性があることに十分に留意する。

フォローアップの結果，対象者に見合った食事の選択・入手等の支援が事業者自らでは対応困難と判断した場合は，かかりつけ医療機関，地域包括支援センター，自治体等への相談を対象者等に提案するなど，適切な支援につなげる対応をとる。

（以下，略）

（表 4.15）

注）1 事業者：主食，主菜および副菜の組み合わせを基本（主食なしを含む）とする，1 食分を単位とした調理済みの食事（冷凍食品，チルド食品等を含む）を，特定かつ多数の地域高齢者に対し，主に在宅での摂取用として宅配する者。

2 栄養素等調整食：在宅療養者等向けの食種として，エネルギー量，たんぱく質量，食塩相当量等を１つまたは複数調整したもの。

3 物性等調整食：摂食嚥下機能が低下した者に対する食種として，硬さ，付着性，凝集性等に配慮して調理したもの。

4 献立の評価

献立の最終目標は，給与栄養目標量を基準に作成することではない。計画した献立に基づいて，提供者側により品質管理された適切な調理・盛りつけ・配膳・提供が行われ，提供された献立を利用者側が摂取して，初めて献立を実施したことになる。したがって，献立の評価は，利用者側の視点と提供者側の視点の双方から総合的に評価する必要がある。

利用者側の評価

嗜好調査，残菜調査・摂取量調査（喫食状況調査），喫食率調査，満足度調査，身体状況の変化を，調査票や観察，実測などで評価する。

提供者側の評価

予定献立と実施献立，予定給与栄養量・実施給与栄養量・実摂取栄養量，給与食事量と実摂取量，衛生安全（細菌学的検査），供食温度，味の濃度，外観，検食簿，給食従事者の作業量，調理工程の機器・時間，費用（食材料費，経費）などで評価する。

- **実施済みの献立**：一定期間（1 週間，旬間，1 か月）ごとに実施給与栄養量（利用者の食事量，摂取量，残食量など）を確認する。平均値だけでなく，1 食もしくは 1 日ごとで，各栄養素などが計画段階に設定された望ましい給与栄養目標量の幅（範囲）に収まっていたか確認する。
- **食品群別給与量**：一定期間（1 週間，旬間，1 か月）ごとに実施給与栄養量を確認する。同一の食品群内であっても，各食品に含まれる栄養量が大きく異なることもあるので，柔軟に対応する。

より良い食事を提供するためには，日常業務での評価と年間業務での評価をそれぞれ計画し，評価内容を献立作成に生かす体制を作って，献立の開発や改善につなぐことが必要である。

■メニューの評価とチェックポイント

表 4.16 に，メニューの評価とチェックポイントを示す。献立の評価は，評価の立場による違いを理解した上で，栄養面，調理面，費用面，衛生面，嗜好面，栄養教育面などから行う。作成・提供した献立が利用者の特性に応じたものであったかを分析することが重要である。

表 4.16 メニューの評価とチェックポイント

評価の立場による違い	・作る側－食べる側　・売る側－買う側　・利用者－担当者 ・管理栄養士・栄養士－調理師－管理者 ・常勤－パートタイマー　・直営－委託
評価の対象	・料理：味（濃淡，おいしい・まずい），盛りつけ，量，季節感 ・メニュー：組み合わせ，栄養・食品のバランス，価格 ・レシピ：作業手順，方法，調味，テクスチャー，温度，風味 ・サービス：喫食環境，態度，サービス方法 ・そのほか：衛生，安全性，異物混入
チェックポイント	・メニューの組み合わせ：1食，1日，週，月，期間，調理法，食材料，和・洋・中，主菜・副菜・汁物・そのほか ・栄養のバランス：食事摂取基準との比較，栄養比率（摂取エネルギーの構成比） ・予算との関係：1食，週，月，期間，料理別，セクション別 ・メニュー名と内容の合致 ・食材料の使用状況：食品種類数，季節食品，衛生 ・行事食，イベント食の導入状況 ・色彩感，形態，温度，食器の使用状況 ・作業状況：人手，機械，手順，調味指示，コスト ・新規メニューの導入状況：試作，試食，検討

資料）鈴木久乃，太田和枝，殿塚婦美子編著：給食管理，p.105（2012）第一出版より作成，一部改変

第5章

生産管理

三好恵子

給食における生産管理の概要，生産管理として調理・提供のプロセスを理解する。

調理工程計画立案，大量調理の品質管理と標準化，さらに，新調理システムの生産管理の概要について理解する。

1 生産管理とは

生産とは，原材料，労働力，機械などの生産資源を，有用な財やサービスに変換するプロセス，あるいは付加価値を生み出す諸活動をいう。交換や取引の対象となる財・サービスを生み出す活動としては，製品の製造のほか，無形のサービス（例えば交通，医療などのサービス）の提供もある。給食においては提供される食事が製品であり，調理・提供の一連のプロセスが生産である。

生産管理の目的は，品質，コスト，納期といわれている。給食における生産管理は，目標とする品質の食事を，生産要素を効率的に活用し，所定の日時と数量に合わせて，経済的につくり上げるための生産活動を管理することといえる。また，給食における生産管理は，対象者の健康の保持増進，疾病の改善等を目標とした品質の食事とサービスを，原材料を効果的に使用し，業務用調理機器を活用した品質管理と作業の能率化を図り，さらに経費を削減することによりコスト（原価）を低減し，必要な量を喫食時間までに調理・提供するための生産計画と生産統制に取り組むことと換言できる。

給食では，施設の状況により原材料，労働力，機械などの生産資源が限られており，このことが生産性向上を阻む要因ともなっている。給食における生産システムは，生産資源の効率的活用をねらったシステムの導入などにより多様になっており，生産計画では，施設ごとに異なる生産資源を効率的・効果的に活用することが求められる。生産管理を構成するのは，品質管理，原価管理，工程管理，作業管理，施設・設備管理，食材料管理などのサブシステムであるが，狭義の生産管理では食事提供のための調理・提供に絞った工程管理のみを指す場合もある（図5.1）。

品質管理，原価管理，施設・設備管理，食材管理は，それぞれの章において扱うこととし，本章では，工程管理とその構成要素である調理と作業の管理を中心に述べることとする。

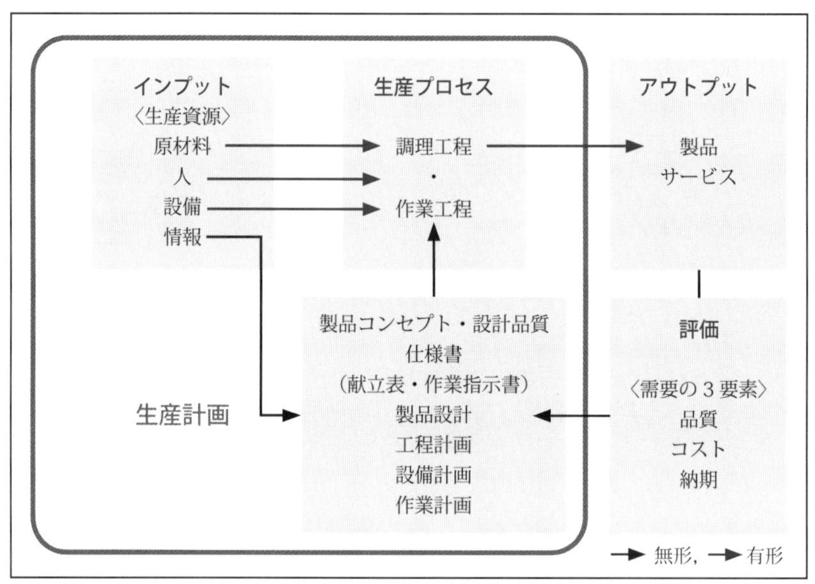

図5.1 生産管理の概要

原図）三好恵子

2 給食における生産計画

1 生産システムと生産計画

給食における生産計画は，食事を提供するための，調理および調理終了後，利用者に食事を届けるまで，さらに後処理としての洗浄・清掃，片づけに関する時刻，手順，人員，設備，使用する材料などの計画である。それらは効率的であると同時に，現状の生産システムや生産資源に対応したバランスの良いものであることが求められる。したがって，既存施設の生産計画については，施設の現状と課題を整理し，最適化を図ることになる。主な生産システムとその特徴を 表5.1 に示す。

2 給食における生産計画

調理終了時刻は，喫食開始時刻が目標になる。給食では，予定した食数の食事を定められた喫食時間に間に合わせることが絶対条件になる。調理終了後，利用者に食事を提供するためには，配食・配膳を行わなければならないが，供食システムにより配食・配膳にかかる時間が異なる。病院給食の中央配膳では盛りつけ・配膳車への積み込み，病棟への搬送の所要時間を考慮する必要があるが，対面サービスの場合は盛りつけながら提供するため，サービス時に使用

表5.1 給食の生産システムと生産計画

生産システム	調理システム	生産と提供の関係	施設・設備	人　員	そのほか
コンベンショナルシステム	クックサーブ	同一施設で，生産と提供が連続的に行われる。	食事内容，施設の運営方針に基づいた施設計画による調理施設。	喫食時間に合わせて調理工程を組み立てるため，作業の平準化が難しい。労働集約型。	生産性向上は，機器導入，料理構成，教育・訓練，作業方法の改善による。
レディフードシステム	クックチル，クックフリーズ，真空調理	調理品はストックし，再加熱して提供。時間的，空間的分離（生産日と提供日が異なる。生産施設と提供施設が異なる）が可能である。	高度な衛生管理基準による作業場所の区分け。急速冷却機，真空包装機，ストックのための専用冷蔵・冷凍保管庫，再加熱機器。	調理従事者の勤務時間に対応した生産計画で調理を行う。調理システムに対する高度な技術（機器操作，衛生管理，品質管理，献立管理）訓練が求められる。	設備選択が多様。前倒し調理（見込み生産）による生産計画。食数変動対応が必要。設備への投入資金に対する成果が求められる。
カミサリーシステム	クックチル，クックフリーズ，真空調理，クックサーブ	集中生産方式，セントラルキッチン，施設外給食施設で生産，配送して提供する。	大規模な施設が必要。高度な衛生管理基準による作業場所の区分け。効率化を目的とした機器の導入。搬送機器，受け取り施設の配膳室。レディフードシステムの場合は専用機器。サテライトキッチンに配膳設備，保温・保冷施設，再加熱機器を設置。	セントラルキッチンへの機能集中により人員の削減が図れる。生産施設と別に提供施設の人員が必要。	クックサーブの場合は，適温管理と調理後2時間以内の喫食条件を守るための生産・配送計画を立てる。
アッセンブリーサーブシステム	クックチル，クックフリーズ，真空調理，クックサーブ*	外部加工品を組み合わせ，盛り付け再加熱後提供する。	調理システムによる料理の形状に対応したストックスペース（保管温度帯別），再加熱機器，配膳室。	配膳人員のみで，調理人員は不要。	朝食のみ導入などコンベンショナルシステムとの併用もある。

注）*料理製造側の調理システム
原表）三好恵子

表5.2 配食・配膳の作業時間ー調査報告よりー

調査 A.「カウンターサービスの事業所給食の調査」　（岩間範子，他）

1 料理を食器に盛りつける単位動作時間（熟練調理師の場合）
①1切れ，杓子1杯などの1操作の場合は2～3秒
②2～3の操作が必要な場合（飯，実の多い汁など）は5～6秒
③1皿に3～4種を盛り合わせる場合（カレーの飯とソースと福神漬けなど）は15～20秒
④連続した盛りつけ作業は1皿ごとに2～3秒の余裕時間が必要

2 喫食者がカウンター上の皿を自分の盆にとる時間は1皿当たり2～3秒

3 カウンターのサービス可能人員は，ピーク時，1献立で2，3品の料理を盆にとる（喫食者，サービス員とも慣れている状態）場合は10分当たり90～100名。
この流れの速度に対応しての盛りつけ作業要員は，1つの料理に1名と料理や皿を補充する者が必要となる。

調査 B.「病院のコンベアによるトレイセットの作業時間」　（池野邦子，他）

1 平日5日間の昼，夕食のトレイセットをビデオで記録して時間を算出し，所要時間の変動要因を分析して作業改善を行ったものである。

2 食数約500食，15病棟，16配膳車，トレイセット要員11～15名で行う。

3 表に所要時間と延べ作業時間（p.73参照）を示す。

表　トレイセット所要時間と延べ作業時間

項目		食数(食)	人員(名)	皿数(皿)	所要時間(秒)			延べ作業時間(分)		
					1回当たり	配膳車当たり	1食当たり	1回当たり	配膳車当たり	1食当たり
昼食	M±SD	513.4±15.4	14.6±0.8	4.0±0.6	2,520±342	184.0±26.5	5.6±1.2	610.6±67.9	40.7±6.6	1.19±0.30
	最大	538	16	5	3,180	290	10.8	742	59.3	2.70
	最小	491	14	3	2,220	122	3.4	555	29.4	0.75
夕食	M±SD	511.4±8.2	12.8±0.7	4.0±0.9	2,640±210	187.3±30.0	5.7±1.2	561.8±37.7	37.5±6.4	1.10±0.30
	最大	524	14	5	3,000	285	10.6	600	57.0	2.38
	最小	503	12	3	2,460	124	3.4	504	26.9	0.75

（作成 太田和枝）

資料）鈴木久乃，太田和枝，殿塚婦美子編著：給食管理，p.142（2012）第一出版

するバットなどの容器への分配の所要時間のみを考慮すればよいことになる。一方，喫食時間が長い場合は，調理を何回かに分けて，仕上がりの時刻をずらすこともある。クックチルシステムでは，急速冷却して保存したものを再加熱して提供するため，喫食時刻に合わせて調理終了時刻を設定する必要がなくなる。いずれにおいても，給食では喫食時刻に間に合わせると同時に，衛生管理基準を踏まえて調理終了後から喫食開始時刻までの時間の限界も考慮しなければならない（表5.2）。調理工程は，できあがりの品質管理が可能な調理操作およびその順番，使用機器，所要時間を料理ごとに決めていく。所要時間は，煮込み時間のように料理本来の品質をつくり上げるために必要な調理時間と，機械や人の作業時間の合計である。所要時間は，配置できる調理従事者の人数，機器の能力によって変動する。喫食時刻と生産量を目標に，調理工程を組み立てていくようにする。

調理従事者は役割・担当を決め，調理工程や作業場所ごとに必要な人数を配置する。必要な調理従事者の数は，設備や生産システム，調理工程や調理従事者の熟練度により異なる。コスト管理上からも，配置されている人員の能力・人数を有効活用することが求められる。

使用設備は給食施設間の差が大きく，機器導入の程度や，機器の能力，レイアウトが生産性に大きく影響する。しかし，必要に応じて設備を調達したりレイアウトを変更したりすること

は難しい。現在の設備の効果的使用を考慮する必要がある。

使用する材料とは，給食では食材料である。給食では，日替わりの献立内容を反映して，食材料の種類や量が日々変動する。生産計画と関係するのは，食材料の種類と量である。食材料は，必要な種類と量が必要な時にそろっていなければならない。そのため，食材料を適切に調達することが求められる。生鮮食品か貯蔵食品かによっても，調達のタイミングに加え，保管条件も異なる。食材料の種類数や加工度は，調理操作の種類と作業量の両方に関連する。

食材料の種類によって工程数や作業量が異なる。食材料の種類数が多いと作業量は増加する。加工度の高い食材料は，作業量の大幅な削減につながり，調理従事者数の削減と作業時間の短縮，調理施設の作業空間の削減にも寄与するが，食材料費の引き上げにつながる。加工食品は，未加工の食品とは異なる特徴があることから，施設の品質基準との適合度についても確認する必要がある。食材料の選択は生産計画に影響するため，総合的な視点から行う。

3 調理工程計画の実際

1 調理工程計画と作業

工程はプロセスであり，給食における生産のプロセスは，「**調理工程**」ということができる。調理工程は，調理により原材料を利用者に提供する料理へと変換するプロセスを指す。工程管理は，品質をつくり込むためのプロセスの管理であり，時間管理として調理終了時刻を守ることと同時に，コスト管理につながる効率化が求められる。調理を行うのは調理従事者であり，調理工程を時間軸に当てはめていくためには，調理作業に視点を向けなければならない。

作業とは価値のある活動をいい，生産活動を直接行う調理従事者の作業と，機械による作業が含まれる。調理作業は，料理の品質をつくり込む生産活動であり，調理工程の所要時間に大きく関わる要素でもある。調理工程計画では，料理ごとの調理工程の順序を押さえ，複数の料理の調理工程に，担当する調理従事者の作業，作業場所，作業動線，使用設備などを時間軸に沿って当てはめていく。厳密に調理と作業を分けて工程計画を立てると複雑になるため，喫食開始時刻を目標に，調理工程に調理作業を併せ，「**調理作業工程計画**」として組み立てていくのが現実的である。

作業時間に関しては，料理特有の品質を実現する上で必要な調理時間（下味をつける，煮る，焼く，茹でる，冷却するなどの所要時間），機器の運転時間（オーブンで焼く，湯を沸かす），機器の運転に関与する調理従事者の作業時間（煮込み作業中の撹拌，焼き物・揚げ物の出し入れ），主に調理従事者の手作業による処理時間（洗浄する，皮をむく，切る，並べる）がある（表 5.3）。

所要時間には，機械の導入や機械の能力が作業時間に影響するものと，調理従事者の人数，技能が影響するものがある。**延べ作業時間**から単位処理量（1kg）当たりの作業時間を求めて把握しておくと，調理作業工程計画を組む際に役立つ。

そのほか，次の点に留意して計画を立てる。

・大量調理の場合，機器導入が生産性向上に大きく貢献するが，準備・片づけの所要時間を

延べ作業時間：1人の調理従事者が作業を行った場合にかかる時間。

表 5.3 調理作業の種類

作業の種類		作業例
人的作業	機器操作	準備，調理条件の入力，片づけ
	機器操作＋調理作業	食品の出し入れ，機器操作を伴う下処理（切さい，すりおろし），加熱調理に伴う撹拌（鍋，釜）・目視（状態観察），計測（温度，重量）
	調理作業	洗浄，消毒，浸水，加水，はく皮（皮むき），切さい，すりおろし，割卵，下味つけ，水切り，絞る，成形，衣つけ，調味，運搬，混合・撹拌，器具の準備・片づけ
機械運転	準備	予熱，予冷
	調理	煮る（煮込む），加熱調理全般（焼くなど），冷却，保管

原表）三好恵子

考慮しなくてはならない。

・複数種類の作業が同時進行する場合，使用機器の重複がないか確認する。

・機器の使用時間は，実際調理のための運転時間と，予熱などの準備時間，保管のための時間などがある。

・機器の運転時間は，1 回の処理能力が食品の処理時間全体に影響する。

・調理従事者の作業時間は熟練度（技能）の影響を受ける。

2 調理作業工程計画立案の手順と基礎情報

調理作業工程計画について，ほうれんそうのおひたしを例として，順を追って述べる。

◆1 手順

①作業指示書により調理操作の要点を押さえる。

②食品ごとに調理工程をリストアップし，順序を決める。

③それぞれの調理工程を行う場所を決める。

④調理機器の使用計画（設定条件，運転・準備・後片づけ時間など）を立てる。

⑤調理時間（最適加熱温度による加熱時間など）を決める。

⑥それぞれの調理作業工程の所要時間を見積もる。

⑦それぞれの調理作業の担当者を決める。

⑧目標とする調理終了時刻に対し，それぞれの調理開始時刻を決める。

⑨品質の基準（重量変化率・調味濃度など）を設定する。

⑩食中毒予防のための調理操作を確認する。

⑪作業動線（二次汚染防止のため，交差がないか）の確認をする。

◆2 基礎情報（ほうれんそうのおひたし，対面サービスの例）

❶作業指示

・使用食材料：ほうれんそう 4.9kg（70 人分）

・下処理：根を取り除き，食べやすい大きさに切る。（汚れの程度により）2 ～ 3 回，流水によりシンクの水をオーバーフローにして洗う。

・茹で条件：回転釜 60L，投入量…茹で水の約 10%（ほうれんそうは洗浄により 30% 程度の重量増加が見込まれる），茹で時間…3 分。取り出したら湯をきり，下味をつける。

・冷却：真空冷却機 15 分で 10℃以下に冷却。冷却後計量し，重量減少を確認したら，

表 5.4 調理作業計画のための基礎情報の整理（例：p.74 のほうれんそうのおひたし）

調理工程	作業区域	使用機器	機器の入力条件 調理作業単位時間	延べ作業時間	担当者	所要時間	
						人	機器
下処理	下処理室	調理台	30 秒 /kg	2.5 分	A	2.5 分	2.5 分
切さい		調理台	2 分 /kg	10 分	A	10 分	10 分
洗浄		シンク	5 分 /kg	25 分	A	25 分	25 分
水切り		移動シンク	20 分	20 分	A	－	20 分
水計量	加熱調理エリア	天秤		3 分	B	3 分	－
湯沸かし		回転釜	60L（kg）	30 分	B	－	30 分
茹でる			投入量 10%	3 分	B	3 分	3 分
冷却		真空冷却機		15 分	B	－	15 分
だしの調製・冷却		ガスコンロ	沸騰後 1 分	10 分	B	10 分	10 分
調味料の計量		調味料台 天秤		2 分	B	2 分	2 分
調味（下味）	盛りつけエリア	調理台 冷蔵庫	下味時間 30 分	30 分	B	30 分	30 分
絞る		調理台	2 分 /kg，正味重量の 80%	10 分	B,C	5 分	5 分
調味（本調味）		調理台		1 分	B,C	1 分	1 分
盛りつけ			5 秒 /1 食，70 食	6 分	B,C	3 分	3 分
保冷	サービスエリア	冷蔵庫	10℃，2 時間以内	－	(B,C)	－	－
提供		サービスカウンター		－	(B,C)	－	－

原表）三好恵子

1/2（35 名分）ずつに分ける。

- 調味：冷却後の重量に対する食塩濃度をもとに調味料を計量して加え，和える。
- 盛りつけ：食器の準備・計量・盛りつけの後，冷蔵ショーケースに保管（1/2 を 11 時 50 分までに終了）。
- サービス：冷蔵ショーケースに料理を補充しながらサービスする。

❷ 調理工程と作業時間

調理工程は，原材料であるほうれんそうを，料理であるおひたしに仕上げていくために必要なプロセスである。各工程の作業区域は，衛生管理上，交差汚染を防ぐために区切られた調理エリア（調理室や調理コーナー）や，作業動線を考慮して配置された機器の設置場所である。作業の種類として，下処理，加熱調理，冷却・調味，盛りつけをどこで行うかを決めなくてはならない。使用機器には，加熱調理機器だけでなく，シンク，調理台なども含まれる。作業時間は，茹で時間，調味時間のように料理の品質をつくり上げるための調理時間と，湯を沸かす，冷却，保冷など機器の運転時間および，調理従事者による作業時間がある。作業時間は，経験値に基づいた調理工程別の標準的な所要時間を施設の基礎資料とし，それを活用する。調理従事者による作業は，複数の調理従事者で処理することにより所要時間が短縮される。1 工程の延べ作業時間とそこに投入する調理従事者の配置人数の関係から，1 工程の作業時間を以下のように見積ることができる。

1 工程の作業時間＝ 1 工程の延べ作業時間 / 調理従事者配置人数

調理作業計画を立てるための基礎情報を整理すると，**表 5.4** のようになる。

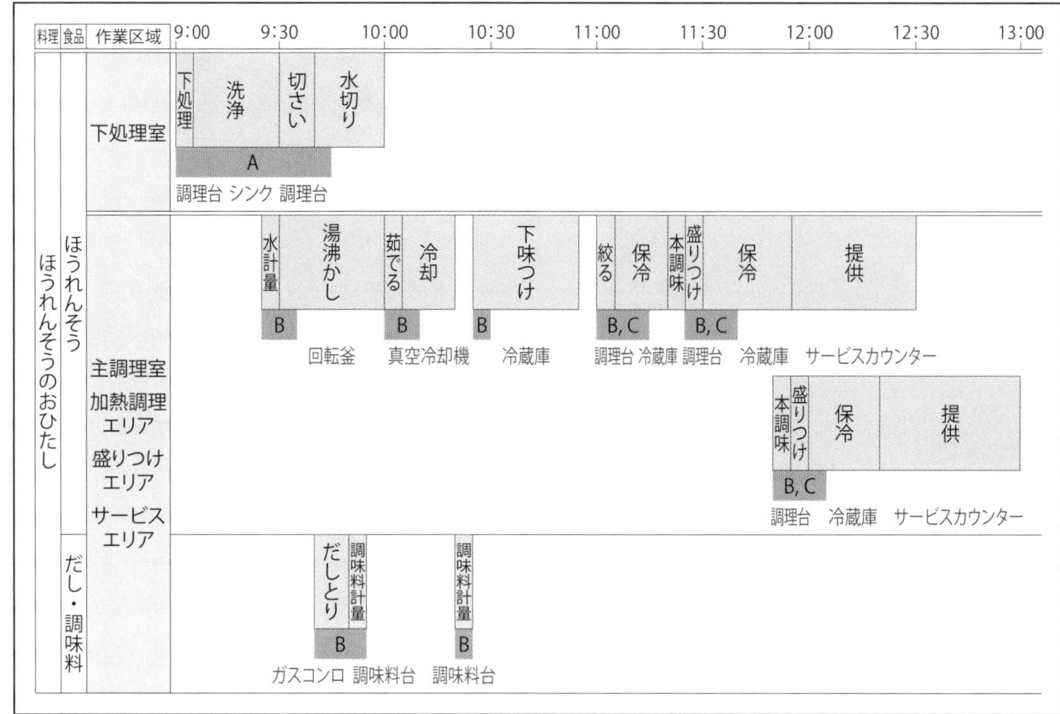

図5.2 調理作業工程表（例：ほうれんそうのおひたし）

注）▢：調理作業工程，▢：調理担当者
原図）三好恵子

◆3 調理作業工程表の作成

図5.2は，単品料理の調理作業工程計画に必要な基礎情報をモデル的に示したものである。準備や片づけのための作業や食品の移動のための運搬作業などは省略したが，実際は，複数の料理の調理作業が同時進行し，調理従事者は複数の料理を担当することになる。調理作業工程計画は，喫食開始時刻に対応した料理の仕上がり時刻を目標に，機器の使用計画や調理従事者の配置を効率良く，同時に無理のないように設定する。

3 提供管理

利用者に食事を提供する最終工程は，料理を盛り付けトレイにセットし利用者に受け渡す作業であり，配食・配膳と呼ばれる。盛り付けからトレイセットまでの工程や，どこで盛りつけてどこで提供するか，盛り付けは誰が行うかなど，給食の種類や施設により異なる。配食・配膳の作業時間は，作業の中に占める割合も高い（**表5.5**）。提供管理は，生産性，食事の品質管理，快適なサービスの点からも重要である。

◆1 盛り付け

食器に美しく盛りつけられた料理は，食欲を増し利用者の満足に影響する。食器と料理のバランスや彩りは一品の料理でも複数の料理の組み合わせにおいても重要である。こうしたことは給食においても同様である。

給食においては，利用者に短時間で料理を提供するためスピーディーに盛りつけること，予

表 5.5 作業区分別労働生産性（100 食当たりの作業時間，60 分当たりの食数）

施設の種類 給食の条件	作業区分	調理（狭義）下調理（検収含む）	調理（狭義）主調理	調理（狭義）計	配食・配膳	食器洗浄	そのほか洗浄，清掃	身支度・情報交換	合計
学校給食（単独校） ・単一定食，1,300 食 ・栄養士 1 人，調理員 8 人 ・食缶配食（盛りつけは児童生徒）	延べ作業時間（分）	404 （16.3%）	510 （20.6%）	914 （37.0%）	325 （13.2%）	257 （10.4%）	533 （21.6%）	442 （17.9%）	2,471 （100%）
	100食当たり作業時間（分）	31.1	39.2	70.3	25.0	19.8	41.0	34.0	190.1
	60 分当たり食数（食）	193.1	152.9	85.3	240.0	303.5	146.3	176.5	31.6
学校給食（共同調理場） ・単一定食，3,600 食 ・栄養士 2 人（1 人調理限定），調理員（常勤）15 人・（非常勤）1 人 ・食缶配食（学校へ搬送）	延べ作業時間（分）	1,979 （36.1%）	1,320 （24.1%）	3,299 （60.2%）	563 （10.3%）	788 （14.4%）	540 （9.9%）	288 （5.3%）	5,478 （100%）
	100食当たり作業時間（分）	54.9	36.7	91.6	15.6	21.9	15.0	8.0	152.2
	60 分当たり食数（食）	109.1	163.6	65.5	383.7	274.1	400.0	750.0	39.4
大学学生食堂（昼食） ・選択食，300 食 ・栄養士 1 人，調理員 6 人 ・カウンターサービス	延べ作業時間（分）	505 （29.0%）	345 （19.8%）	850 （48.9%）	414 （23.8%）	165 （9.5%）	272 （15.6%）	38 （2.2%）	1,739 （100%）
	100食当たり作業時間（分）	168.3	115.0	283.3	138.0	55.0	90.7	12.7	580
	60 分当たり食数（食）	35.6	52.2	21.2	43.5	109.1	66.2	473.0	10.3
事業所給食（銀行） ・単一定食，164 食 ・調理員 4 人 ・カウンターサービス	延べ作業時間（分）	148 （19.5%）	89.4 （11.8%）	237.4 （31.3%）	198.4 （26.1%）	156.0 （20.6%）	101.1 （13.3%）	65.8 （8.7%）	758.7 （100%）
	100食当たり作業時間（分）	90.2	54.5	144.8	121.0	95.1	61.6	40.1	462.6
	60 分当たり食数（食）	66.4	110.1	41.4	49.6	63.1	97.3	149.5	13.0
病院給食（大学病院） ・518 床，11 病棟，延べ食数：一般食 700，特別食 410 ・病院側栄養士 3 人，調理委託：栄養士 6 人，調理員（常勤）2 人・（非常勤）21 人 ・中央配膳，コンベア配食	延べ作業時間（分）	769 （6.8%）	1,978 （17.5%）	2,747 （24.3%）	4,695 （41.5%）	2,432 （21.5%）		1,433 （12.7%）	11,307 （100%）
	100食当たり作業時間（分）	69.3	178.2	247.5	423.0	219.1		129.1	1,018.6
	60 分当たり食数（食）	86.6	33.7	24.2	14.2	27.4		46.5	5.9

注）給食における労働生産性は，料理数，調理の工程数，配食・配膳方法などの給食システムの影響を受けるため，給食システムの異なる施設間の比較を単純に労働生産性で行うことはできない。ここでは，施設間の給食システムを比較するための指標となっている。

資料）殿塚婦美子，三好恵子：作業管理，給食管理 / 鈴木久乃，太田和枝，殿塚婦美子編著，p.126（2012）第一出版

定の盛りつけ重量を過不足なく均一に盛りつけること，適温管理に配慮することなども考慮する。また，病院や高齢者を対象とした施設では，栄養成分のコントロールや食形態の対応が個人ごとであるため，間違いなく予定の量の食事を盛りつけ・配膳することが重要である。

◆2 適温管理

給食における適温管理は，利用者が適温と感じる温度の管理と衛生管理基準の両方に適合しなければならない。配食・配膳の方法が給食施設により異なるので，施設ごとの条件の中で，適温給食を実現していかなければならない（表5.6，図5.3）。

表5.6 できあがり温度と容器に移した温度（室温23℃）

（℃）

	料理名	できあがり温度	容器に移した温度		料理名	できあがり温度	容器に移した温度
汁物	みそ汁	97	87～90	揚げ物	豚カツ	95	85～87
	すまし汁	98	87～90		鶏の唐揚げ	95	83～85
	かきたま汁	97	87～90		コロッケ(小判型)	80	60～65
	コーンスープ	95	87～90	焼き物	ハンバーグ	85	75～78
煮物	酢豚	90	87～90		ポークピカタ	85	75～80
	シチュー	95	87～90		鶏の照り焼き	80	70～72

注）容器は，汁物・煮物は食缶（10kg），揚げ物・焼き物はバット（10～15枚）。
揚げ物・焼き物は内部温度。
資料）殿塚婦美子，三好恵子：作業管理，給食管理／鈴木久乃，太田和枝，殿塚婦美子編著，p.139（2012）第一出版

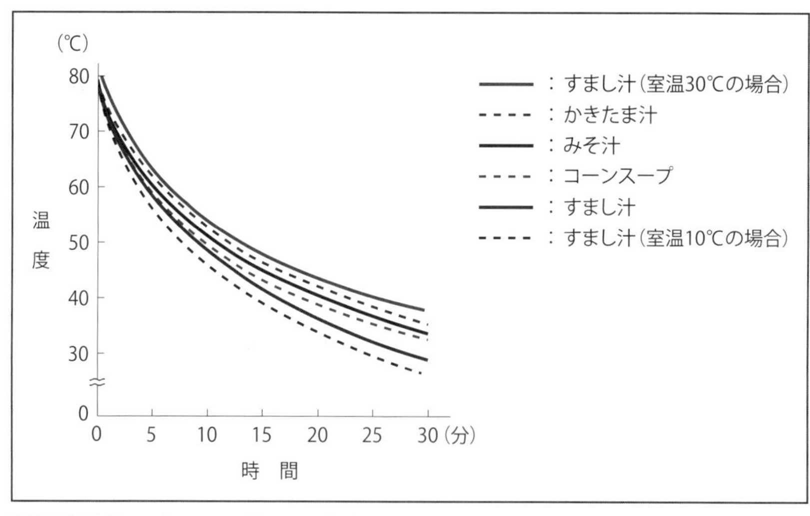

図5.3 汁物の盛りつけ後の温度変化（室温23℃）

注）コーンスープはメラミンスープ皿（200mL）を使用，他はメラミン汁椀（180mL）を使用。
資料）殿塚婦美子，三好恵子：作業管理，給食管理／鈴木久乃，太田和枝，殿塚婦美子編著，p.140（2012）第一出版を一部改変

適温給食のために，取り組むべき課題をあげる。

- 調理・配膳方法による適温管理として押さえるべき要点をリストアップする。
- 喫食温度が適温となるよう，供食温度の管理を目標とする。
- 供食温度と喫食温度の関係を作業工程の経過時間と温度変化で把握する 。
- 供食温度の目標を設定する 。

・供食温度管理のための課題を検討する。
・保温・保冷機器の活用を検討する。
・保温・保冷機器の能力の把握と活用の限界を設定する（適温機器保管時間の限度の設定）。
・調理従事者の適温管理意識の向上を図る。
・衛生的安全性から管理温度，許容限度（温度と時間）を設定する。

4 洗浄・清掃・片づけ作業

給食を提供するための作業時間においては，調理，配食・配膳作業の割合が高いものの，洗浄・清掃作業の割合も決して低いとはいえない（表 5.5）。

洗浄・清掃作業の内容としては，下膳された食器の残菜処理，食器・器具の洗浄・消毒，収納設備への格納，調理機器の洗浄・消毒・点検，調理室内の清掃，消耗品の点検・補充，ゴミ処理，洗濯などである。食器・器具洗浄の作業量は，食事の内容により食器・器具の材質，種類，数量が異なり，それらが，作業量に影響する。また，洗浄・消毒機器導入の有無，機器の性能が作業効率に影響する。洗浄・清掃・片づけは，物を作り上げることに直接つながらない作業ではあるが，安全・衛生を確保するため，また次の作業を円滑に開始するために重要である。そのためには，作業方法を標準化することが必要である。

4 生産統制

生産統制は，生産活動のアウトプットである製品・サービスの品質・コスト・納期の達成度を測り，計画に対するずれを修正する活動である。生産計画（p.71）で設定した調理終了時刻，使用材料の調達，手順，設備，人員の計画について，実施結果が計画とずれていないか，同時に無理・無駄がないかを評価し，総合的に生産性向上に取り組む PDCA サイクルに沿った業務のプロセスである。評価と改善のための分析手法を表 5.7 に示す。また，**作業測定**を行う際の作業の分類を表 5.8 に示す。

生産資源に直接関わる施設・設備や生産システム，調理従事者の配置などの改善には長期的な取り組みが必要であるが，作業方法の改善や調理工程などの修正は，直ちに取り組むことができる。生産性，作業方法，作業時間などに関しては，生産管理，生産工学の分野で調査・研究手法が確立されているので，調理作業計画のための基礎資料作成や作業改善活動に適用できる（表 5.7, 8）。

表 5.9 は，加熱機能の異なる 2 種類の焼き物機について作業測定を行った例である。この例では，調理機器の作業効率を単位作業別に評価できる。図 5.4 は，熟練度の異なる調理従事者の比較であり，熟練度と単位作業時間の差が明らかになっている。これらの調査により，生産性向上のための課題抽出や機器導入の妥当性等の検討資料が得られる。

作業区分別労働生産性を指標として，各施設の給食システムを比較した例については，表 5.5（p.77）を参照のこと。

作業測定：作業の効率化を目的として行う。人や設備の稼働状態を測定することで作業システムの問題点を発見し，改善につなげる。

表 5.7 生産管理，作業方法に関する評価・改善のための分析手法

項目		手法	概要
生産性の評価		労働生産性	生産量 / 労働人員
機器活用の評価		稼働率	稼働時間（全運転時間－故障時間）/ 全運転時間
作業効率	方法研究	工程分析	生産過程に関する分析手法。人や物の動きを図表化し，工程全体の概要を把握して，作業手順等の改善に向けて問題点を抽出する。
		動作研究	人の動作を要素作業，微動作などの単位で分析し，効率的な最良の方法を見出すための研究手法。
	作業測定	時間研究	要素作業単位の作業時間をストップウォッチで測定し，無効な作業の発見や，作業システムの問題点の発見，人や機械の稼働状況，標準的な作業量を把握することなどにより，仕事方法の改善や設計，標準化を行う。
		連合作業分析	人と機械，複数の人の活動状態を記録・分析し，連合作業のプロセスの改善や設計に用いる手法。分析結果を踏まえて，機械稼働中に次の準備作業を組み入れる，手待ち時間*を解消するなど，機械と人の組み合わせの効率化を図る。作業員間のバランスを図るための検討資料にも用いることができる。
		稼働分析	作業比率の妥当性，適正な人員，機械設備，方法の検討に用いる。 ・連続観測稼働分析：特定の作業対象を連続的に測定する方法 ・ワークサンプリング法：状態を瞬間的に測定し，発生頻度から稼働状況を推定する方法　など

注）*手待ち時間：「手待ち」は，行うべき作業がなく，手を空けて待っている状態。「手待ち時間」は，その時間。
原表）三好恵子

表 5.8 作業測定のための作業の分類

分類			性質	例
作業	主体作業	主作業	本来の目的作業で，材料の変形・変質に直接関与している作業。標準化の対象となる。	調理作業全般（洗浄，はく皮，切さい，加熱，混合，撹拌，調味，計量，盛りつけ等）
		付随作業	主作業を行うために必要な作業。生産に対して間接的に付与する要素であり，規則的に発生する標準化された作業。	機械操作のうち，始動・停止などの作業
	付帯作業		本来の作業のための段取り，準備，片づけ，運搬。	指示書の確認，作業の準備，後始末（器具の準備・片づけ），機械清掃，材料の運搬
余裕	作業余裕		必要な要素作業であるが生産に対して間接的であり，不規則かつ標準化されていない作業。	材料・器具の補充，機械の点検，仕事のための歩行，清掃
	職場余裕		手待ちや管理上発生する遅れで，本来作業とは無関係に発生する。管理システムの改善で減少できる。	連絡，打ち合わせ，前工程の遅れによる待ち
	人的余裕		生理的欲求に基づく遅れ。作業員の意思による場合と，休憩として与える場合がある。	用便，水飲み，汗ふき，一服，雑談，休憩状態
	疲労余裕		作業による疲れを回復するための遅れで，手待ちのある仕事，疲労を認めない職場には与えられない。	重量物の取り扱い時の小休止，環境の著しく悪い場合に与える休憩
非作業			作業者の個人的理由により発生するもの。	遅刻，雑談

注）作業の分類は，研究方法や研究者により異なることがある（表 5.9 参照）。
原表）三好恵子

表 5.9 加熱機能の異なる焼き物機による調理の作業時間（100 食分）

（分．秒）

単位作業			JO	CO
直接作業	たれ	調合, 加熱, 計量	4.17	4.00
		準備・片づけ	0.88	0.88
	焼く・主体作業	天板に油をぬる	1.30	1.30
		並べる	3.10	3.07
		入れる・出す	2.79	2.88
		盆に移す	2.90	3.30
		歩行	0.74	0.54
		運搬	0.40	0.84
		点火・消火	1.36	0.69

単位作業			JO	CO
直接作業	焼く・付帯作業	器具準備	1.30	1.10
		器具片づけ	2.95	2.41
		天板洗浄	6.48	5.70
		天板乾燥	3.64	2.60
		手洗い	0.30	0.38
	小　計		36.92(90.3%)	35.26(57.1%)
余裕	管理余裕（作業余裕, 職場余裕）		0.30	0.38
	手待ち（人的余裕）		3.67	26.13
	小　計		3.97(9.7%)	26.51(42.9%)
合計調理作業時間			40.89(100.0%)	61.77(100.0%)

（藤田有紀子，他）

注）作業測定により，焼き物機の調理作業の分析を行った。直接作業は両者に差が見られなかったが，コンベアにより食材料が自動で移動するジェットオーブンでは手待ち時間の短縮が期待できることが明らかになった。

JO：ジェットオーブン（高温の空気に圧力をかけ噴射する）

CO：コンベクションオーブン

資料）鈴木久乃，太田和枝，殿塚婦美子編著：給食管理，p.147（2012）第一出版

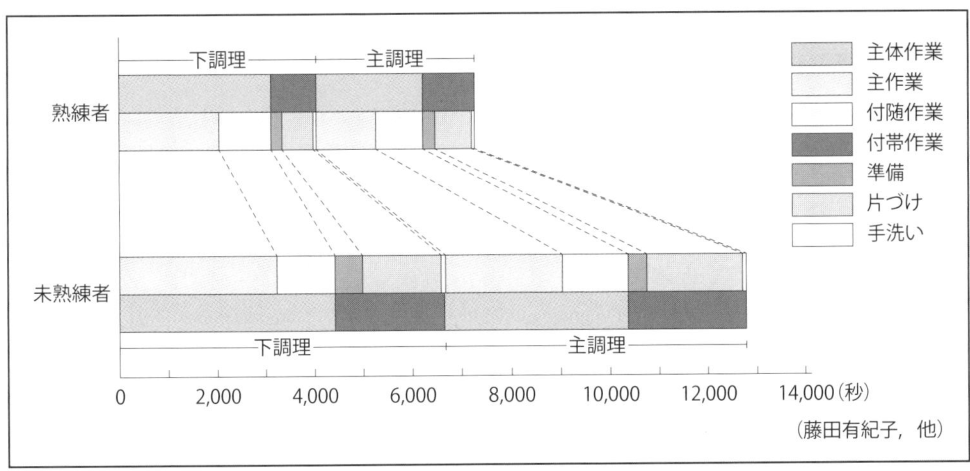

図 5.4 擬製豆腐 100 食分の直接調理作業時間の 2 人の調理作業者の比較

注）熟練度の異なる調理作業者により，擬製豆腐の調理について作業測定を行った。調理工程数の多い擬製豆腐において，付随作業に両者の差はなかったが，主作業，付帯作業において，熟練度により作業時間に大きな差が見られた。

資料）鈴木久乃，太田和枝，殿塚婦美子編著：給食管理，p.147（2012）第一出版

5 大量調理の品質管理

1 給食における大量調理の特徴

- 日替わりの献立を提供するため，日々異なる料理の調理が行われる。
- 業務用調理機器の活用により，機器の特性・能力に対応した調理操作が必要になる。
- 複数の調理従事者の分業により，調理工程ごとに担当者が異なる。
- 大量の食品の処理で，調理時間（洗浄，切さい，温度上昇）が延長する。
- 食品が大量なため，荷重のかかり方が大きくなる（重石効果）ことや温度，調味濃度のムラが起こりやすい。

・加熱後の余熱が大きい。

・蒸発率が，少量調理（家庭調理）とは異なる。

2 大量調理の品質管理と標準化

先に述べたように，給食における大量調理では，調理過程で見られる現象が少量調理とは異なる。そのため，大量調理の特徴をとらえた品質管理が必要である。また，施設ごとの調理のスケール（処理量）や，調理機器の機能や設定条件，担当者によっても品質が変動しやすいため，大量調理の品質管理は大量調理特有の現象や施設の条件を踏まえた調理の標準化（右頁，コラム参照）が課題となる。標準化に取り組むべき対象は幅広く，製品や原材料の標準化，業務の標準化，生産方式の標準化などにわたる。給食における品質管理のための調理の標準化では，製品の標準化として目標の品質基準をできるだけ明確にすること，その上で，料理別・調理操作別の標準化を行う必要がある。施設により給食利用者の特性が異なれば，品質基準も異なる。また，生産システムは施設により異なることからも，調理の標準化のための条件設定は，施設独自の取り組みが必要である。

3 業務用調理機器の活用と品質管理

給食では業務用調理機器の活用を欠くことはできない。所要時間が長くなりやすい手作業についても，機器導入により作業時間の大幅な短縮が図れる。下処理では特にその影響が大きい（ピーラー，切さい機など）。

加熱機器は，大量の食品の煮炊きから茹で物，炒め物まで幅広い料理に活用できる回転釜，揚げ物専用のフライヤー，蒸し焼きを行うオーブン，幅広い調理法に対応できるスチームコンベクションオーブンなどが使用されている。

- 回転釜：容量が大きいが調理する量や機器により食品の温度上昇が変動し，品質の変動要因となる（図 5.5, 6，表 5.10）。茹でる，煮る，炒めるなど，調理法ごとに食品の処理量の適正範囲を押さえておく必要がある。
- フライヤー：設定温度に対して油温を一定に維持するように制御されているが，食品の投入による温度降下は避けられないため，投入量の管理が標準化の条件である（図 5.7）。
- スチームコンベクションオーブン：強制対流により温度上昇・温度回復が早く，温度制御もしやすく，温度ムラも小さい。加湿機能を備え，熱伝達率が高い上，焼くだけでなく，

標準化 Column

一定の品質を得るために，複雑化を防ぎ合理的な単純化，または統一を図ることを標準化という。給食施設では，設計品質を目標に，その調理施設ごとに一定の品質をつくり上げるための調理操作を標準化する必要がある。そのためには，利用者に最適な品質基準をできるだけ具体的な数値で設定し，業務用調理機器の特性や大量調理の調理科学的特性を考慮し，処理量や調理工程の基準を設定することが，給食施設の標準化の取り組みになる。

ピーラー：球根皮むき器。投入量を多くすると運転時間が長くかかり，廃棄率も多くなるため，投入量を管理し，運転時間を一定とすることが望ましい。

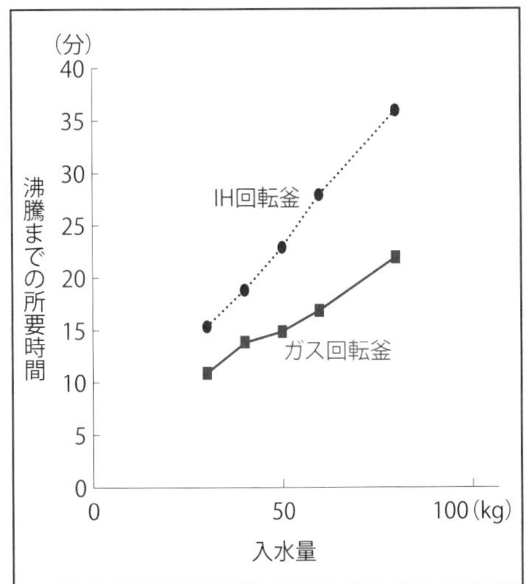

図 5.5 回転釜の種類と水量の違いによる沸騰までの所要時間の違い

注）水温 20℃，火力（出力）は最大。
資料）女子栄養大学給食システム研究室

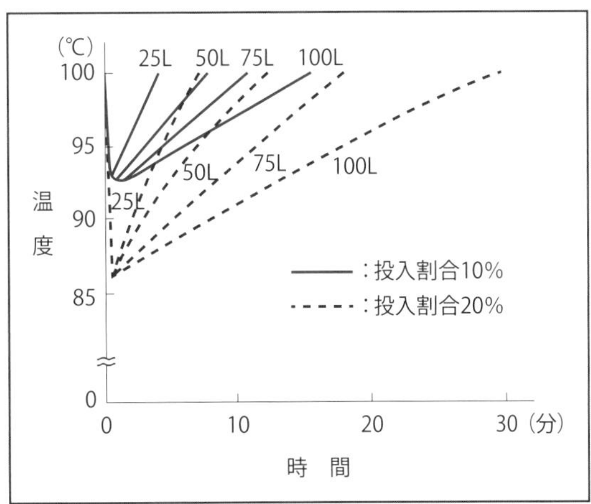

図 5.6 茹で水の量と水（20℃）投入後の再沸騰までの温度上昇曲線

注）ガス回転釜 150L 容量（天然ガス 31.9L/ 分）
沸騰水 25，50，75，100L に，各々の水量に対して 10% および 20%の水投入後の再沸騰までの温度上昇曲線。投入割合が高くなると水量の増加分だけ温度上昇速度が小さくなる。沸騰水中に材料を投入する茹で物では水投入と同様の現象が起こる。このため，茹で水に対する投入割合の標準化が求められる。
資料）殿塚婦美子編著：改訂新版 大量調理―品質管理と調理の実際，p.35（2014）学建書院

表 5.10 もやしの加熱条件と食味

茹で水に対するもやしの量 (%)	茹で水の量 30 L			茹で水の量 50 L			茹で水の量 100 L		
	重量 (kg)	茹で時間 (分. 秒)	総合評価*	重量 (kg)	茹で時間 (分. 秒)	総合評価*	重量 (kg)	茹で時間 (分. 秒)	総合評価*
10	3	4.00	+0.80	5	5.00	+0.31	10	5.15	+0.37
20	6	5.30	+0.30	10	6.30	+0.16	20	11.00	−0.87
30	9	7.00	−0.20	15	10.30	−0.18	30	14.00	−0.62
40	12	7.45	−1.10	20	13.00	−1.12	40	18.00	−0.62

注）*食味テスト（5 段階評点法）：－ 2（非常に悪い）～ 0（普通）～＋ 2（非常に良い）　（鈴木久乃，他）
加熱機器：ガス回転釜（天然ガス 31.9L/ 分）。水 100L（水温 20℃）の沸騰までの時間は 54 分。
茹で水の量と投入量を多くすると，一度に多量のもやしを茹でることができるが，茹で時間が長くなり食味テストの評価も低下する。
資料）鈴木久乃，太田和枝，殿塚婦美子編著：給食管理，p.130（2012）第一出版

蒸す，煮るなど幅広い調理法に対応できる。高性能な加熱調理機器ではあるが，1 回に調理する量が加熱時間に影響するため，調理量を標準化した上で，加熱温度に対する加熱時間を設定する。比較的均一な加熱が行えるが，食品の厚さや大きさなどがまちまちであれば，温度上昇のバラツキは免れない。

業務用調理機器については，製造業者により操作マニュアルが提供されているが，料理の種類や食材料の配合，品質基準，1 回の調理量は施設により異なるため，施設ごとの最適加熱条件は異なり，加熱温度，加熱時間などの入力条件を設定する必要がある。

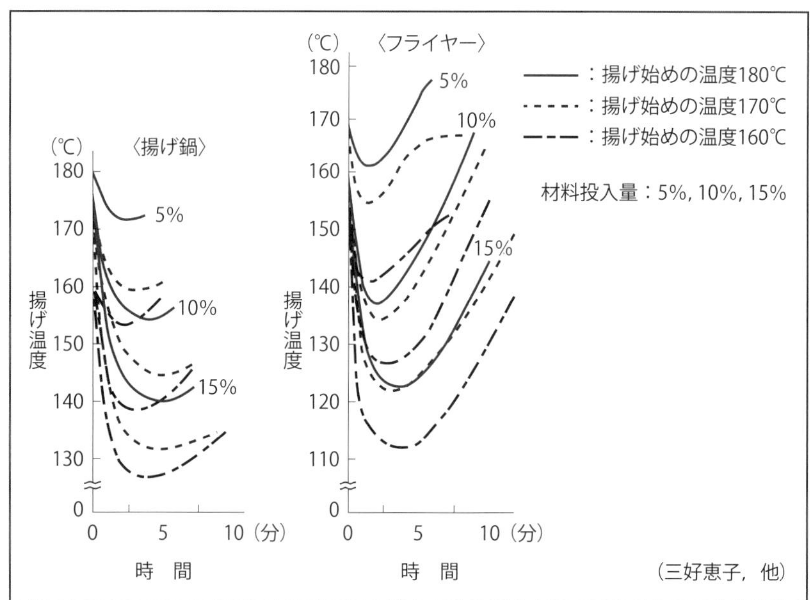

図5.7 フライドポテトの揚げ条件と油の温度変化

注）油量：揚げ鍋　5kg，フライヤー　20kg
　　材料投入後の温度降下は，油温が低く投入割合が高いほど大きい。フライヤーは油温を感知し火加減の調整を自動的に行うが，温度降下が大きいと温度回復も遅れ，揚げ時間が長くなる。
資料）鈴木久乃，太田和枝，殿塚婦美子編著：給食管理，p.131（2012）第一出版

4 調理過程の重量変化と品質管理

食品は調理過程で重量が変化し，重量変化率が料理の品質に影響する。また，できあがりの重量が適正範囲であることは，満足感を得ることや食べ残しを減らすためにも重要である。

調理過程の食品の重量変化には次のようなものがある。

・原材料の下処理時の廃棄部分の除去による減少
・洗浄・消毒，浸水による吸水や付着水による増加
・絞り操作による減少
・加熱による増減（水分蒸発，脱水，脱脂，膨潤）　など

生野菜の下味や，野菜の炒め物においては，洗浄・消毒等の付着水・吸水により放水量が増え，調味濃度が薄まる。食品の重量の見かけ上の増加は，できあがり重量を増加させ，食品とだしやスープ・水との割合が変化するため，予定の調味料では調味濃度が低くなる。

焼き物や揚げ物では，重量減少が増大すると硬くなる。炒め物，煮物，汁物では，水分の蒸発量の変動により，できあがり重量ばかりでなく，うまみや調味濃度が変動する。水分の蒸発量は火力や加熱時間により大きく変動するが，これらの加熱条件を標準化することにより予測することができる（表5.11, 12，図5.8）。施設ごとの加熱条件と水分蒸発量の関係を把握することが重要である。

調理過程の重量変化は，調理による特有の変化であり，重量変化を一定，あるいはある範囲に抑えるよう調理操作の標準化を図ることが品質管理につながる。重量変化率を，料理の品質の評価項目に位置づけることができる。

表 5.11 沸騰継続中の蒸発量とガス消費量

	ガス全開		沸騰維持に調節	
	蒸発量（g/ 分）	ガス消費量（L/ 分）	蒸発量（g/ 分）	ガス消費量（L/ 分）
回転釜	250 ～ 300	35	170 ～ 200	20 ～ 22
寸胴鍋	140 ～ 170	27	40	7 ～ 8

注）回転釜（150L 容量），寸胴鍋（径 35.7cm，35L 容量），蓋なし。
加熱による蒸発は沸騰後の加熱時間が長くなると増大する。また，火加減（ガス消費量）の影響も大きい。蒸発量は機器，火力が一定であれば，単位時間当たりで把握することができる。加熱時間に対する予定蒸発量を見積り，できあがり重量の調整を図る。
資料）高橋ひろ子，他：大量調理における品質管理のいち要因としての蒸発，第 26 回日本栄養改善学会講演集，p.327（1979）

表 5.12 大量調理過程の重量変化（キャベツの炒め物の例）

キャベツ重量		付着水（吸水）量(%)	調味料		実際の調味割合		炒め重量(kg)	炒めあがり重量(kg)	脱水量(kg)	鍋残水量(kg)	蒸発量(kg)	蒸発率*(%)
洗浄前(kg)	洗浄後(kg)		5%油(g)	0.8%塩(g)	油(%)	塩(%)						
5	5.6	12	250	40	4.46	0.71	5.89（100%）	4.4（74.7%）	1.49（25.3%）	0.5	0.99（16.8%）	66
10	11.7	34	500	80	4.27	0.68	11.75（100%）	8.9（75.7%）	2.85（24.3%）	1.98	0.87（7.4%）	30
15	16.7	34	750	120	4.49	0.72	17.74（100%）	13.4（75.5%）	4.34（24.5%）	3.17	1.17（6.6%）	27

注）脱水量：炒め重量－炒めあがり重量，脱水量：鍋残水量＋蒸発量　*蒸発率：蒸発量 / 脱水量× 100
キャベツの重量を変えて炒めた時の重量変化である。重量が 5kg から 15kg に変化しても炒めあがりの重量変化率の差はわずかであるが，炒め重量に対する残水量の割合が 10kg，15kg で高くなっている。鍋の残水量が大きくなると，歯ごたえやできあがりの調味濃度に影響するため，1 回の調理量の標準化が必要である。
資料）女子栄養大学給食管理研究室

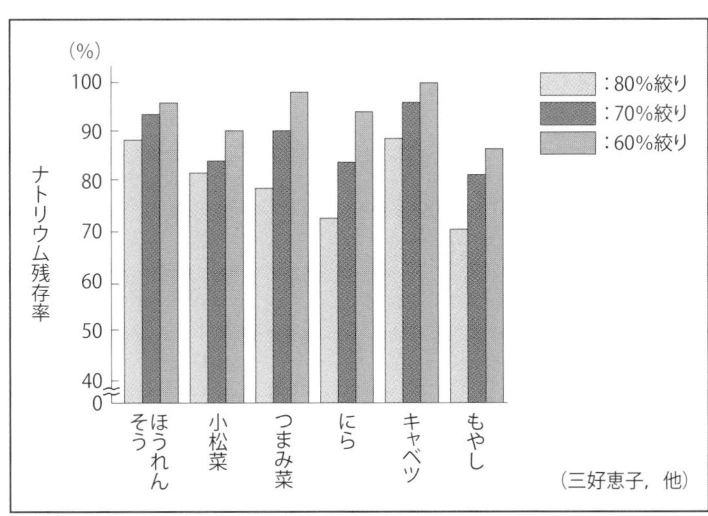

図 5.8 茹で物の絞り操作と下味のナトリウム残存率

注）調味（しょうゆ：食塩濃度 1%量）による添加ナトリウム（Na）残存率は，茹で操作後の絞り操作による重量変化が大きいほど高い。Na 残存率を食塩濃度にすると，0.75%（80% 絞り）～ 0.84%（60% 絞り）であった。
資料）鈴木久乃，太田和枝，殿塚婦美子編著：給食管理，p.133（2012）第一出版

5 調理操作別大量調理の特徴と要点

表 5.13 に示す。

表 5.13 調理操作別大量調理の特徴と要点

調理操作		特　徴	要　点
下処理	洗浄・消毒	浸水時間の延長により吸水・付着水量が増加する。	衛生管理基準に基づき，洗浄・消毒方法を標準化する。
	はく皮（皮むき）	手作業か機械処理かにより廃棄率が異なる。	手作業は処理方法を標準化し個人差を排除する。機械処理は1回の処理量，処理時間を標準化する。
	切さい	形状が料理のできあがりの品質に影響する。手作業は個人差が出やすい。	切り方（形状・大きさ）を具体的に指示する。
	下味	調味により脱水，軟化，吸塩が起こる。調味濃度と時間が影響する。	切り方，調味濃度，調味順序，調味時間，絞り加減を標準化する。
加熱調理	茹でる	火力が弱いと沸騰までの所要時間が長くなり，食品の温度上昇が緩慢になる。これは茹で水に対する投入量が多くなると顕著になる。	釜に対する入水量の範囲を標準化する。茹で水に対する投入量を標準化する。その上で加熱温度と加熱時間を標準化する。
	煮る	蒸発（率）が少ないため煮汁の量を調整する。煮汁の量が少ないと温度ムラが生じ，調味料の拡散が不均一になる。消火後の余熱が大きく，煮崩れの原因になる。	釜に対する加熱量の範囲を標準化する。煮物の種類ごとにだしの量，調味濃度の基準（何に対する割合か）を標準化する。火加減や撹拌，調味のタイミングと加熱時間を標準化する。煮込み料理では加熱時間を標準化する。
	焼く	加熱機器の性能により最適加熱温度や加熱時間が異なり，温度ムラが見られることもある。投入量，食品の形状が加熱時間を変動させる。	機器の能力に応じて，1回の投入量，加熱温度と時間を標準化する。食品の形状を均一にすることで温度ムラをできるだけ排除する。
	揚げる	高温加熱であるが，油は比熱が小さいため，食品の投入量を多くすると温度降下は大きくなり温度回復が遅れる。そのことにより，揚げ時間が長くなり，吸油量が増加し，固くなる。	料理による最適加熱温度を設定する。加熱温度に対する加熱時間の標準化は，油量に対する投入量を標準化することで可能となる。加熱開始時の油温の確認を必ず行う。
	炒める	火力不足による加熱時間の延長により，放水量の増加，調味濃度の低下が見られる。加熱温度による標準化は難しい。	釜に対する加熱量の範囲を標準化する。火力，調味のタイミングを標準化する。加熱時間を短縮したい場合は，下調理（茹でる，蒸す），調味液を温めるなどの工夫も効果的である。
	炊飯	専用機器でない場合，沸騰までの時間の延長が見られる。浸水時間，加水量が品質に影響する。	洗米時間，浸水時間を標準化する。加水量は，できあがりの炊き増え率（米に対する倍率）と蒸発量から，米に対する重量比で算出する。
	汁物	だしの調製方法と加熱時間により蒸発率が変動し，できあがり重量の変動要因となる。加熱・保温中に調味料の拡散・蒸発が起こり，調味濃度が変化する。	だしの調製条件（材料，火力・加熱時間）を標準化する。調味濃度（何に対する割合か），調味のタイミングを標準化する。具と汁の割合の範囲を設定する。保温時間の限度を設定する。
調味		食品の形状・組成，煮熟の程度，水分量により調味料の浸透・拡散が異なる。また，調理工程で食品の重量や状態が変化することから，調理操作のバラツキが調味濃度の変動要因となる。	調味濃度（何に対する割合か）と調味時間や調味の順序，タイミングを標準化する。各調理操作を標準化して重量変化のバラツキを小さくすることにより，できあがりの調味濃度のバラツキが小さくなる。
保温		保温時間の延長による重量減少，品質劣化が大きくなり，温度が高いほど顕著になる。保温機器の能力により保温能力，品質の変化が異なる。	温度と時間の標準化を図る。機器の能力を把握し，料理ごとに保温温度に対する保温時間の限度（調理後2時間を限度とする）を設定する。

原表）三好恵子

6 新調理システムの生産管理

新調理システムは，（一社）新調理システム推進協会により定義されている。現在，新調理システムではクックチルが主流であり，真空調理を組み合わせて用いる場合もある（図 5.9）。クックチルでは，料理の保存性を高めることで前倒し生産が可能になるため，施設内でのストックのほか，必要に応じて施設外・複数の施設へ搬送し提供することができる。このように，生産システムであるレディフードシステム，カミサリーシステムへの新調理システムを活用することにより，作業の標準化，熟練調理従事者の減員による省力化が図れる。

クックチルには，厳重な衛生管理が必須である。クックチル特有の温度と時間の衛生管理基準は，急速冷却の標準化，再加熱の標準化により達成されなければならない。急速冷却に要する時間は，急速冷却機の特性に加え，冷却機への 1 回の投入量，料理の大きさ，形状により異なる。再加熱に要する時間は再加熱機器の特性，料理の大きさ，形状の影響が大きい。急速冷却，再加熱の所要時間の管理は，衛生管理の重要課題であるとともに，生産計画において把握すべき基礎資料でもある。衛生管理については，大量調理施設衛生管理マニュアル（p.296），院外調理における衛生管理指針（p.304）を参照のこと。

また，クックチルでは，急速冷却，保存，再加熱という工程が加わるため，クックサーブとは異なる品質管理の取り組みが必要である。課題として，再加熱という調理工程が増えるため，重量減少が大きくなり，軟化・硬化が進む。チルド保存により成分・物性の変化や，調味料の分散状態が変化する。これらは，冷却方法，保存日数，再加熱方法・再加熱条件によっても程度が異なる。また，料理の種類によってもクックチルが料理に及ぼす影響は異なるため，施設ごとの適用レシピの調整と調理操作の標準化が必要である。

新調理システム　Column

より厳格な食品衛生管理とメニュー計画のもと，料理素材の発注，在庫管理から料理作りの安全性，食味，経済性を追求し，それらをシステム化した調理の集中計画生産方式。今までの運用は，真空調理法，クックチルシステム（クックフリーズを含む），クックサーブ，外部加工品の活用という 4 つの調理・保存法，食品活用の単体，あるいは複数の組み合わせであったが，さらに新しい調理加工技術を組み入れる流れも出ている。

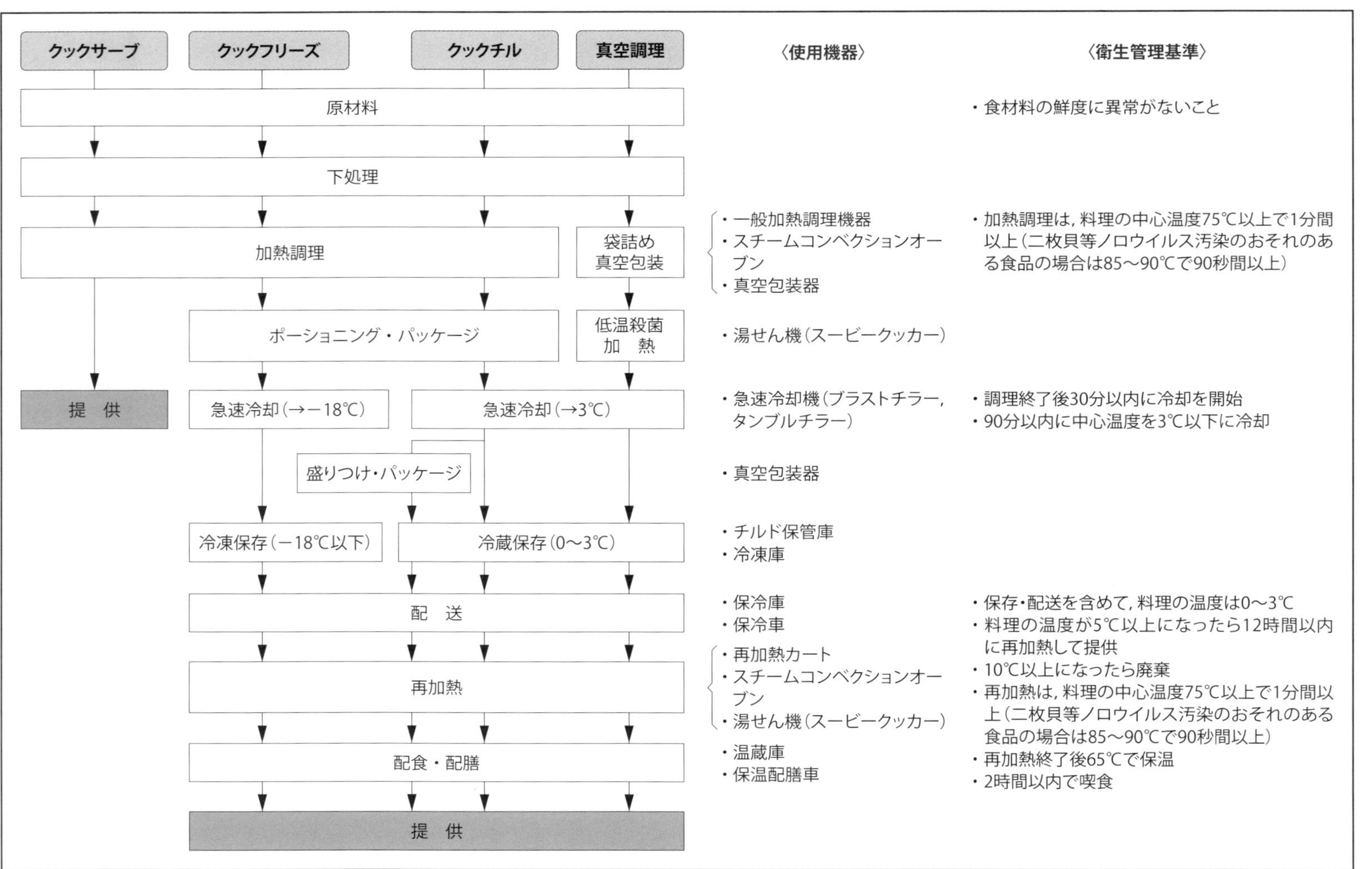

図5.9 新調理システムの各種調理方式の作業工程

原図）三好恵子

第6章

品質管理

三好恵子

給食における品質の概念を理解する。

給食の品質管理を行う上で品質基準を設定し適合品質を高めるための方法を理解する。

品質管理における評価活動の方法を理解する。

1 品質の概念

1 品質とは

品質とは，企業や組織が顧客に提供する製品やサービスの特徴全体である。給食では，提供する食事とサービス全体の価値や機能が品質となる。製造業やサービス業等の企業における品質は，製品やサービスの受け手である顧客のニーズや期待に応えるものでなければならない。給食では，さらに，給食の目的に沿ったものであることが求められる。

顧客満足の視点から見た品質には，計画段階で決まる設計品質，製造段階で決まる適合品質，さらにそれらを総合した総合品質がある（表6.1）。

設計品質

顧客の要求している品質を設計図や仕様書に盛り込んだ「ねらいの品質」である。給食では，設計を担う管理栄養士・栄養士のねらいとして，栄養・食事計画，献立計画，献立作成の中でつくられる品質である。

適合品質

「ねらいの品質」にどれだけ適合しているかの品質で，製造した製品の実際の品質である「製造品質」はほぼ同義語である。給食では，生産（調理とサービス）においてつくられる品質が主なものである。また，栄養計画に対して献立の給与栄養量がどれだけ適合しているかも，適合品質と位置づけることができる。

総合品質

顧客満足につながる品質で，設計品質と適合品質によりつくられる。生産活動における品質管理では，適合品質の管理が重視され，設計品質のとおりにつくり込むことが生産活動の目標とされることが多い。しかし，設計品質，適合品質いずれかの品質が優先されるものではなく，ともに高品質であることが総合品質の良いこと，すなわち顧客満足につながることになる。

表6.1 給食における品質概念と品質特性

品質概念	特　徴	給食における品質特性
設計品質 （ねらいの品質）	・計画段階で決まる品質 ・製造の目標の品質 ・設計書（献立表，作業指示書）に盛り込まれた性能・機能	・栄養価 ・安全 ・おいしさ（嗜好に合っている，調味濃度，適温，テクスチャー） ・食べやすさ（摂食・嚥下機能） ・適量（満足感，全量摂取可能） ・外観（彩り，盛りつけ，組み合わせ，効果的な食器の使い方） ・季節感（旬） ・流行，珍しさ ・快適な接客サービス ・快適な食事環境 ・個人対応
適合品質 （製造品質）	・設計品質をねらって製造した，製品の実際の品質	
総合品質	・設計品質と適合品質の合わさったもの ・顧客満足につながる，すべての性能・機能	

原表）三好恵子

2 顧客ニーズと品質

「顧客のニーズを満たす」と一言でいっても，その品質特性は多面的であり，提供される製品やサービスの種類によっても異なる。給食では，利用者のニーズを満たす質と量であることが，求められる品質である。さらに，特定給食施設としての目的である栄養管理基準を満たしていることである。ところが，給食の利用者は，年齢，健康状態，嗜好，生活習慣，摂食機能，食に対する関心・価値観等が施設により異なる上に，給食の目的も施設ごとに異なる。したがって，施設ごとの品質管理の対象となる品質基準と管理基準の設定が必要となる。

2 給食における品質管理

品質管理（quality control）は，顧客満足の視点の取り組みである。給食では，栄養，安全，おいしさ，快適な食事環境などが，いずれの施設においても共通して求められる品質である。これらの品質については，具体的な品質基準が設定しやすいものと，そうでないものがある。利用者の要求する品質基準を正しく把握し，設計品質に反映することが求められる。提供者側から見て価値のあるものであっても，利用者の要求する品質と合っていなければ受け入れてもらえない。

さらに，給食には利用者の健康の保持増進，疾病の改善という目的があるため，利用者の嗜好や満足度向上につながる品質であるとともに栄養的な機能を満たした食事の提供が給食の品質管理の取り組みとなる。そのため，設計品質設定の第一段階は，栄養・食事計画のための利用者のアセスメントであり，これに基づく献立計画，献立作成，生産（調理）において品質をつくり込む上で必要な情報を，献立として作業指示書に盛り込むという流れになる。

実際に調理・提供された給食に対する評価としては，栄養価計算により栄養計画との適合度，衛生検査食により安全性，重量変化や調味濃度などの計測できる項目においては品質基準との適合度，検食により提供者側のねらいの品質との適合度，残菜調査（摂取量調査）や喫食者アンケートなどで利用者ニーズへの適合度を評価する。給食における品質管理は，給食の施設ごとの目的や利用者の特性やニーズを踏まえ，PDCA サイクル（p.20）を確実に回す取り組みが必要である。給食施設の利用者は，集団的特性とともに個人の課題を抱えている場合が多いため，高リスクの利用者にあっては，喫食量を確保するための個人対応の品質管理が必要になる。

3 作業指示による品質管理

作業指示書は，設計品質をつくりこむ上で原材料である食品の種類と量および調理のプロセスをコントロールする機能をもつ。そのため作業指示書は，料理の設計品質に対する施設の条件，大量調理の特性を考慮し，調理の標準化の観点から作成する。

記載項目と記述内容を以下にあげる。

- 料理名で料理の特徴を表現する。
- 食品の種類と量で，料理特有の味（おいしさ），テクスチャー，彩り，香り，ボリュームをつくり上げる。調味濃度は，料理のおいしさ，利用者の特性を考慮し，できあがり，材料等，何に対する割合かを明記する。

・切り方などの下処理方法を指示することにより，外観の美しさだけでなく，テクスチャー（食べやすさ・歯ごたえなど），煮え加減を目標の品質に仕上がるようにする。
・品質をつくり上げる調理操作の順序，使用機器別の設定温度，時間などを指示する。
・手順を，効率や衛生的安全性の観点から指示する。
・使用食器具と盛りつけ方法を指示する。
・できあがり後の保管方法として，保温・保冷方法，使用器具を指示する。

4 品質管理における評価活動

設計品質に対する適合品質を評価する。品質に問題があるとき，生産（調理）のプロセスに原因がある場合と，設計品質が利用者や施設の条件に合っていない場合がある。原因を的確に捉え，確実な品質改善につなげることが，顧客満足度向上に効果的である。

評価方法の種類と内容を 表6.2 に示す。具体的な評価方法は，下記に説明する。

1 アンケート

質問紙法によるアンケート調査は，調査方法を十分に検討することにより，提供した食事に対する献立や料理の評価のほか，サービス内容や嗜好，ニーズなど，幅広い利用者の情報入手が期待できる（表6.3）。

給食施設でアンケートを実施するに当たっては，利用者への負担は避けられないので，簡単な内容であっても関連部署，利用者に調査計画を提出し了解を得るなどによる手続きが必要である。また，目的，方法，結果の活用法の有効性が求められる。

2 インタビュー

質問紙法による調査を給食施設で行うのは難しい場合が多い。また，聞き取り法についても，利用者によっては社会調査法などによる正確なデータを得ることは難しい。

一方，食事提供の場面で利用者に声かけをすることにより，アンケートでは得られない意見や希望を聞くことができ，さらに利用者とのコミュニケーションを図る効果も期待できる。

表6.2 品質管理評価方法の種類と内容

評価の対象	評価者	評価方法	内　容
満足度 嗜好	利用者	アンケート インタビュー	献立，料理，調理法，食品，サービス内容，温度（適温）
		残菜調査	献立，料理，調理法，食品，分量
レシピ	提供者	官能検査	調理法，食品使用量，調味濃度
機器性能		官能検査 作業測定	調理の単位，機器の入力条件，効率
衛生的安全性		細菌検査	調理工程（食品・調理員の手），設備，器具
		衛生チェックリストの確認	衛生管理基準に対する適否
		洗浄テスト	食器（でんぷん・脂肪・たんぱく質の残留），器具（中性洗剤の残留）

原表）三好恵子

表 6.3 献立についてのアンケート

平素食堂のご利用をありがとうございます。今後の食事提供の品質向上のため，本日の献立について皆様のご意見をお聞かせください。

料理ごとに当てはまるところに○をつけてください。

	ごはん （　　　）	汁 （　　　）	主菜 （　　　）	副菜 （　　　）
外観	（　）良い （　）悪い	（　）良い （　）悪い	（　）良い （　）悪い	（　）良い （　）悪い
調味		（　）濃い （　）丁度よい （　）薄い	（　）濃い （　）丁度よい （　）薄い	（　）濃い （　）丁度よい （　）薄い
かたさ・歯ごたえ	（　）良い （　）悪い	（　）良い （　）悪い	（　）良い （　）悪い	（　）良い （　）悪い
温度	（　）良い （　）悪い	（　）良い （　）悪い	（　）良い （　）悪い	（　）良い （　）悪い
おいしさ	（　）良い （　）悪い	（　）良い （　）悪い	（　）良い （　）悪い	（　）良い （　）悪い
サービスについて （　）良い （　）悪い		その他お気づきのことをご自由にお書きください		

ご協力ありがとうございました。

○年○月○日
○○○食堂部

原表）三好恵子

3 残菜調査（喫食量調査）

供食重量に対する残菜の重量の割合を算出する。集団の残菜調査，個人の喫食量調査がある。

残菜調査は，方法を選べば利用者の負担も少なく，食事に対する評価だけでなく，栄養管理における摂取量把握につなげることもできる。残菜発生の要因は，嗜好，できばえ，分量，健康状態など多様である。残菜率の高さにより，献立，料理として取り組むべき課題のあることが明確になるが，残菜の原因が何であるかは，慎重に検討する必要がある。

適正残菜率や許容残菜率は定められていない。そのため，集団を対象とした場合，定期的に残菜率の変動を記録し利用者の反応と食事内容から施設としての基準や活用方法を検討する。

❶ 実測による方法

- **入手データ**：できあがり重量，盛り残し重量，残菜重量
- **計算方法**：残菜率（%）＝残菜重量 / 供食重量（盛り残しがある場合，できあがり重量－盛り残し重量）× 100

❷ 配膳者等の目測による方法

- **方法**：料理別に，個人の喫食後の食べ残し量の基準を数段階に決めておき，目測により記録する（図 6.1）。
- **計算方法**：残菜重量 1/4 ＝残菜率 25%，残菜重量 1/2 ＝残菜率 50%
- **活用**：残菜の概量把握だけでなく，個人の栄養管理のプロセスとしておおよその摂取栄養量の把握にも使用できる。

表 6.4 喫食量調査表（例）

あなたの召し上がった量を料理別に，該当するところに○をつけてください
（男・女　年齢　　歳　氏名　　　　　　　）

料理名	食べた量						
	全部食べた	ほとんど食べた	2/3 食べた	1/2 食べた	1/3 食べた	少し食べた	食べなかった
ごはん トンカツ キャベツ おひたし みそ汁							

資料）石田裕美：評価，給食管理 / 鈴木久乃，太田和枝，殿塚婦美子編著，p.223（2012）第一出版

- **課題**：喫食前の盛りつけ量の把握が不正確な場合，残菜率も誤差が大きくなる。また，うどんやシチューのように汁と具で構成される料理の残菜率の目測は困難である上に，残菜重量を計量することができても摂取栄養量の誤差が大きいことを想定する必要がある。

❸ 利用者の調査表による方法

- **方法**：喫食量調査表（表 6.4）を用い，利用者に，料理ごとの食べ残し量を記入してもらう。同時に，食べ残しの理由を記入してもらうことができれば原因を特定しやすい。
- **計算方法・活用**：目測による方法と同様。喫食量調査表の集計により，個人の把握と集団の把握が可能である。

4 官能検査

質問紙により行うことで数量化し，統計的処理が可能となる。

- **2 点嗜好試験法**：2 つのサンプルのどちらが好ましいか，どちらが濃いかなどを評価する（表 6.5）。
- **順位法**：いくつかのサンプルに順位をつけ，評価する（表 6.6）。
- **評点法**：いくつかのサンプルを，好みの強さ，味の強さなどを数量化した評価基準で評価する。分散分析によりサンプルの差や，調理法などの要因分析が行える（表 6.7）。

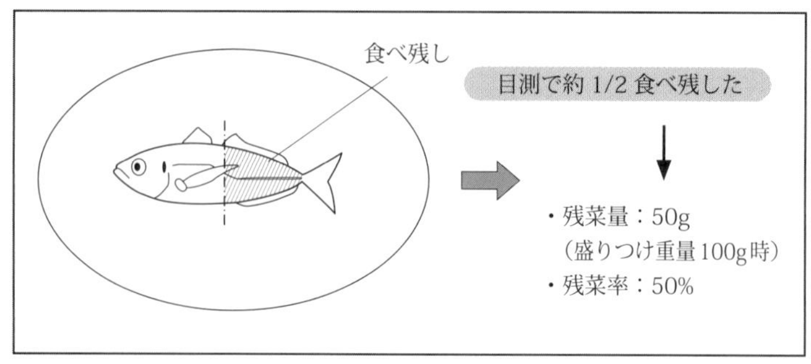

図 6.1 目測の例

原図）三好恵子

表 6.5 2点嗜好試験法

次の2つの試料を比較して好ましい方に○を記入してください。

項　目	試　料	
	A	B
外　観		
香　り		
かたさ・歯ごたえ		
おいしさ		
総　合		

氏名＿＿＿＿＿＿＿＿

原表）三好恵子

表 6.6 順位法

次の3つの試料を比較して好ましさの順位（1.2.3）をつけてください。

項　目	試　料		
	A	B	C
外　観			
香　り			
かたさ・歯ごたえ			
おいしさ			
総　合			

氏名＿＿＿＿＿＿＿＿

原表）三好恵子

表 6.7 評点法

次の試料について、下記の評価基準に従って該当するところに○をつけてください。

試料　A

項　目	評価基準
外　観	1. 良い　2. やや良い　3. 普通　4. やや悪い　5. 悪い
香　り	1. 良い　2. やや良い　3. 普通　4. やや悪い　5. 悪い
かたさ・歯ごたえ	1. 良い　2. やや良い　3. 普通　4. やや悪い　5. 悪い
おいしさ	1. 良い　2. やや良い　3. 普通　4. やや悪い　5. 悪い
総　合	1. 良い　2. やや良い　3. 普通　4. やや悪い　5. 悪い

氏名＿＿＿＿＿＿＿＿

原表）三好恵子

用語　Column

1. 品質保証

品質保証は，要求事項に適合する製品を提供できる能力があることの実証による信頼性の付与を基礎として，顧客満足と継続的改善を付与した品質管理マネジメントシステムのモデルである。

2. 国際標準化機構（ISO：International Organization for Standardization）

製品やサービスなどについて国際的な標準である国際規格を策定するための非政府組織である。ISOが設ける規格の1つであるISO9001は，組織が品質マネジメントシステム (QMS) を確立し，文書化し，実施し，かつ，維持すること，また，その品質マネジメントシステムの有効性を継続的に改善するために要求される規格である。品質マネジメントシステムの有効性を改善するためには，組織内において，プロセスを明確にし，その相互関係を把握し，運営管理することと併せて，一連のプロセスをシステムとして適用することが求められる。

第 7 章
食材料管理

長田早苗

給食で用いられる食材料の特徴と条件を理解する。食材料の流通システム，食材料の開発から食材料管理の課題を理解する。食材料の購入計画，発注，納品・検収，保管の要点を理解する。購入計画，発注，納品・検収，保管，出庫，食材料費管理までが食材料管理であること，およびその実務を理解する。併せて食材料の流通システムについても把握する。

1 食材料管理の目的

各施設の給食経営の目的を達成するために，給食で使用する食材料は，必要とするときに的確に調達されなければならない。また，これらの食材料は良質で衛生的にも安全であり，料理の種類に適した品質と規格のものでなければならない。さらに適正な価格で給食を提供するためには，食材料費の管理も重要である。

特定給食施設で扱う食材料の種類は膨大であり，これらの食材料を無駄なく適切に使用するためには，一定のルールに従った管理が必要となる。食材料管理は，予定献立決定時から調理時に使用されるまで，食材料を統制することを目的として行う。

2 食材料管理の概要

食材料管理の業務

栄養・食事計画を基に予定献立表が作成されてから，食材料管理は開始される（図7.1）。食数や食材料費が決定され，予定献立表を基に使用する食材料の選定，使用量の算出，購入先の選定や購入方法の決定が行われる。これを受けて発注業務が行われ，各食材料の発注量・発注方法と発注・納品日時を決めていく。納品時には，管理栄養士・栄養士または調理責任者などが立ち会い，検収を行う。すぐに使用しない食材料については納品後，冷蔵，冷凍または食品保管庫に移送し，必要なときまで適正な温度管理のもとで保管する。必要なときに出庫し，使用する。

一方，食材料費の適切な管理も必要である。ある期間に使用した食材料の費用について確認するために，定期的に入・出庫および在庫量の確認を行う。そして，供食後の利用者の満足度，作業内容，価格などを基に食品管理のPDCAサイクル（p.20）による管理を行う。

3 給食の食材料の分類

1 材料の種類と分類

我々が日常摂取している食品は非常に数が多い。「日本食品標準成分表2020年版（八訂）」

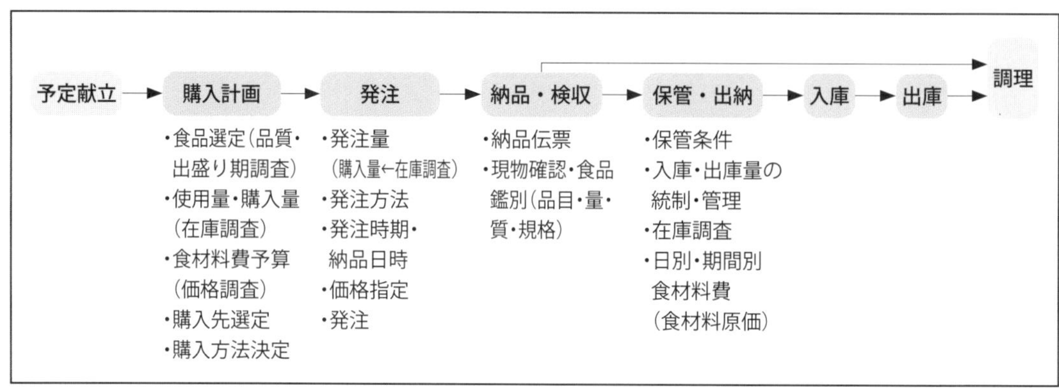

図7.1 食材料管理業務の対象・範囲・手順

資料）管理栄養士国家試験教科研究会編：管理栄養士国家試験受験講座 給食管理，p.81（1991）第一出版を一部改変

（文部科学省）の掲載食品数は，2,478 品に及ぶ。また，加工技術の進歩や嗜好性の変化に伴う新しい加工品の開発や新規食材料の輸入，業務用食材料としての半製品（半調理品）の増加などにより，食品の種類や数はさらに増加している。これらの膨大な種類の食材料の選定，発注，保管を適切に行うためには，食材料の特性別に分類し管理を行う。

給食運営において，保管期間や保管温度条件別に分類する。一般には，**生鮮食品**，**貯蔵食品**（保管が短期間に限定される食品・長期の保存が可能な食品），**冷凍食品**に分類される。

❶ 生鮮食品

生鮮食品とは，鮮魚，生肉類，牛乳・乳製品，豆腐・豆腐加工品，野菜類，果物類，パン，生麺など，新鮮な食品をいう。これらの品質は劣化しやすいため，原則的には納品した当日に使用する。そのため，**即日消費食品**とも呼ばれる。食中毒などの衛生事故を防止するために，それぞれの生鮮食品に適した温度で種類別に保管する必要がある。

❷ 貯蔵食品

保管が短期間に限定される食品（短期貯蔵食品）と長期の保存が可能な食品（長期貯蔵食品）に分けられる。

短期貯蔵食品

低温で短期間の保存であれば，品質の劣化がゆるやかな食品をいう。根菜類，いも類，たまねぎ，卵，バター，マヨネーズ，佃煮などがある。

長期貯蔵食品

長期貯蔵食品は，米などの穀類やその加工品，豆類，乾物類，缶詰，びん詰，みそ・しょうゆなどの調味料，香辛料，油など，常温に一定期間おいても品質変化が少なく長期保存が可能な食品のことである。日常的に使用頻度が高く，購入後いったん倉庫に保管し必要に応じて出庫して使用するため，**常備品**や**在庫食品**とも呼ばれる。

❸ 冷凍食品

日本冷凍食品協会によると，さまざまな食品の品質（風味・食感・色・栄養・衛生状態など）をとれたて・つくりたての状態のまま長期保存することを目的として冷凍した食品をいう。日本冷凍食品協会の基準では，－18℃以下で保存される。

2 食品構成に基づいた分類

献立の評価に使用される栄養出納表は，食品構成に沿って作成される。そのため，食品構成に基づいて食材料分類を行い，週間または月間の食材料の種類，使用量を把握することで，栄養管理の評価につなげることができる。また，食品群別に食材料の種類と単価を把握すると，1 食当たりの食材料費の概算ができ，食材料費の調整がしやすくなる。

一般には，日本食品標準成分表における食品の分類を参考に 18 種類に分けるが，給食に使用しない食品群は除いてよい。

3 加工度別の分類

加工食品は食品の保存性，利便性を考慮して使用される。加工の仕方により，一次，二次，三次加工食品に分類される。使用に際しては，原材料に何が使われているのか表示を確認するなど，十分な知識をもたなくてはならない。また，加工方法や包装などにより保存温度が異なるので，保存には注意が必要である。

一次加工食品

農産物・畜産物を原料とし，その特性を著しく変更することなく，物理的・微生物的な処理・加工を行ったものを一次加工食品という。精米，精麦，原糖，缶・びん詰果汁，酒類，みそ，しょうゆ，植物油，漬物，**フリーズドライ食品**，**カット野菜**，冷凍野菜などがある。

二次加工食品

一次加工で製造された業務用製品（一点，複数）を用いて，さらに変化に富むように加工したものを二次加工食品という。パン，砂糖，麺，ハム，ソーセージ，マーガリン，ショートニング，マヨネーズ，ソースなどがある。

三次加工食品

一次・二次加工食品を２種類以上組み合わせて，本来とは異なる形に加工したものを三次加工食品という。菓子類，嗜好飲料，インスタント食品，冷凍食品，缶詰，練り製品，包装食品，レトルト食品，調理済み食品・半調理済み食品，コピー食品，惣菜類などがある。

4 食材料の流通システム

1 生鮮食品の温度管理

生鮮食品は，新鮮であることが必須条件であるが，貯蔵・流通中に，腐敗，変色，乾燥，吸湿，成分劣化など，さまざまな変質が起こる。食材料を安全かつ安心に使用するためには，徹底した温度管理が必要である。

食品の保管条件は温度別に室温，**保冷**，**冷蔵**，**氷温冷蔵**，**冷凍**に分けられ，同じ温度区分でも基準を設定した組織によって温度が異なる場合もある（表7.1）。主な食材料などの保存温度条件は，「大量調理施設衛生管理マニュアル」（p.296）に規定されている（表7.2）。

低温保存は品質管理において最も重要で効果的な方法であるが，食品の特性として適温が異なるため，品質を保持できる期間は一律ではない（表7.3）。食品の品質を劣化させずに保管できる期間と保存温度との間には，個々の食品ごとに一定の関係があり，これを**時間-温度許容限度**（T-T・T：time-temperature tolerance）という。

表7.1 保管温度区分

室　温	保　冷	冷　蔵	氷　温	冷　凍
20℃前後	10℃± 5℃ 10℃以下*[1]	10℃以下 3℃以下*[2]	0℃前後(−3〜0℃) 0℃から氷結点までの未凍結温度領域*[3]	− 18℃以下*[2,4] − 15℃以下*[1,5]

注）*[1] 大量調理施設衛生管理マニュアル，*[2] 厚生労働省：病院，診療所等の業務委託について，*[3] 氷温協会，*[4] 日本冷凍食品協会：冷凍食品自主的取扱基準，*[5] 食品，添加物等の規格基準

資料）日本給食経営管理学会監修：給食経営管理用語辞典，p.63（2020）第一出版

フリーズドライ食品：凍結乾燥食品。食品を凍結した後，真空条件で水分を昇華させて乾燥することによって製造された食品をいう。熱に弱い食材料の長期保存を目的にしている。

カット野菜：野菜の廃棄部分を処理し，洗浄した後，料理の形態に合わせて切さいした状態で流通される。購入後速やかに使用することが必要。

表 7.2 原材料，製品等の保存温度

食品名	保存温度
穀類加工品（小麦粉，でんぷん）	室温
砂糖	室温
食肉・鯨肉	10℃以下
細切した食肉・鯨肉を凍結したものを容器包装に入れたもの	−15℃以下
食肉製品	10℃以下
鯨肉製品	10℃以下
冷凍食肉製品	−15℃以下
冷凍鯨肉製品	−15℃以下
ゆでだこ	10℃以下
冷凍ゆでだこ	−15℃以下
生食用かき	10℃以下
生食用冷凍かき	−15℃以下
冷凍食品	−15℃以下
魚肉ソーセージ，魚肉ハムおよび特殊包装かまぼこ	10℃以下
冷凍魚肉練り製品	−15℃以下
液状油脂	室温
固形油脂（ラード，マーガリン，ショートニング，カカオ脂）	10℃以下
殻付卵	10℃以下
液卵	8℃以下
凍結卵	−18℃以下
乾燥卵	室温
ナッツ類	15℃以下
チョコレート	15℃以下
生鮮果実・野菜	10℃前後
生鮮魚介類（生食用鮮魚介類を含む）	5℃以下
乳・濃縮乳	10℃以下
脱脂乳	10℃以下
クリーム	10℃以下
バター	15℃以下
チーズ	15℃以下
練乳	15℃以下
清涼飲料水（食品衛生法の食品，添加物等の規格基準に規定のあるものについては，当該保存基準に従うこと）	室温

資料）大量調理施設衛生管理マニュアル（平成 9 年 3 月 24 日衛食第 85 号別添，最終改正：平成 29 年 6 月 16 日生食発 0616 第 1 号）

表 7.3 主な植物性食品の最適貯蔵温湿度と貯蔵期間

種類		食品名	温度（℃）	相対湿度（%）	貯蔵期間
野菜類	葉菜類	アスパラガス	0〜0.5	85〜95	2〜4週
		キャベツ	0	85〜95	2〜6月
		セロリー	0〜1	85〜90	2〜5月
		ニラ	0〜1	90〜95	1〜3月
		パセリ	0〜1	85〜90	1〜2月
		ほうれんそう（晩生）	−0.5〜0	90〜95	1〜2週
		芽キャベツ	−1〜1	90〜95	2〜6週
		レタス	0〜1	90〜95	1〜3週
	茎菜類	たまねぎ	−3〜0	70〜75	6月
		にんにく	−1.5〜0	70〜75	6〜8月
		洋ねぎ	0	90〜95	1〜3月
	果菜類	かぼちゃ（冬）	10〜13	70〜75	2〜6月
		かぼちゃ（夏）	0〜4.4	85〜95	10〜14日
		きゅうり	7〜10	90〜95	2週以内
		トマト（完熟）	0	85〜90	1〜2週
		トマト（緑熟）	11.5〜12	85〜90	1〜2週
		なす	7〜10	85〜90	10日
		ピーマン	0	85〜90	4〜5週
	花菜類	カリフラワー	0〜1	85〜90	3〜6週
		ブロッコリー	0	90〜95	10〜21日
	莢実類	さやえんどう	−0.5〜0	85〜90	1〜3週
	根菜類	かぶ	0	90〜95	4〜5月
		大根	0	90〜95	3〜4週
		にんじん（束）	0〜1	90	2週以内
		にんじん（葉切）	−1〜1	90〜95	4〜6月
		わさび	−1〜0	90〜95	10〜12月
穀物類		スイートコーン（とうもろこし）	−0.5〜0	85〜90	4〜8日
いも類		じゃがいも（早生）	3〜4	85〜90	2〜3週
		じゃがいも（晩生，食用）	4.5〜10	88〜93	4〜8週
豆類		グリンピース	2〜7	85〜90	10〜15日
果実類		アボカド	5〜10	90	2〜4週
		あんず	−1〜0	90	2〜4週
		いちご	4.5	85〜90	1〜2日
		いちじく	−1〜0	90	7〜14日
		オリーブ	7〜10	85〜90	4〜6週
		オレンジ（フロリダ産）	−1〜1	85〜90	2〜3月
		グレープフルーツ	0	85〜90	—
		すいか	2〜4	85〜90	2〜3週
		すもも	−0.5〜1	85〜90	2〜8週
		チェリー	−1〜0	85〜90	1〜4週
		ネクタリン	−1〜0	85〜90	3〜7週
		パイナップル（完熟）	4.5〜7	90	2〜4週
		バナナ（黄熟）	13〜16	85〜90	5〜10日
		ブルーベリー	−1〜0	85〜90	2〜3週
		ぶどう（コンコード種）	−1〜0	85〜90	3〜4週
		ぶどう（マスカット種）	−1〜0	85〜90	2月
		桃	−1〜1	85〜90	1〜4週
		洋なし	−1.7〜0.6	85〜90	2〜3月
		ラズベリー	0	85〜90	3〜5日
		りんご	−1.1〜0	85〜90	2〜6月
きのこ類		マッシュルーム	0〜1	85〜90	3〜7日

資料）相良泰行：生鮮青果物のコールドチェーンにおける温湿度管理の留意点，冷凍，**78**，47 〜 49（2003）より作成

表7.4 植物性食品の低温障害の発生と症状

種類		食品名	発生温度(℃)	症状
いも類		さつまいも	9〜10	内部褐変・異常，硬化
		さといも	3〜5	内部変色，硬化
		やまいも(いちょういも)	0〜2	内部変色
		やまいも(長いも)	0〜2	内部変色
野菜類	果菜類	オクラ	6〜7	ピッティング
		かぼちゃ	7〜10	内部褐変，ピッティング
		きゅうり	7〜8	ピッティング
		とうがん	3〜4	ピッティング，異味
		トマト(未熟果)	12〜13	ピッティング，追熟異常
		トマト(熟果)	7〜9	変色，異味・異臭
		なす	7〜8	ピッティング，焼け
		にがうり	7〜8	ピッティング
		ピーマン	6〜8	ピッティング，種子褐変
	莢実類	さやいんげん	8〜10	ピッティング
	根菜類	しょうが(新)	7〜8	ピッティング

種類	食品名	発生温度(℃)	症状
果物類	青梅	5〜6	ピッティング，果肉褐変
	アボカド	5〜10	追熟異常，果肉褐変，異味
	オリーブ	6〜7	果肉褐変
	オレンジ	2〜7	ピッティング，じょうのうの褐変
	かぼす	3〜4	ピッティング，す上がり，異味
	グレープフルーツ	8〜10	ピッティング，異味
	すいか	4〜5	異味・異臭，ピッティング
	すだち	2〜3	ピッティング，異味
	夏みかん	4〜6	ピッティング，じょうのうの褐変
	パイナップル(熟果)	4〜7	果芯褐変，ビタミンC減少
	パッションフルーツ	5〜7	**オフフレーバー**
	バナナ	12〜14.5	果皮褐変，オフフレーバー
	パパイヤ(熟果)	7〜8.5	ピッティング，オフフレーバー
	マンゴー	7〜10	水浸状焼け，追熟不良
	桃	2〜5	はく皮障害，果肉褐変
	メロン(マスク)	1〜3	ピッティング，異味
	ゆず	2〜4	ピッティング
	りんご	0〜3.5	果肉褐変，軟性焼け
	レモン(黄熟果)	0〜4	ピッティング，じょうのうの褐変
	レモン(緑熟果)	11〜14.5	ビタミンC減少，異味

資料）田中芳一，丸山務，横山理雄編：食品の低温流通ハンドブック，p.111（2001）サイエンスフォーラムより作成

流通機構にこのT-T・Tの規制が結びついたものを**低温流通システム（コールドチェーン）**と呼ぶ。低温流通システムは，生鮮食品の生産・輸送・消費の過程で途切れることなく低温に保つ物流方式であり，食品に起因する衛生事故を防止するとともに，衛生状態の確保，品質劣化の防止（鮮度の保持），価格の安定に大きく寄与する。

2 青果物の鮮度保持

青果物の鮮度保持に最も効果的な方法は低温を保つことであるが，青果物の中には低温によって障害を受けるものも多く見られる。果皮の褐変，**ピッティング**，異味・異臭，果肉褐変などを引き起こす。表7.4に例を示す。

3 食肉・魚介の鮮度保持

家畜はと殺後，筋肉が硬直し，さらに時間が経つと熟成し軟らかく，風味が向上する（追熟）。5℃前後で保管した場合，追熟期は通常，牛肉10日，豚肉6日，鶏肉2日程度である。一方，魚介は鮮度低下が著しく速い。表皮に付着している微生物が急速に増殖するためである。

肉・魚類の鮮度を保つためには，できるだけ低温を保持することが重要である。各食肉における保存温度別にみた可食期間を表7.5に示す。安定した品質で流通させるために**真空包装**が利用されているが，真空包装して冷蔵保管した場合，好気的条件で発生する腐敗の原因となる細菌の発育が抑制され，可食期間が延長される。

オフフレーバー：食品成分自身の化学変化や外部からの影響により生じる異臭，変質臭，悪臭。
ピッティング：低温障害や病害が原因で発生するへこみ，黒点。

表 7.5 各食肉における保存温度別にみた可食期間

原料の態様	販売時の形態	保存温度	食肉の種類別の可食期間		
			牛肉	豚肉	鶏肉
冷蔵部分肉	肉塊	10℃	3日	3日	1日
		4℃	6日	6日	4日
		0℃	7日	7日	6日
	スライス	10℃	3日	3日	
		4℃	6日	5日	
		0℃	7日	6日	
	ひき肉	10℃	2日	1日	1日
		4℃	3日	3日	2日
		0℃	5日	5日	4日
	切りみ*	10℃			1日
		4℃			4日
		0℃			6日
冷凍部分肉	肉塊	10℃	3日	3日	1日
		4℃	6日	5日	3日
		0℃	7日	6日	5日
	スライス	10℃	2日	2日	
		4℃	6日	5日	
		0℃	7日	6日	
	ひき肉	10℃	2日	1日	1日
		4℃	3日	3日	2日
		0℃	5日	5日	4日

食肉の種類	包装形態	保存温度	可食期間
牛肉	真空包装	0℃	61日
		2℃	45日
		4℃	26日
		−15℃以下	24カ月
	簡易包装（ポリエチレンフィルム）	0℃	12日
		2℃	8日
		4℃	7日
豚肉	真空包装	0℃	20日
		2℃	17日
		4℃	9日
	簡易包装（ポリエチレンフィルム）	0℃	12日
		2℃	6日
		4℃	6日
	包装形態を問わず	−15℃以下	24カ月
鶏肉	真空包装	0℃	12日
		2℃	8日
		4℃	6日
	包装形態を問わず	−15℃以下	24カ月

注）可食期間は，食肉を処理する際の枝肉，部分肉，作業室，器具類，作業者等の衛生状態が付帯条件として示す状態に保持されたときに得られた期間である。付帯条件は，処理に供する肉の条件や，加工作業室や器具の条件等，詳細に定められている（期限表示のための試験方法ガイドライン（2006）参照）。なお，可食期間には加工日が含まれない。
* 日本食鳥協会の調査による。
資料）日本食肉加工協会：食肉に関する期限表示フレーム，期限表示のための試験方法ガイドライン（2006）

5 食材料の開発と表示

1 食品の規格と表示マーク

各ライフステージの利用者の健康の保持・回復をねらいとした食品や，特定の用途に向けた食品，食べやすさ・使いやすさを追求した食品など，さまざまな用途の食品が開発されている。これらの食品の容器や包装には，認証マークが表示されている（表 7.6）。食材料の管理者として表示を読み，使用の可否や選定の基準として活用する。

2 遺伝子組換え食品，アレルギーの原因となる物質を含む食品，食品添加物の表示

消費者が安心して食生活の状況に応じた食品を選択できるように，食品にはさまざまな表示がされている。次の食品は，各表示内容を十分理解した上で使用する。

表 7.6 食品の表示マーク

区分	マーク	内容	マーク	内容
各省庁が定めたマーク		**特別用途食品マーク（消費者庁）** 乳児の発育や，妊産婦，授乳婦，えん下困難者，病者などの健康の保持・回復などに適するという特別の用途について表示するもの。病者用食品，妊産婦・授乳婦用粉乳，乳児用調製乳，えん下困難者用食品がある。表示には国の許可が必要。	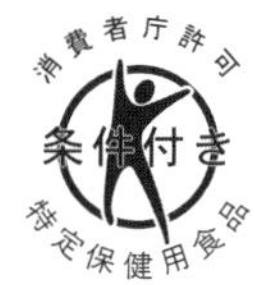	**特定保健用食品マーク（消費者庁）** 「体脂肪がつきにくい」，「お腹の調子を整える」，「虫歯の原因になりにくい」など，食品のもつ特定の保健の用途を表示して販売される食品につけられる。表示には国の許可が必要。 **条件付き特定保健用食品マーク（消費者庁）** 健康への作用についてある程度の有効性が確認されているものの，特定保健用食品と比べて有効性が十分に証明されていない食品につけられる。
	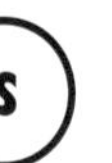	**JAS マーク（農林水産省）** JAS は日本農林規格の略称。品位，成分，性能等の品質についての JAS 規格（一般 JAS 規格）を満たす食品や林産物などにつけられる。		**特色ある規格マーク（農林水産省）** 特別な生産や製造方法についての JAS 規格（特定 JAS 規格）を満たす食品や，生産情報公表商品，定温管理流通食品など，同種の標準的な製品に比べ品質等に特色があることを内容とした JAS 規格を満たす食品につけられる。
	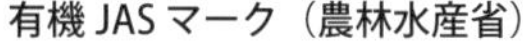 	**有機 JAS マーク（農林水産省）** 種まきや植付け前，2 年以上および栽培中に原則として化学肥料や農薬を使用せず，たい肥などの有機肥料により作られた農産物や，その加工食品などにつけられる。		
	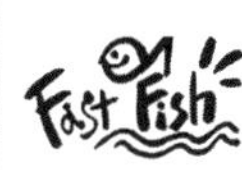	**ファストフィッシュ商品のマーク（水産庁）** 手軽・気軽においしく食べられる水産加工品・調味料を公募し，選定した商品。生ごみ処理，買い置きの困難さ，骨による食べにくさの問題を解決する商品として注目されている。介護食や学校給食に利用されている。		
都道府県の消費者保護条例によるもの	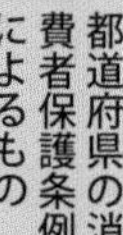	**地域特産品認証マーク（E マーク）（都道府県）** 地域の原材料の良さを生かしてつくられた特産品に，優れた品質と信頼の証として表示する。都道府県が基準を定めて認証している。		
業界が独自に定めたマーク	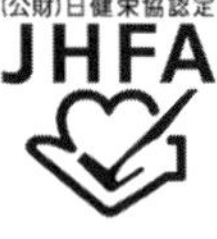	**JHFA マーク（日本健康・栄養食品協会）** 成分や表示などが，基準に合格した健康補助食品につけられる。	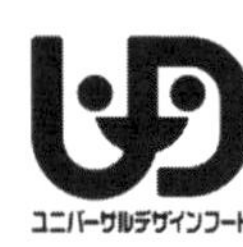 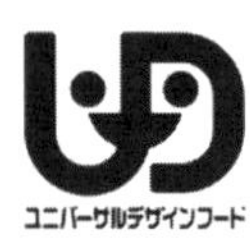	**ユニバーサルデザインフードのマーク（日本介護食品協議会）** 日常の食事から介護食まで，幅広く使用可能な食べやすさに配慮し制定した規格に適合した食品に表示されている。
		**認定証マーク（日本冷凍食品協会）** 日本冷凍食品協会が運営する「冷凍食品認定制度」に適合した工場で製造され，認定基準に適合した冷凍食品につけられる。	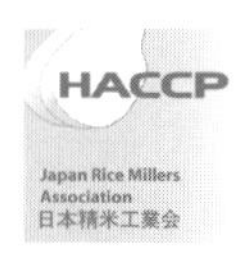	**HACCP 認定マーク（一般社団法人日本精米工業会）** 精米 HACCP 認定された精米工場で精米された米に表示される。食品として安全が確保され，品質も確かな精米であることを示している。
		**公正マーク（飲用乳）（全国公正取引協議会連合会）** 「飲用乳の表示に関する公正競争規約」により，適正な表示をしていると認められる，全国飲用牛乳公正取引協議会加入事業者が製造する飲用乳（牛乳，特別牛乳，乳飲料など）に表示される。	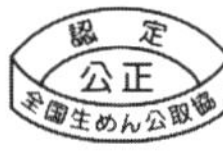	**公正マーク（生めん）（全国公正取引協議会連合会）** 「生めん類の表示に関する公正競争規約」により，適正な表示をしていると認められる，全国生めん類公正取引協議会加入事業者が製造する生めん（うどん，そばなど）につけられる。

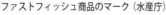

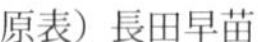

原表）長田早苗

◆1　遺伝子組換え食品の表示

遺伝子組換え食品は，本来備わっていなかった性質を，遺伝子組換え技術を用いて人為的に遺伝子に組み込んだ農作物およびそれによってつくられた加工食品のことである。食品としての安全性は，食品安全基本法および食品衛生法に基づいて確保されている。遺伝子組換え表示義務のある農作物は，大豆（枝豆および大豆もやしを含む），とうもろこし，ばれいしょ（じゃがいも），菜種，綿実，アルファルファ，てん菜，パパイヤ，からしなの9品目である。これらの農作物およびこれらを原料とする加工食品は，その旨を表示することが義務付けられている。

表示の種類については 表7.7 に示す。

◆2　アレルギーの原因となる物質を含む食品の表示

平成14（2002）年より，アレルギー物質を含む食品に起因する健康被害を未然に防ぐことを目的として，加工食品に含まれるアレルギー物質の表示が始まった。アレルギー表示対象品目は28品目である（表7.8）。このうち，特に症状が重篤な，または発症数が多い8品目（特定原材料）の表示については，消費者庁令で義務付けられている。

特定原材料を原材料として含む食品や添加物であっても，抗原性が認められないものにあっては，表示義務が免除される（例：乳清など）。

あわびやまつたけなど，香りづけなどの目的でごく少量しか含まれていない場合は，その状況がわかるような記載が義務付けられている。

原材料として特定原材料等を使用していない食品を製造する場合等であっても，製造工程上の問題等によりコンタミネーションが発生することがある。他の製品の特定原材料等が製造ライン上で混入しないような対策の徹底を図っても，なおコンタミネーションの可能性が排除できない場合については，注意喚起表記を推奨される（例：「本品製造工場では○○（特定原材料等の名称）を含む製品を生産しています」）。

「入っているかもしれない」といった可能性表示は認められていない。

◆3　食品添加物の表示

食品衛生法では食品添加物を，食品の製造過程または加工・保存の目的で食品に添加，混和，浸潤などの方法で使用するものと定義している（第4条）。**指定添加物，既存添加物，天然香料，一般飲食物添加物**に分けられており，①食品の製造または加工（豆腐用凝固剤，膨張剤，ゲル化剤，乳化剤，かんすい，ろ過助剤，抽出溶剤等），②食品の品質保持（保存料，日持ち向上剤，殺菌料，酸化防止剤，防かび剤等），③食品の嗜好性の向上（甘味料，酸味料，苦味料，調味料，香料，ゲル化剤，増粘剤，着色料，漂白剤，発色剤等），④栄養価の補填・強化（栄養強化剤；ビタミン，ミネラル，アミノ酸類）に用いられている。

6　食材料の購入管理

食材料を購入する際は，いつ，何を，どのような業者から，どのような契約方法で購入するか，また発注の時期，方法，納期などをあらかじめ計画しておくことが必要となる。これを購入計画という。

表 7.7 遺伝子組換え食品の表示の種類

該当する場合	表示内容
分別生産流通管理された遺伝子組換え食品を原材料とする場合	『遺伝子組換え』
組換え，組換えでないものを分別していない食品を原材料とする場合	『遺伝子組換え不分別』
従来のものと組成，栄養価などが著しく異なる遺伝子組換え食品を原材料とする場合	例）『高オレイン酸遺伝子組換え』
分別生産流通管理された遺伝子組換えでない食品を原材料とする場合	表示不要，または『遺伝子組換えでない』
加工後に組換えられたDNAおよびこれによって生じたたんぱく質が，広く認められた最新の技術によっても検出できない加工食品（大豆油，しょうゆなど）	表示不要（任意で表示することも可）

表 7.8 アレルギーの原因となる物質を含む食品の原材料表示

	対象品目	内　容
特定原材料	えび，かに，くるみ，小麦，そば，卵，乳，落花生（ピーナッツ）	表示義務。 発症数，重篤度から勘案して，表示する必要性の高い食品。これらを含む加工食品については，当該食品を含む旨が必ず表示されている。
特定原材料に準ずるもの	アーモンド，あわび，いか，いくら，オレンジ，カシューナッツ*[1]，キウイフルーツ，牛肉，ごま，さけ，さば，大豆，鶏肉，バナナ，豚肉，まつたけ*[2]，もも，やまいも，りんご，ゼラチン，マカダミアナッツ*[3]	表示推奨。 当該食品を原材料として含む旨を，可能な限り表示するよう努めるとされている。

資料）消費者庁：食品表示基準について 別添 アレルゲンを含む食品に関する表示（平成 27 年 3 月 30 日消食表第 139 号，最終改正：令和 5 年 3 月 9 日消食表第 102 号）
*[1] 令和 7 年に特定原材料に改定予定。
*[2] 令和 5 年度内に削除予定。
*[3] 令和 5 年度内に追加予定。

1 購入先の選定と契約方法

高品質の給食をつくるためには，食材料の調達は信頼ある業者から行うことが重要である。購入先の選定には，次のことに注意することが望ましい。

◆1　購入先の選定条件

①適正な食材料（種類，量，鮮度，品質基準，出盛り期，規格など）を，指定した納入日に，確実に品揃えできること。

②良質な品物を適正な価格で納入できること。

③業者の社会的信頼が厚く，経営が健全であること。

④業者の保管施設や配送能力が整っていること（温度管理も適切であること）。

⑤店舗，搬入・搬出の経路，従業員の衛生など，すべてにおいて衛生管理が徹底していること。

⑥業者の立地条件と交通事情。

◆2　食材料購入の契約方法

一般に行われている購入の契約方法には，次のようなものがある。これらの契約期間は 1 ヵ月から数ヵ月単位までであるが，価格変動の大きい食品は短期間になる場合が多い。

❶ 相見積り

信頼のおける複数の業者に，購入予定品目の規格や数量，納入時期等の条件を提示して見積書を提出させ，品質や価格などを比較検討して契約業者を決定する方法。見積書を提出させる業者同士の適正な競争が保たれるように注意する。食材料の購入において，一般によく用いられる方法である。

❷ 随意契約方式

物品の売買や請負契約などにおいて，発注者が任意（随意）に特定の業者を選んで契約を締結する方法。市場などで直接買い付ける場合もこれに当たるが，一般には，信頼のおける複数の業者を選定し，随意に契約する。契約に当たっては複数の業者に交互に発注するなど，競争原理が働き適正価格が保たれるように配慮する必要がある。発注者は，購入する食材料等の適正価格を常に把握しておくことが重要である。生鮮食品など，価格変動が大きい食材料の購入契約などに用いる。

❸ 指名競争入札方式

発注者は，あらかじめ資力や信用などについて適切と認め，かつ食品の衛生上安全な取り扱いや納期の正確性などを加味して，信頼のおける複数の業者を指名し，同時に入札させる。その中から発注者にとって最も有利な条件を提示した入札者と契約を締結する。④の一般競争入札と比較して公告の手間は省けるが，①②と比べて時間と費用がかかる。

❹ 一般競争入札方式

公共事業の発注などで行われている方法。発注者が契約締結に必要な条件を一般に公告し，それを受けて不特定多数の参加希望者が入札する。これにより複数の業者を競争させ，発注者にとって最も有利な条件を提示した入札者と契約を締結する。きわめて公正で経済性を発揮するが，手続きが複雑で①②と比べて時間と費用がかかる。

③④ともに価格変動が小さく使用量が多い米や調味料，缶詰などの貯蔵食品や災害発生時用の備蓄食品等を，計画的に大量一括購入する際に用いる。

◆ 3　購入価格の契約方法

購入価格の契約方法は主に，単価契約方式が用いられる。これは競争入札や相見積りにより，期間内に購入する食材料の品目別の単価を事前に決定して契約する方法である。契約に当たっては前年度における品目別購入量の実績などにより，購入予定数量を想定することが必要である。

2 購入方法

食材料の購入には次のような方法があり，施設の規模や貯蔵庫の大きさなどを考慮して行う。

❶ 生産者からの産地直送による購入，市場での購入，卸売業者や仲卸業者からの購入，小売業者からの店頭購入

一般的に生産者に近いほど価格は安いが，購入のための人手，時間，輸送費あるいは保管設備などの費用を考慮して，発注者に有利な購入先を選定する。

❷ 一括購入（集中方式），分散方式

給食会社や給食センターでは，同じ食材料を大量に一括購入することが可能である（集中方式）。大量に一括購入を行うことで，各施設で購入する分散方式よりも，食材料の価格を低く抑えることができる。集中方式を全面的に取り入れる場合と，分散方式と併用する場合がある。同一地域にある給食施設では，一般食の献立を統一したり，あるいは共通で大量に使用が見込める食材料については共同購入するなどして，一括して食材料の購入ができるよう工夫をしている例もある。

複数の給食施設で**カミサリー**を共同設置している場合は，食材料の管理担当者の専門化による業務の質の向上と効率化が図られ，かつ流通段階の省略や大量一括購入により食材料価格が低減されることにより，各給食施設において合理的・効率的な運営が可能となる。

7 発注・検収

1 発注および納品時期

発注および納品時期は，生鮮食品（即日消費食品）および短期貯蔵食品，長期貯蔵食品（在庫食品，常備品），冷凍食品によって異なる。

❶ 生鮮食品（即日消費食品），短期貯蔵食品

施設の規模によっても異なるが，3日～2週間前に1～2週間分まとめて発注する。生鮮食品（即日消費食品）の納品は原則として使用当日，または1～2日前とする。使用頻度の高い短期貯蔵食品の納品は，数日分まとめてもよい。

❷ 長期貯蔵食品（在庫食品，常備品），冷凍食品

予定献立表や保管設備を考慮して，週または月単位で発注する。食品ごとに施設在庫量の上限値や下限値（標準在庫下限量）を定め，在庫量が収まるように発注量を調節する。

2 発注量の算定

発注とは，予定献立表に表示されている食材料の質と量を決定し，業者に注文することである。発注量は，各食材料の1人当たり純使用量に廃棄量を加算し，予定食数を乗じて求めた総食材量を基に，その食材料の包装単位などを参考に決定する。廃棄率は，下処理方法により異なるため，施設ごとに標準的な数値を設定するとよい。計算方法を以下に示す。

発注量＝（1人当たり純使用量 / 可食部率）× 100 ×予定食数

（ただし，可食部率＝ 100 −**廃棄率**）

また，発注係数を用いる計算方法もある。発注係数とは，発注の際に発注量の計算を簡略にするために用いる係数で，可食部率の逆数を求めたものである（表7.9）。

発注係数（倉出し係数）＝（1/ 可食部率）× 100

発注量＝1人当たり純使用量×発注係数×予定食数

3 発注方法

❶ 発注書による方法

発注書に必要事項（納品場所，担当者名，発注日，納品日（時），品名，発注量，規格な

カミサリー：食材料や給食関連消耗品を一括購入し，保管，配送までをまとめて行う流通センター。

廃棄率：食材料の下処理で皮，根，芽などの不要な部分（非可食部）の分量を百分率（%）で示したもの。食品の大きさ，鮮度，生産の季節，作業員の切り方・技術力，使用する切さい用機器などにより変動する。できるだけ廃棄率が少なくなるよう工夫するとともに，過去の廃棄率記録を基に施設独自の廃棄率を算出し，発注作業の標準化を図る。

表 7.9 発注係数（倉出し係数）

可食部率(%)	100	95	90	80	70
発注係数	1.00	1.05	1.11	1.25	1.43

注）発注係数＝（1/可食部率）× 100

No.＿＿＿＿

発 注 書

発注先＿○○物産 御中

下記の通り納品してください

納品場所：○○病院 栄養管理室

担当者：＿＿＿＿＿＿＿

年　月　日 発注

納品日	時刻	品名	発注量		備考
			kg	規格	
10/4		食パン	15	6 枚切り	
		いちごジャム・高糖度	5	20g/個	
		いちごジャム・低糖度	5	20g/個	
		普通牛乳	50	200g/パック	

図 7.2 発注書（例）

原表）長田早苗

ど）を明記して，業者に伝える（図 7.2）。毎日あるいは定期的に業者が納入する際に，翌日分，次回分を発注する外交員発注と，遠隔地からの常備品の購入や計画購買に使われる郵送発注（文書発注）がある。

❷ 電話による方法

電話による発注は便利ではあるが，発注書を省略しているため正確さを欠く。言い違い，聞き違いが疑われる場合も，証拠がないためトラブルの原因となりやすく，十分注意する必要がある。

❸ 店頭発注

給食担当者が店頭あるいは市場へ出向いて発注する方法である。食材料を直接見ながら発注できるため，購入条件に適したものを発注することができ，鮮度や価格・規格など細かい注文がしやすい。しかし，店頭に出向く人員と時間が必要になる。

❹ ファクシミリ・電子メールによる方法

ファクシミリや電子メールで発注書を電送する方法である。電話による簡便さと発注書による正確さを兼ね備えた方法で，相手方の不在時・多忙時でも発注が可能である。

4 納品・検収

検収とは，業者から納品される食材料が発注どおり（重量，品質，規格など）のものか，業者

納品書

○○病院 栄養管理室 御中

No.

納品者 住所
会社名 ○○商店
代表者名 印

年 月 日 受注分

品名	数量	単価	金額	備考

図7.3 納品書（例）

原表）長田早苗

令和 年 月 日

責任者	衛生管理者

納品の時刻	納入業者名	品目名	生産地	期限表示	数量	鮮度	包装	品温	異物
：									
：									

図7.4 検収記録簿

資料）大量調理施設衛生管理マニュアル（平成9年3月24日衛食第85号別添，最終改正：平成29年6月16日生食発0616第1号）

立ち会いのもとで検収責任者が発注書の控えと納品書（図7.3）を照合し，検収記録簿（検収記録表，図7.4）に基づき現品を点検・記録して受け取ることをいう。担当者は，食品鑑別ができる者（管理栄養士・栄養士，調理責任者など）とする。

検収記録簿には**食品の鑑別事項**を記録する。食材料の数量（重量），**品温**（業者の運搬時の温度管理が適切であったかの確認を含む）や，**賞味期限**（消費期限）や**生産地**などの表示内容を記入するとともに，**包装状態**や害虫・**異物混入**の確認，外観・色合い・においなどの**鮮度**判定を行い記録する。

異常品がある場合は業者に返品・交換を依頼する。同じ食材料の交換品がない場合は代替の食材料を準備し，献立の変更を速やかに行う。

8 食材料の保管・在庫管理

食材料は，納品時に入っていた容器から施設専用の容器に移し替えた後，品質が劣化しないように，専用設備において使用時まで適切に保管する。保管後は，食材料の出納を的確に行い，在庫量，賞味期限（消費期限）などを正確に把握し，合理的で無駄のない管理を行う。

1 保管管理

食材料の種類や適正温度を考慮して，種類ごとの専用の保管設備に保管することが重要である（表 7.10）。

2 在庫管理（食品受払いシステム）

貯蔵食品の保管庫への出し入れについて，入・出庫時に品目別に記録する帳簿を**食品受払簿**（在庫台帳）といい，在庫管理のことを**食品受払いシステム**という。入・出庫時に発生する入庫伝票，出庫伝票には，納品時に受け取る納品書に基づいて各食材料の単価および合計金額が記載されており，該当食材料の合計金額を計算することができる。現物の在庫量と食品受払簿を照合し，間違いがないか確認する。

食品受払いを常に的確に行うには，在庫量，品質，保管環境などを定期的に調査して，正確に把握・記録し，必要な際に使用できるように，維持・管理することが重要である。食品受払簿と現物の在庫量が一致しない場合には，その原因を明らかにして食品受払簿を訂正する。

また，貯蔵食品の在庫量は，品目別の使用量や使用頻度，品質保持期限，価格，保管スペースなどから在庫上限値（量）を定める。また，注文から納品までの期間に使用する量を目安に在庫下限値（量）を定め，在庫下限値に達する前に発注する。必要なときに不足することがないように，的確に在庫管理する。

3 在庫量調査（棚卸し）

食材料が適正に管理・統制できたかを確認するため，期間を定めて定期的に品目別に在庫量

表 7.10 食材料の保管と設備

食材料の種類	保管庫	保管温度	保管期間	保管スペースの管理
生鮮食品（即日消費食品）	冷蔵庫	0～5℃	即日使用が原則。食品によっては1～2日。	検収から使用までの間，食品（食肉類，魚介類，野菜類等）ごとに容器に入れて保管する。即日使い切る食材料なので，長期に保管することはない。
短期貯蔵食品	冷蔵庫	0～5℃	数日間（ただし，使用頻度が低い食品は生鮮食品と同じ扱いとする）。	
長期貯蔵食品（常温常備品）	食品庫	20℃前後	週・月・旬単位。	食材料の種類や特性，使用頻度などを考慮して品目別に収納場所を定め，**先入れ先出し**を励行して出納管理する。
冷凍食品	冷凍庫	－18℃以下	予定献立に従って1週間くらい。2～4週間分のまとめ買いが可能。	素材食品，半加工食品，調理済み食品などに区分して保管する。先入れ先出しを励行して出納管理する。

原表）長田早苗

先入れ先出し：先に入庫したものから使用していくために，貯蔵食品は先に入庫したものが手前になるように収納し，手前から使用するなどのルールを決めておく。

の調査を行うことを**棚卸し**という。一般には，月末と会計年度の終わりに行う。食品受払簿に使用食品を列記し，在庫一覧表を作成する。

9 食材料費の評価

食材料費が給食原価に占める割合は大きい。そのため，食材料費が効率的に使用されているかを評価することは重要である。

日々の食材料費が予算内であるかを調べるためには，**食材料費日計表**を確認するとよい。食材料ごとに価格を計算し（表7.11），食品群ごと，料理区分ごとの食材料費と全体の食材料費に対する各々の占有比率を算出し（表7.12），使用した食材料費が適正であるかを評価することができる。ある期間に使用した食材料費については，期間中の購入金額を基に純食材料費を算出し，原価管理の資料とする。食品類別，個別，週・月別に算出して検討する。

1 純食材料費の算出

純食材料費の算出は，貯蔵食品の期首・期末在庫金額および貯蔵食品と貯蔵しない食品（生鮮食品，短期貯蔵食品）の期間支払い金額をもとに，下記のように算定する。期間支払い金額は，購入量と単価より容易に調べることができる。

食材料費（期間食材原価）＝期首在庫金額（前期からの繰越金）

＋期間支払い金額－期末在庫金額（次期への繰越金）

表7.11 食材料費日計表（例）

料理名	発注用							原価計算用			
	食品名	1人分使用量(g)	総使用量	発注量	単価(円)	価格(円)	購入先	実施使用量	単価(円)	価格(円)	1人分価格(円)
ご飯	胚芽精米	85	8.5(kg)	8.5(kg)	52/100g	4,420	在庫	8.5(kg)	52/100g	4,420	44.2
白菜と豚肉のスープ	豚もも肉	10	1.0(kg)	1.0(kg)	171/100g	1,710	肉屋	1.0(kg)	171/100g	1,710	17.1
	白菜	47	4.7(kg)	4.7(kg)	135/kg	634.5	青果店	4.9(kg)	135/kg	661.5	6.615
	きくらげ	0.2	20(g)	20(g)	3.4/g	68	在庫	20(g)	3.4/g	68	0.68
	中華スープの素	0.6	60(g)	60(g)	39/10g	234	〃	60(g)	39/10g	234	2.34
	塩	0.4	40(g)	40(g)	0.6/10g	2.4	〃	40(g)	0.6/10g	2.4	0.024
	しょうゆ	0.8	80(g)	80(g)	3.5/10g	28	〃	80(g)	3.5/10g	28	0.28
かにたま	卵	94	9.4(kg)	9.4(kg)	227/kg	2,133.8	肉屋	9.4(kg)	227/kg	2,133.8	21.338
	ずわいがに(缶)	20	2.0(kg)	2.0(kg)	36/10g	7,200	A店	2.0(kg)	36/10g	7,200	72
	たけのこ(缶)	10	1.0(kg)	1.0(kg)	15/10g	1,500	〃	1.0(kg)	15/10g	1,500	15
	長ねぎ	14.3	1.4(kg)	1.4(kg)	594/kg	831.6	青果店	1.6(kg)	594/kg	950.4	9.504
	干ししいたけ	1.2	120(g)	120(g)	9.6/g	1,152	在庫	120(g)	9.6/g	1,152	11.52
								合計		836.881	292.9

原表）長田早苗

食材料費日計表：実施献立に対し，実際の食材料費を日ごとに算出したもの。

表 7.12 食材料日計表まとめ（例）

●料理別食材料費 1 人分

	料理名	予定		実施		差額
		価格（円）	比率（%）	価格（円）	比率（%）	（円）
主食	ご飯	44.2	15.2	44.2	15.1	0.0
汁	白菜と豚肉のスープ	27.0	9.3	27.0	9.2	0.0
主菜	かにたま	139.4	47.9	141.1	48.2	＋ 1.7
副菜	中華風和え物	55.7	19.2	55.9	19.1	＋ 0.2
デザート	奶乳豆腐	24.6	8.5	24.6	8.4	0.0
合計		290.7	100.0	292.9	100.0	＋ 1.9

●購入先別食材料費（仕込み数：100 人分金額）

	食品群	購入先	予定		実施		内訳（食品名）
			価格（円）	比率（%）	価格（円）	比率（%）	
購入品	獣鳥肉卵類	肉屋	3,844	13.2	3,843.8	13.1	肉，卵
	乳類	牛乳屋	880	3.0	880	3.0	牛乳
	青果	青果店	6,498.0	22.4	6,721.35	23.0	白菜，長ねぎ，しょうが，青梗菜，にんじん
	その他	A 店	10,350	35.6	10,350	35.4	ずわいがに（缶），たけのこ（缶），グリンピース（冷凍），みかん（缶），レモン果汁
小計			21,572	74.2	21,795	74.5	
在庫品	穀類	米屋	4,420	15.2	4,420	15.1	胚芽精米
	調味料	酒屋	930.2	3.2	930.2	3.2	中華スープの素，塩，しょうゆ，酒，砂糖，酢
	その他	B 店	2,145.5	7.4	2,096.9	7.2	きくらげ，干ししいたけ，油，白炒りごま，ごま油，粉寒天
小計			7,496	25.8	7,447	25.5	
総合計（円）			29,067		29,242		
期間累計（円）							

原表）長田早苗

2 価格の把握

畜産物と青果物の価格情報は，全国生鮮食料品流通情報センターから，価格を含む市場情報が提供されている（表7.13）。新聞や物価情報誌などからも，価格変動の動向をつかむことができる。また，他施設の購入価格の動向を知ることも大切である。

3 購入計画の検討

食材料のコスト管理を効率的に行うために，購入金額が高い食材料について重点的に管理し，次の購入計画につなげていくことが重要である。管理すべき食材料の優先順位を決定するために，ABC 分析を行う。

ABC 分析による購入計画の検討手順（図7.5）

①一定期間内の使用食材料をリストアップし，総食材料使用金額に占める割合（食材料費占有比率）を算出する。

②X 軸に食材料費占有比率の高い順に食材料を並べ，Y 軸を食材料費累積比率として折れ線グラフで描く（個々の食材料の食材料費占有比率は棒グラフで表わしている）。

③累積比率 70 ～ 75％までに該当する食材料を A グループ，75 ～ 95％の食材料を B グループ，95 ～ 100％の食材料を C グループに分類する（各グループの区分は各施設の状況を踏まえて検討する）。

A グループに属する食材料は，単価×使用量が大きく，食材料原価に対する影響が大きい。食材料費を効率良く使用するためには，A グループの食材料を重点的に管理することが望ましい。

表 7.13 畜産物および青果物に関する価格情報

情報の種類		内　容	時　期	提供方法
畜産物	食肉（豚）市況情報	と畜頭数，上場頭数，規格別取引価格と頭数など，取引の状況	毎日	オンライン
	食肉（牛）市況情報	と畜頭数，上場頭数，規格別取引価格と頭数など，取引の状況		
	鶏卵市況情報	入荷量，規格別卸売価格（高値，中値，安値）など，荷捌きや市況の動向		
	食鳥市況情報	部位別卸売価格（高値，中値，安値）など，市況の動向		
	輸入牛肉部分肉情報	品目別の取扱量，卸売価格など，市況の動向	月 2 回	
	輸入量情報	主要肉類の輸入数量，輸入価格など輸入動向	毎月	
青果物	青果物市場別市況情報	卸売市場に上場された入荷量や品目別卸売数量と**気配価格**（高値，中値，安値）など，市場の荷捌きや価格の動向	毎日	
	青果物品目別市況情報	品目ごとに編成した市場別の荷捌きや価格の動向，市場の荷捌きや価格の動向		
	輸入量情報	主要品目の輸入数量，輸入価格など，輸入の動向	毎月	
	全国青果物流通統計年報	野菜 50 品目，果実 44 品目品種について，主要卸売市場（80 市場）の月別卸売数量と価格	毎年 1 回	定期刊行物

資料）全国生鮮食料品流通情報センターホームページより作成

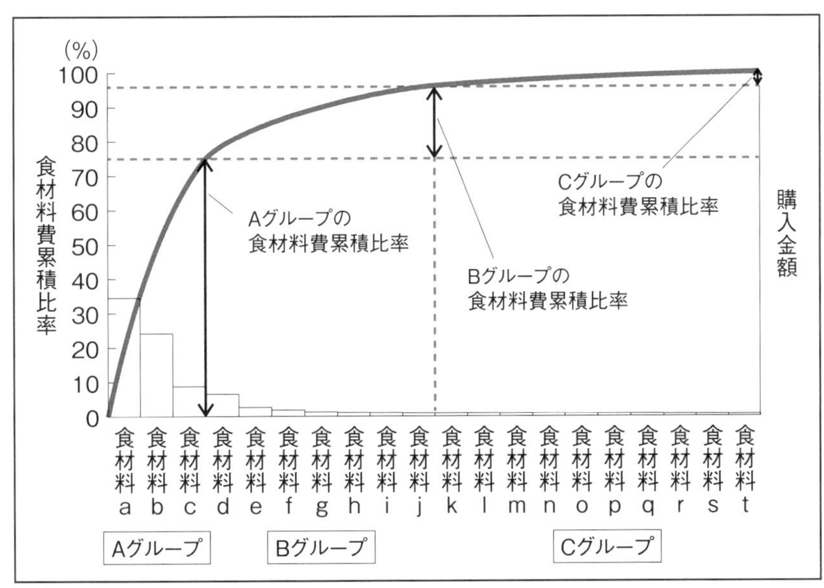

図 7.5 ABC 分析のグラフ

原表）長田早苗

気配価格：買う者，売る者が，買いたい，売りたい価格。

第8章 安全・衛生管理

山部秀子

安全・安心な給食を利用者に届けるためには徹底した衛生管理が必要となることを理解する。そのための衛生・安全管理，衛生管理の概要と実際について理解する。

1 安全・衛生管理の目的

1 安全・衛生管理の意義，目的

給食における衛生管理の目的は，利用者の健康障害に関わる食中毒などの事故を未然に防止し，かつ安全でおいしい食事を提供することにある。また，**安全管理**は，給食施設における事故や災害などを防止し，給食従事者が安全に作業できるように運営することである。

安全・衛生管理を行うためには，給食業務全般の中で，特に下記の点に配慮することが重要である。

①食物を扱う人が健康であり，食材料購入から調理，供食に至るまで食物を衛生的に取り扱う。

②食材料は，新鮮で食中毒や有害な付着物などに汚染されていないものを選択し，保管時および調理後の温度管理等が徹底している。

③施設・設備が衛生管理に必要な要件を満たしており，施設内が清潔で衛生的に保たれ，保守点検が徹底している。

④管理者による安全・衛生管理が行き届いており，管理体制が確立されている。

⑤給食従事者などへの安全・衛生教育が十分になされている。

2 食品衛生・安全管理の対象と範囲

従来，**食品衛生**は食中毒，寄生虫，カビ，添加物等の問題が中心であったが，近年では，環境問題との関連で，ダイオキシンによる内分泌かく乱化学物質（環境ホルモン）の問題，農産物では遺伝子組換えや残留農薬のほか，口蹄疫や牛海綿状脳症（BSE；bovine spongiform encephalopathy），ノロウイルスに代表される感染症など，科学技術の進歩による新たな問題が提起されている。

食品の安全・衛生管理の範囲は，もはや地球規模へと拡大されるに至った。我々の命を支えている食べ物は，栄養価があること，美味であることも大切な要素であるが，衛生的で安全であることが重要である。

これからの対策では，衛生的で安全な給食を提供するため，科学的根拠に基づいた衛生管理について，管理栄養士・栄養士が中心となり，すべての給食関係者が責任ある行動をとることが求められる。

2 安全・衛生管理関係法規

1 関連法規

安全・衛生管理に関する主な法規は，「食品衛生法」，「**食品衛生法施行令**」，「**食品衛生法施行規則**」，「食品安全基本法」（コラム 食品安全基本法 参照），「**労働安全衛生規則**」，「**水道法**」，

食品衛生法施行令：昭和 28 年 8 月 31 日政令第 229 号，最終改正：令和元年 10 月 9 日政令第 123 号
食品衛生法施行規則：昭和 23 年 7 月 13 日厚生省令第 23 号，最終改正：令和 5 年 7 月 26 日厚生労働省令第 99 号
労働安全衛生規則：昭和 47 年 9 月 30 日労働省令第 32 号，最終改正：令和 4 年 5 月 31 日厚生労働省令第 91 号
水道法：昭和 32 年 6 月 15 日法律第 177 号，最終改正：令和 5 年 5 月 26 日法律第 36 号

「**感染症の予防及び感染症の患者に対する医療に関する法律**」などであるが，そのほか，「**医療法**」，「**医療法施行令**」，「**医療法施行規則**」，「**事業附属寄宿舎規程**」，「**製造物責任法**」（コラム 製造物責任法，p.134）などがあげられる。

また，給食施設全体では「大量調理施設衛生管理マニュアル」（p.126，296）が重要である。また，これらの法規は改正があるため，最新の情報を確認することが重要である。

2 行政指導

国における食品衛生行政は，厚生労働省が食品の安全衛生確保に関する諸施策の遂行に当たっている。地方自治体においては都道府県，保健所設置市（特別区）の衛生主管部局の食品衛生主管課ならびに保健所，市場衛生検査所が中心となって実施している。

具体的には，食品衛生に関する指導職務は食品衛生監視員が行う。指導に当たっては，食品衛生監視票を用いて，施設や食品の安全・衛生管理のために施設・設備の構造，食品の取り扱い設備・取り扱い方法，従事者などについて評価を行う。

食品安全基本法　Column

（平成 15 年 5 月 23 日法律第 48 号，最終改正：令和元年 12 月 4 日法律第 62 号）

この法律の目的は，食品の安全性の確保に関して基本理念を定め，国，地方公共団体，食品関連事業者の責務と消費者の役割を明らかにするとともに，施策の策定に係る基本的な方針を定めることにより，食品の安全性の確保に関する施策を総合的に推進することである。

基本理念は，下記のとおりである。

①国民の健康の保護が最も重要とする基本的認識のもとでの食品の安全性の確保

②食品供給行程の各段階における食品の安全性の確保

③国際的動向，国民の意見に十分配慮し，科学的知見に基づく食品の安全性の確保

国と地方公共団体の責務は，基本理念にのっとり，それぞれの適切な役割分担を踏まえて，食品の安全性確保に関する施策を策定・実施することである。食品関連事業者は，基本理念にのっとり，事業活動において食品の安全性の確保について第一義的責任を有していることを認識し，食品供給行程の各段階において必要な措置を適切に講じる責務がある。

また，消費者には，食品の安全性の確保に関する知識と理解を深めるとともに，食品の安全性の確保に関する施策について意見を表明するように努めることによって，食品の安全性の確保に積極的な役割を果たすことが求められている。

なお，施策の策定に係る基本的な方針として，関連施策の策定に当たって，食品健康影響評価（リスク評価）を行い，その結果に基づいて策定することとしている。また，情報・意見交換の促進や，緊急事態への対処等に関する体制の整備，内閣府への食品安全委員会の設置についても定められている。

感染症の予防及び感染症の患者に対する医療に関する法律：平成 10 年 10 月 2 日法律第 104 号，最終改正：令和 5 年 6 月 7 日法律第 47 号

医療法：昭和 23 年 7 月 30 日法律第 205 号，最終改正：令和 5 年 6 月 7 日法律第 47 号

医療法施行令：昭和 23 年 10 月 27 日政令第 326 号，最終改正：令和 5 年 4 月 26 日政令第 175 号

医療法施行規則：昭和 23 年 11 月 5 日厚生省令第 50 号，最終改正：令和 5 年 7 月 31 日厚生労働省令第 100 号

事業附属寄宿舎規程：昭和 22 年 10 月 31 日労働省令第 7 号，最終改正：令和 2 年 12 月 22 日労働省令第 203 号

3 安全・衛生のリスク

1 食中毒とは

食品を介して健康上悪影響を与えるリスクとしては食中毒菌やウイルスなどの生物的要因，農薬などの化学的要因，金属片などの物理的要因がある。給食施設における食品衛生上の事故の中で最も重視されるのは食中毒である。

食中毒とは，一般的に有毒な微生物や化学物質を含む飲食物を食べた結果生じる健康障害のことである。主な症状として，嘔吐，腹痛，下痢，悪寒などの急性の胃腸障害があるが，原因物質の種類によって，重篤な場合には意識障害や呼吸障害を起こし，死に至ることもまれに見られる。

食中毒の種類としては，原因物質の別により細菌性食中毒，ウイルス性食中毒，自然毒食中毒，化学性食中毒などがある。

代表的な食中毒の種類と特徴を，表8.1 に示す。

2 食中毒の発生状況

◆1 年次別事件数

昭和60（1985）年までの食中毒事件数は年間1,000件以上であり，それ以降，一時減少傾向であったが，平成8（1996）年に腸管出血性大腸菌O157による食中毒が多発し，平成24（2012）年まで1,000件を超える発生が続いた。また，平成9（1997）年より，一部自治体において患者数1人の食中毒事件の散発事例が報告されるようになり，事件数は増大している。

令和3（2021）年の事件数は，717件（前年比170件減）であった。

◆2 患者数

昭和45（1970）年以降，30,000名前後の増減を繰り返し，近年は10,000～20,000人となっている。1事件当たりの患者数は，平成8（1996）年まで30～40人台で推移し，以後減少傾向であった。

令和3年の患者数は，11,080人（前年比3,533人減），1事件当たりの患者数は15.5人（前年比1.0人減），死者2人（前年比1人減），患者数501人以上の事件は2件（前年比2件増）であった。

◆3 月別発生状況

年間を通して発生する細菌性食中毒は，例年夏期を中心に多発している。また，ウイルス性食中毒は，冬期を中心に多発している。

令和3年は，発生件数が最も多かったのが3月（88件）で，次いで10月（87件），12月（84件），患者数では，4月（3,428人），6月（2,479人），2月（839人）の順であった。

◆4 原因食品別発生状況

件数，患者数ともに多いものは，「その他（食品または食事として特定できるもの）（以下「その他」とする）」，「魚介類」，「肉類およびその加工品」，「複合調理食品」などである。

令和3年に原因食品が判明したものは事件数535件（74.6%）で，「魚介類」，「その他」，「複合調理食品」の順で多かった。患者数でみると10,572名（95.4%）の原因食品が判明し，

「その他」,「乳類及びその加工品」,「複合調理食品」の順に多かった。

◆5　原因物質別発生状況

原因調査体制の整備や食中毒細菌の同定技術，ウイルスの検出技術の向上により，原因物質はほとんど判明するようになった。近年の傾向としては，細菌性食中毒，ウイルス性食中毒事件は増加し，自然毒および化学物質による事件数は減少している。

また，平成9（1997）年に原因物質としてノロウイルスを追加して以降，事件数，患者数ともに高い値で推移している。さらにここ数年，ヒラメの寄生虫であるクドア・セプテンプンクタータを原因とする食中毒が全国的に見られるようになった。

令和3年は，事件数では，アニサキス344件（48.0%），カンピロバクター・ジェジュニ/コリ154件（21.5%），ノロウイルス72件（10.0%）の順で多かった。患者数は，ノロウイルス4,733人（42.7%），その他の病原大腸菌（腸管出血性大腸菌を除く）2,258人（20.4%），ウェルシュ菌1,916人（17.3%）の順であった。

また，腸管出血性大腸菌による食中毒は，O157によるもののほか，O111，O26などによるものも発生している。

給食と感染症　Column

感染症は，寄生虫，細菌，ウイルス，**異常プリオン**などの病原体の感染によって起こるが，給食と関係が深いのは，特に経口感染症である。経口感染症は，病原微生物を原因物質とする，飲食に起因する健康障害であり，コレラ，チフス，赤痢などがあげられる。

感染症に関する法律としては，「伝染病予防法」（明治30年4月1日法律第36号）に代わり，平成11（1999）年に「感染症の予防及び感染症の患者に対する医療に関する法律（平成10年10月2日法律第114号。以下，「感染症法」）が施行された。感染症法では，感染力や罹患した場合の重篤性などに基づく危険性により**感染症の類型化**が行われ，それぞれ行政的な対応や措置が定められている。感染症法の施行に伴い，同年，食品衛生法施行規則も一部改正され，原因物質の種別にかかわらず飲食に起因する健康障害についてはすべて食中毒として位置づけられることになった。

＜ノロウイルス＞

感染症のひとつであるウイルス性食中毒の中で，ノロウイルスによる事件は，1年を通じて発生が見られるが，特に冬場に多発している。潜伏期間は1～2日であまり長くはないが，発症すると嘔気，嘔吐，下痢といった主症状が見られ，腹痛，頭痛，発熱，悪寒，筋痛，倦怠感などを伴うことがある。特別な治療を必要とせずに軽快するが，乳幼児や高齢者のほか，術後などで体力が弱っている者は，下痢による脱水や嘔吐物による窒息で死亡する場合もある。ノロウイルスは感染力が強く，吐瀉物が乾燥すると空気感染しやすいので，処理方法を熟知していることが必要である。また，症状が消失した後も患者の糞便中に排出されるため，二次汚染に注意しなければならない。

異常プリオン：プリオンは，動物の脳などに存在するたんぱく質である。異常プリオンはプリオンの構造が変化してできたもので，体内に入ると正常なプリオンを異常プリオンに変化させ，脳組織が破壊される。

感染症の類型化：1～4類感染症に分けられる。具体的な例としては，3類感染症として，細菌性赤痢，コレラ，腸チフス，パラチフス，腸管出血性大腸菌感染症（O157等）の5疾患，4類感染症には鳥インフルエンザなどがある。

表 8.1 食中毒の種類と特徴

種類		原因微生物・物質	主な原因食品・感染源	潜伏期間	症状	備考
細菌性食中毒	感染型	サルモネラ属菌	食肉およびその加工品，鶏卵，複合調理食品。保菌者の糞便，下水や河川水	12～24時間 平均18時間	発熱(38~40℃)，全身倦怠，頭痛，食欲不振，腹痛，下痢，嘔吐	2～3日で回復するが，症状は重い。サルモネラ属菌は熱に弱い（62～65℃ 30分で死滅）。
		カンピロバクター	鶏肉，飲料水	1～7日	腹痛，下痢，まれに嘔吐，発熱	近年，多発傾向。カンピロバクターは42～45℃で最もよく発育し，25℃以下では発育しない。
		エルシニア	畜肉食品，保菌獣から飲食物を介して感染	2～3日	腹痛，発熱，頭痛を伴って集団発生することがある	65℃以上の加熱で容易に死滅する。0～5℃でも増殖可。
		下痢型セレウス菌	シチューなどの肉，スープ	8～16時間	下痢，腹痛	芽胞は100℃ 30分でも死滅しない。
		腸炎ビブリオ	海産魚介類，折詰弁当，漬物など	12時間前後	激しい腹痛，下痢，嘔吐，発熱（38℃前後）	2日前後で治癒。腸炎ビブリオは熱に弱い（60℃ 15分，65℃ 5分，100℃数分で死滅）。
		腸管出血性大腸菌	牛肉およびその加工品，サラダ，白菜漬け，井戸水	7～10日	激しい腹痛，下痢，血尿。重症の場合は尿毒症	O157は75℃ 1分間以上の加熱で死滅。
		ウェルシュ菌	食肉，魚介類の加熱調理済み食品	8～20時間 平均12時間	腹痛，下痢，まれに嘔吐，発熱	耐熱性芽胞菌である。1～2日で症状回復。最適の発育温度は，ほかの細菌より高い（43～47℃）。
	毒素型	黄色ブドウ球菌	穀類およびその加工品，複合調理食品，菓子類，魚介類	30分～6時間 平均3時間	頭痛，下痢，吐き気，嘔吐，腹痛，通常無発熱	24～48時間で回復。経過良好。人および動物の化膿創，自然界（空気，水など）に存在。ブドウ球菌の毒素は熱に強い（100℃ 30分の加熱に耐える）。
		ボツリヌス菌	いずし，ハム，ソーセージ，缶詰など	12～36時間（毒素により不定）	視力低下，口渇，腹部膨満感，四肢運動麻痺，呼吸麻痺	芽胞は耐熱性で調理程度の加熱では死滅しないが，原因となる毒素は熱に弱い（80℃ 30分，100℃ 10分で無毒化される）。
		嘔吐型セレウス菌	チャーハン，ピラフなどの米飯	30分～5時間 平均3時間	吐き気，嘔吐	芽胞は100℃ 30分加熱でも死滅しない。黄色ブドウ球菌の症状と類似。
ウイルス性食中毒		ノロウイルス	生ガキ，保菌者，汚染物	24～48時間	嘔吐，激しい下痢	酸，消毒用アルコールで不活化されにくく，85～90℃ 90秒間以上の加熱推奨。手洗いの徹底。

種　類		原因微生物・物質	主な原因食品・感染源	潜伏期間	症　状	備　考
自然毒食中毒	動物性	フグ	フグの内臓(卵巣，肝臓など)，皮に存在するテトロドトキシン	20分～3時間	知覚麻痺，運動麻痺，発声不能，嚥下困難，呼吸困難，チアノーゼ	致死率は高い。
		麻痺性貝毒	イ貝，ホタテ貝，アカザラ貝などに蓄積された麻痺性貝毒	5～30分	知覚麻痺，運動麻痺，時に呼吸困難	有毒プランクトンの摂取により毒化。
		毒カマス	毒カマス（シガテラ毒魚）に存在する各種のシガテラ毒(シガトキシン，シガテリン，マイトトキシン)	30分～3時間	口唇麻痺，顔面麻痺，言語障害，歩行困難，ドライアイスセンセーション	1～2日で回復（重症の場合数か月かかることもある）。
	植物性	毒きのこ	ツキヨタケ，イッポンシメジ，ニガクリタケ，カキシメジ，テングタケなどに含まれるファロトキシン，アマトキシン，イボテン酸など	2～10時間	胃腸障害，コレラ様症状，神経系障害，脳症状，脳症溶血性障害	毒性の強いものと弱いものとがある。
		ハシリドコロ	含有されるヒヨスチアミン，スコポラミンなどのアルカロイド	30分～数時間	めまい，脱力感，酩酊状態，嘔吐，目の異常	フキノトウの新芽などの山菜と間違えたことによる食中毒が多い。
		じゃがいも	じゃがいもの芽などに含まれるソラニン，チャコニン	30分～3時間	腹痛，胃腸障害，虚脱，めまい，眠気	新芽の出ているところや病変部を取り除いて皮をむく。
		トリカブト	全草にアルカロイドのアコニチンを含む。特に根に多く含有する	30分～2時間	口腔内の灼熱感，四肢麻痺，散瞳，嚥下困難，虚脱状態	致死率は高い。
		イヌサフラン	コルヒチン	2～12時間	嘔吐，下痢，呼吸困難，皮膚の知覚減退，重症は死亡	過去の事件例：ギョウジャニンニクの葉やタマネギの鱗茎に類似していることによる誤食。
		バイケイソウ	アルカロイド	30分～1時間	嘔吐，下痢，呼吸困難，重症は死亡	過去の事件例：ギョウジャニンニク，オオバギボウシと類似していることによる誤食。
化学性食中毒		合成洗剤	過去の事件例：焼肉用の油やタレと誤認	10～50分	喉の痛み，吐き気，発熱，嘔吐，腹痛	洗剤・消毒剤などはラベルを貼り，決められた場所に置く。
		ヒスタミン	赤身魚やその加工品（カジキ，ブリ，マグロ，サバなど）	摂取直後～1時間	頭痛，じんましん，発熱	一度生成されたヒスタミンは調理時の加熱等では分解されないので，温度管理を徹底する。

資料）日本給食経営管理学会監修：給食経営管理用語辞典，p.104（2020）第一出版を一部改変

◆ 6 原因施設別発生状況

原因施設の判明率は，平成 9（1997）年より一部自治体において患者数 1 人の食中毒事件の散発事例が報告されるようになってから減少している。

令和 3 年では，事件数で見ると，飲食店 283 件（39.5％），家庭 106 件（14.8％），販売店 40 件（5.6％）の順であり，患者数では，仕出屋 3,010 人（27.2％），飲食店 2,646 人（23.9％），製造場 2,127 人（19.2％）の順で多かった。

4 安全・衛生管理の対策

給食施設における安全・衛生管理の対象としては，①食物を扱う人，②調理をするための器具や施設・設備および環境，③食材料，④調理工程などがあげられる。

これらの管理を実際に進めるためには，施設の「運営管理責任者」が「衛生管理者」を指名し，責任をもって，「給食従事者」を含むすべての衛生・安全管理を遂行するような組織体制をつくっておく。

また，綿密な「安全・衛生管理マニュアル」を作成しておくとよい。学校給食における衛生管理組織の例を 図 8.1 に示した。給食業務を委託している事業所や病院では，特に衛生管理部門において，委託側，受託側の両者で事前に話し合い，協力体制をつくると同時に，業務分担，責任の所在，事件発生時の対応などについて明確化しておくことも必要である。

1 HACCP（危害要因分析重要管理点）システム

HACCP とは，hazard analysis and critical control points（危害要因分析重要管理点）の略

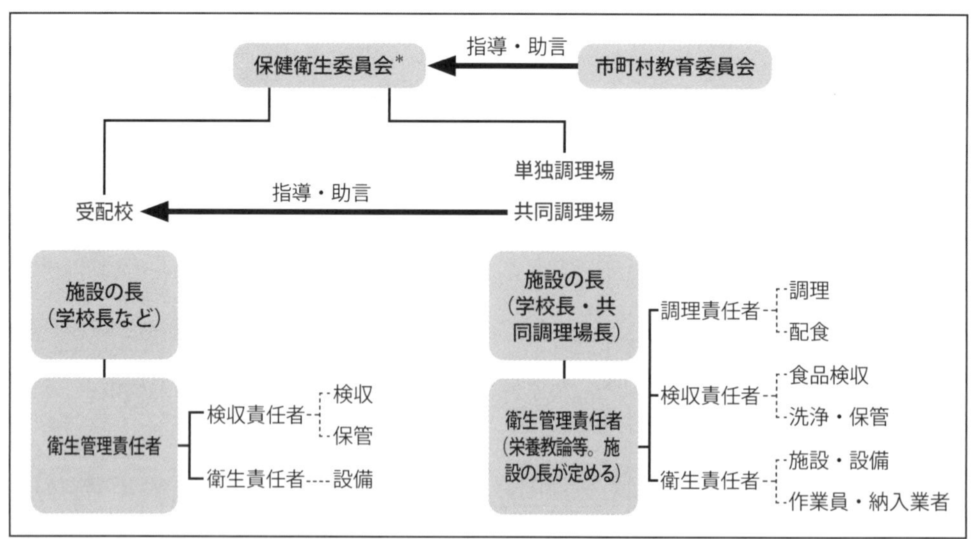

図 8.1 衛生管理組織（学校給食の例）

注）*：保健衛生委員会のメンバー
共同調理場：場長，給食主任，栄養教諭・学校栄養職員，保健所職員
単独調理場：校長，教頭，学校医（または学校薬剤師），給食主任，保健主事，養護教諭，栄養教諭・学校栄養職員

原図）山部秀子

称である。HA（危害要因分析）とCCP（重要管理点）に分かれ，食品製造時の安全・衛生に関する危害の発生を事前に防止することを目的とした，自主的な衛生管理システムである。アメリカの宇宙計画の中で開発され，国際的に広く認められている。

危害は，微生物学的危害，化学的危害，物理的危害に大別される。それらを防止するために，各工程において特に厳重に管理する箇所（重要管理点）を決める。その箇所を重点的に監視し，問題発生時の対応，監視事項の記録を行う。

食品衛生法により，給食施設においては，食品の搬入から配食，片づけに至るまでの調理工程全体を通して，HACCPシステムを運用することが求められている。

◆1　HACCPの7原則

HACCPシステムには7原則があり，いずれを除いてもシステムは成り立たない（表8.2）。

◆2　一般的衛生管理プログラム

一般的衛生管理プログラム（PP；prerequisite programs）は，HACCPシステムを機能させるために必要な前提条件である。具体的には，以下の10項目に分けられている。

①施設・設備の衛生管理
②施設・設備，機械・器具の保守管理
③ネズミ，昆虫の駆除
④使用水の衛生管理
⑤排水および廃棄物の衛生管理
⑥従業者の衛生管理

表8.2 HACCPシステムの7原則

1. 危害要因分析	危害とは，「食品の安全性に影響を及ぼし，人の健康を害するおそれのあるすべての物質」を指す。したがって，危害要因分析は，一連の工程の中で危害の発生条件や危害の内容・程度を明らかにすることである。 ・原因物質：微生物（ウイルス，細菌，寄生虫など），化学物質（自然毒，残留農薬など），異物など ・危害の要因：汚染，増殖，産生，混入，残存など
2. 重要管理点の設定	一連の工程の中で危害の防止，除去，または危害を許容範囲内にまで減少させるために，コントロールできる点や，手順・操作段階で重点的に管理するポイントを設定する。 ・温度：保管，冷却，解凍，加熱等の温度 ・保管時間：食材料，下調理済み食材料，料理の保管時間
3. 管理基準の設定	重要管理点について，モニタリングパラメータ（pH，温度，時間，圧力，流量など）の管理目標，または管理基準を設定する。
4. モニタリング（監視方法）の設定	決められたパラメータについて，短時間の観察で正確な結果が得られるように，連続して観察または測定し，重要管理点が正しくコントロールされているかどうかを監視する方法を設定する。 ・担当者による観察・記録，温度や時間の表示・記録装置
5. 改善措置の設定	モニタリングの結果，パラメータが許容範囲を超えた場合に，事故発生を事前にくい止めるための改善措置を設定する。 ・食品や料理の事前の回収・廃棄，再調理，機器の調整など
6. 検証方法の設定	① HACCP計画に従って実施されているか，②有効に活用できているか，③計画全体の修正が必要か，などを判定するための方法を設定する。
7. 記録（保管）方法の設定	モニタリング，改善措置，検証結果などの記録・保管方法を設定する。

原表）山部秀子

⑦従業者の衛生教育

⑧原材料の受け入れ，食品などの衛生的な取り扱い

⑨製品の回収プログラム

⑩製品の試験・検査に用いる機械器具，設備などの保守管理

なお，一般的衛生管理プログラムは，適正製造基準（GMP；good manufacturing practice）と衛生管理作業基準（SSOP；sanitation standard operating procedure）から構成されている。

2 食中毒の予防対策

食中毒の予防対策として，以下の点について整備する。

◆1　給食施設の衛生管理体制の確立

- 施設の運営管理責任者は，給食の担当者の中から衛生管理者を指名する。衛生管理者は，衛生管理点検表を用いるなどして衛生管理状況をチェックする。
- 「大量調理施設衛生管理マニュアル」（下記，3参照）を十分に活用し，さらに各々の施設の実情に合わせたマニュアルを作成する。
- 給食従事者に対し，OJT や OFF-JT の手法を用いた衛生・安全教育を行う。
- 調理工程に HACCP システムを導入する。

◆2　食品衛生監視員による監視指導

保健所などにおける食品衛生の専門家である食品衛生監視員により，施設・設備の清潔保持，製造工程の衛生管理，食品の衛生的取り扱いなどの監視指導が行われる。その際，食品衛生監視票（チェックリスト）を用いて，施設や食品の安全・衛生管理のために施設・設備の構造，食品の取り扱い設備・取り扱い方法，調理従事者の健康状態や服装・手洗い等が評価される。運営管理責任者は，それらの評価を日常の業務の中に反映させるようにする。

◆3　食中毒関連情報の収集と活用

- 厚生労働省や都道府県などの行政機関が提供している食中毒に関するガイドラインや関係通知，速報を入手し従業員教育に役立てる。近年は，これらの情報はインターネットなどで検索しやすくなっている。
- 都道府県や政令指定都市などでは，食中毒の発生しやすい気象条件が成立し，食中毒多発が予想される場合に食中毒警報（食中毒注意報）が発表される。夏期は特に注意する。

3 大量調理施設衛生管理マニュアル

平成 9（1997）年，厚生省（現 厚生労働省）は，食中毒防止を目的として「**大量調理施設衛生管理マニュアル**」（p.296）を作成した。HACCP の概念を導入し，食材料の購入から盛りつけ配膳に至るまでの重要管理事項（点）を示し，それらの点検・記録の励行とともに，改善が必要な場合は適切な措置を講じることが重要であると述べている。マニュアルは同一メ

OJT：on-the-job training（職場内教育）。日常業務の中で必要な知識や技能を重点的に指導する教育手法。

OFF-JT：off-the-job training（職場外教育）。仕事場を離れ，外部施設等で体系的・専門的に行う教育手法。

大量調理施設衛生管理マニュアル：平成 9 年 3 月 24 日衛食第 85 号　別添，最終改正：平成 29 年 6 月 16 日生食発 0616 第 1 号

ニューを1回300食以上または1日750食以上を提供する調理施設のみならず，すべての施設に適用される。

◆1　大量調理施設衛生管理マニュアルの要点

主な項目を以下に抜粋する。

❶調理等の過程における重要管理事項

①原材料について受け入れ時の検収実施などによる品質確保の徹底。

②加熱せずに供される野菜および果実（一部を除く）の洗浄の徹底。

③加熱調理については，食品が中心部まで十分加熱されていることの確認。

④加熱調理後の食品および加熱されない食品の二次汚染防止の徹底。

⑤原材料および調理が終了した食品の温度管理の徹底。

⑥①および③～⑤の重要事項についての記録の励行。

❷そのほかの重要管理事項

①施設設備の構造は，衛生管理に必要な要件を満たしていること。

②施設内および設備は，清潔で衛生的な状態に保持されていること。

③検食は，確実に保存されていること。

④調理従事者等は，調理などに際して健康で衛生的な状態で臨むこと。

⑤衛生管理の責任体制が確立されていること。

◆2　重要管理事項に関する点検表

以上の項目を記録するため，下記のような「点検表」が示されている。

①調理施設の点検表

②従事者等の衛生管理点検表

③原材料の取り扱い等点検表

④検収の記録簿

⑤調理器具等及び使用水の点検表

⑥調理等における点検表

⑦食品保管時の記録簿

⑧食品の加熱加工の記録簿

⑨配送先記録簿

図8.2に，以上の重要管理事項を作業区分別に具体的に示す。

4 ヒトの安全・衛生管理

衛生的で安全な給食の提供・喫食のためには，調理に携わる給食従事者とその家族，給食関連業者，利用者のそれぞれが健康でいなければならない。

◆1　給食従事者

調理に携わる給食従事者（臨時職員も含む）は，食べ物を扱うため，健康であることが就業の第一条件である。作業前には，毎日，衛生管理者に健康状態を報告する。また，家族の健康にも十分に留意しておく必要がある。

給食従事者に対しては，採用に当たり，医師による健康診断（「労働安全衛生規則」第43条），検便による健康診断（同第47条）を行うことが定められている。採用後も，健康診断は年1回以上定期的に行うこと（同第44条）とされ，「**学校給食衛生管理基準**」では，年1回の健康診断と，健康診断を含め年3回の定期の健康状態把握が望ましいとされている。

学校給食衛生管理基準：平成21年3月31日文部科学省告示第64号

区域	作業内容	想定される危害	管理基準の設定・監視	改善措置
汚染作業区域	原材料購入 納入 検収	食材料　汚染物質 異物混入 腐敗 業者・容器を介しての汚染	使用食材料の選定 業者の選定 配送時の温度管理 食材料別の検収基準 専用容器への入れ替え	返品 廃棄 業者の指導 契約内容の見直し 担当者の教育
	原材料保管 入出庫 庫内整理・整頓	細菌増殖 品質劣化（腐敗） 損耗	保管温度の管理 保管期限の管理 保管場所の区分化 害虫の侵入防止措置	廃棄 温度調整 保管設備の整備
	解凍 肉・魚	菌の残存・増殖 品質劣化 混合による相互汚染	食材料別解凍方法（温度，時間）の基準 解凍後の保管方法	廃棄 再解凍 方法の見直し
	下処理 肉・魚・卵の下処理 野菜等の洗浄，洗米	汚染物質の残存 二次汚染（手指，器具など）	調理区分の明確化 器具類の区分と清潔 食材料別の洗浄・消毒 手指の清潔保持	再洗浄 再消毒 手指の確認 設備の見直し
非汚染作業区域 ①準清潔作業区域	野菜等の切さい			
	下処理済み食品保管 入出庫 庫内整理・整頓	菌の残存・増殖 品質劣化（腐敗） 損耗	保管温度の管理 保管期間の管理 保管場所の区分化 害虫の侵入防止措置	廃棄 温度調整 保管設備の整備
	加熱調理 蒸し物，煮物 茹で物 焼き物 炒め物 揚げ物 汁物	菌の残存 加熱後の手，容器による汚染 不良食品（油・調味料）の混入 品質劣化	調理別温度・時間の設定 品温測定，官能検査 手の清潔保持 器具の清潔保持 油などの鮮度確認	廃棄 再加熱 方法の見直し レシピの見直し
②清潔作業区域	冷菜調理 サラダ 和え物 汁物	菌の残存・増殖 手，容器による汚染 混合による汚染 落下細菌	時間・温度の設定 調理後の保管方法 器具類の清潔保持 手の清潔保持 細菌の落下防止 官能検査	廃棄 再冷却 方法の見直し レシピの見直し
	調理済み食品保管 保温 保冷	菌の増殖 器具による汚染 保管中の品質劣化 腐敗	保管場所・方法 温度・時間 手指の清潔保持 器具の清潔保持	廃棄 再調理 方法の見直し
	盛りつけ配膳	菌の残存・増殖 落下細菌による汚染 手指，器具，食器類による汚染 異物混入（毛髪） 配膳車などの汚染	温度・時間の設定 細菌の落下防止 手指の清潔保持 食器・容器の清潔保持 帽子・マスク類の着用 手袋の着用 配膳車の洗浄消毒	時間短縮 再加熱 方法の見直し

図8.2 作業区分別のHACCP計画

原図）山部秀子

検便は，「学校給食衛生管理基準」では月２回以上の実施が義務付けられている。「大量調理施設衛生管理マニュアル」では月１回以上実施し，検便検査に腸管出血性大腸菌の検査を含めること，さらに，10～３月には月に１回以上または必要に応じてノロウイルスの検便検査に努めることとされている。

下痢，嘔吐などの症状がある場合は，直ちに医療機関を受診し，感染性疾患の有無を確認することが必要である。万一，ノロウイルスを原因とする感染症疾患による症状と診断された給食従事者は，検便検査において，ノロウイルスを保有していないことが確認されるまで，食品に直接触れる調理作業を控えるなど，適切な処置をすることが望まれる（ノロウイルスの無症状病原体保有者であることが判明した場合も同様）。

また，下痢，嘔吐のほか，発熱などの症状や手指等に化膿創がある場合も，調理作業には従事させない。

❶ 調理時の衛生

- 身体（頭髪，手指，爪など），衣服の清潔保持。
- 作業衣，髪の毛を完全に覆う帽子または三角巾，マスク，前掛けは，毎日清潔なものに交換して着用する。
- 時計，装身具はつけない。
- 手指を通しての細菌による二次汚染を防ぐため，下記の❷，❸に従って手指の清潔保持に努める。
- 調理室内では，専用の履き物を使用する。汚染作業区域から非汚染作業区域へ移動の際は，作業衣，履き物を交換する。
- 便所には，作業衣，帽子または三角巾，履き物のまま入らない。
- 喫煙，飲食の禁止。
- 衛生管理者は調理工程表に基づき，給食従事者と作業分担などの打ち合わせを十分に行う。

❷ 手指の清潔保持

- 調理に際しては，爪を短く切り，マニキュアなどの化粧品をつけない。
- 手洗いは，①作業開始前および用便後，②汚染作業区域から非汚染作業区域（準清潔作業区域，清潔作業区域。図8.3）に移動する場合，③食品に直接触れる作業に当たる直前，④生の食肉類，魚介類，卵殻など，微生物の汚染源となるおそれのある食品などに触れた後，ほかの食品や器具などに触れる場合，⑤配膳の前に，下記❸の方法で流水・石けんを用いてしっかり２回行い，消毒する。なお，使い捨て手袋を使用する際も①～⑤の場合に交換する。

❸ 手指の洗い方

手洗い専用シンクにおいて，次のように行う。

①水で手をぬらし，石けんをつける。
②指，腕を洗う。特に，指の間，指先をよく洗う（30 秒程度）。
③石けんをよく洗い流す（20 秒程度）。
④使い捨てペーパータオル等でふく（タオル等の共用はしない）。
⑤消毒用のアルコールをかけて，手指によくすりこむ。

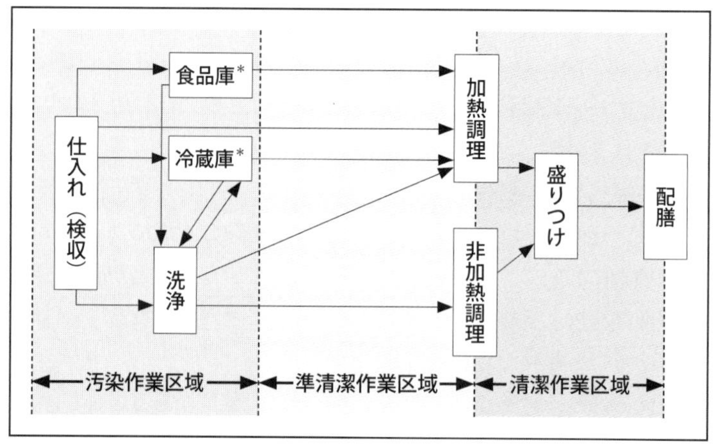

図 8.3 二次汚染防止のための作業区域

注）＊パススルーの設備は，汚染作業区域，準清潔作業区域の区分けと食品移動のために，その境界に配置する。

原図）山部秀子

①～③の手順は 2 回実施する。また，手洗い設備には，石けん，爪ブラシ，ペーパータオル，殺菌液を定期的に補充しておくこと。

◆2　給食関連業者

給食関連業者には，食材料納入業者だけでなく，給食に関わる消耗品などの搬入業者や施設・設備のメンテナンス業者なども含めて考える。

- 定期的検便実施（証明書提出）が望ましい。もし，業者の家族や近隣に伝染病が発生した場合は食材料の納入を直ちに停止する。
- 納入業者が定期的に実施する食材料の微生物および理化学検査の結果を提出させる。
- 食材料の納入は検収室で行い，調理室内への出入りは禁止する。
- 身体，服装ともに清潔であることを確認する。
- 店舗は衛生的で安全であり，食材料，納入時包装，流通時の保存温度などにも配慮が行き届いていることを確認する。

◆3　利用者

- 衛生思想を高め，個人の衛生管理を徹底する。
- 手洗い励行の習慣化。
- 食堂入室時の服装，履き物は清潔にする。

◆4　安全・衛生教育

給食従事者の採用時には，業務に関する安全・衛生のための教育を行うことが定められている（「**労働安全衛生法**」第 59 条，「労働安全衛生規則」第 35 条）。また，衛生管理に関しては「大量調理施設衛生管理マニュアル」に定められている。運営管理責任者は給食施設から食中毒や労働災害を出さないために，給食従事者に対する安全・衛生教育を徹底する必要がある。そのためには，まず年間計画または月間計画を立て，健康管理，食中毒，作業時の衛生および

労働安全衛生法：昭和 47 年 6 月 8 日法律第 57 号，最終改正：令和 4 年 6 月 17 日法律第 68 号

安全，清掃などに関して，重要度の高いものから取り上げて教育する。

教育の方法には，次のようなものがある。

・必要な知識・技術の周知徹底のための定期的な勉強会，またはミーティングの設定。
・行政機関や栄養士会または外部団体が主催する研修会への参加。
・ポスターの掲示，パンフレット，スライド，ビデオなど視覚的手法による注意喚起。
・防火・防災訓練の実施。

これらにより，給食従事者自身が，その重要性を理解し，安全・衛生管理に対して意欲的に取り組む意識を育てることが必要である。

5 施設・設備の安全・衛生管理

◆1　施設・設備の構造

給食施設・設備の構造を，衛生管理上望ましい状態にすることも「大量調理施設衛生管理マニュアル」の重要管理事項として示されている。

・調理室が汚水溜，動物飼育場，廃棄物集積場など不衛生な場所から隔壁などで完全に区別されている。
・便所，休憩室，更衣室は隔壁により食品を取り扱う場所と区分されており，さらに調理室から 3m 以上離れている。
・便所には専用の手洗い設備と履き物を備える。
・出入口および窓は極力閉めておく。外部に開放される部分は網戸，エアカーテン，自動ドアを設置する。
・施設はドライシステムが望ましい。
・床面に水を使用する場合は，適当な勾配（2/100 程度）をつける。さらに排水溝（2/100 ～ 4/100 程度の勾配）を設ける。
・シンクは相互汚染を防ぐため，加熱調理用食材，非加熱調理用食材，器具洗浄等，用途別に設置する。また，シンクなどの排水口は排水が飛散しない構造であること。
・調理室内は加熱調理が行われるため，高温多湿になりやすい。十分な換気を行い，調理室内の温度は 25℃以下，湿度 80% 以下に保つようにする。
・水道水以外の井戸水等を使用する際は，年 2 回以上水質検査を行う。
・貯水槽は年 1 回以上清掃する。

◆2　衛生的な作業区域の設定

調理室では，食材料の納入から調理・盛りつけ・配膳，下膳後の食器洗浄に至るまで，さまざまな作業が展開される。これらの作業が交差して二次汚染が起こらないよう，調理室を汚染作業区域，非汚染作業区域（準清潔作業区域，清潔作業区域）に区別する（図 8.3 参照）。そのために，それぞれを壁で区画する，または床面を色別する，境界にテープを貼るなどにより明確化し，作業は各々その区域内で行うように，給食従事者への教育徹底を図る。

作業中，汚染作業区域から非汚染作業区域へ移動する際は手洗いと消毒が必要なため，各作業区域の入り口手前には必ず手洗い設備と履き物用の消毒設備（履き物の交換が困難な場合に限る）を備える。器具・容器などは作業動線を考慮し，あらかじめ適切な場所に適切な数を配置しておく。また，調理作業に不必要な物品は置かない。

◆3　廃棄物の管理

調理室内の下処理室では，野菜くずなどの厨芥が連日大量に廃棄される。衛生管理者は，給食従事者に役割を分担させ，常に以下のような環境整備が遂行されているかを確認する体制をつくっておく。

- 廃棄物の保管場所は調理室外に設け，廃棄物専用の容器を備える。
- 厨芥や残菜，プラスチックの容器や袋，紙くず，破損食器やガラス片，金属などはその地域の区分方法に従って分別する。
- 廃棄物は汚臭，汚液が漏れないように保管，処理をする。
- 廃棄物は廃棄物集積場に搬出し，調理室に放置しない。
- 廃棄物集積場は，廃棄物搬出後，清掃を行い，周囲の環境に悪影響を及ぼさないようにする。
- 返却された残渣は非汚染作業区域に持ち込まない。

◆4　施設・設備，機器の清潔保持

施設・設備および機器類を清潔に保持するためには，日常業務の中で清掃と整理整頓を徹底する必要がある。

❶調理室内の清掃

清掃は，毎回調理作業終了後に行うが，天井，壁，窓，床面，汚れやすい排水溝，残菜置場は，作業計画表を作成し，担当者を決めて定期的に責任をもって行わせる。

内壁は床面から1mまでの部分および手指の触れる場所は1日に1回以上，天井および内壁の床面から1m以上の部分は月に1回以上清掃する。清掃の際は，すべての食品を調理室から完全に搬出する。清掃後，衛生管理者（管理栄養士または栄養士）が確認する体制を整えておく。ねずみ，昆虫の発生状況を月に1回以上は巡回点検し，ねずみ，昆虫の駆除を半年に1回以上行う。特に排水溝や残菜置場は，ねずみ，ハエ，ゴキブリなど（これらを，そ族・昆虫と呼ぶ）の発生源になりやすいため，注意が必要である。

清掃用の洗剤は，アルカリ性洗剤，中性洗剤，酸性洗剤などがあり，使用目的によって使い分ける。洗剤の選び方，使用法などは専門家のアドバイスを受けるとよい。消毒の方法は，紫外線消毒や日光消毒，乾燥などの物理的方法のほか，クレゾール石けん液，塩素剤（次亜塩素酸ナトリウム），アルコールなどの薬剤による化学的方法がある。洗剤や薬剤の使用にあたっては，製造者の指定した基準に従う。床の消毒は，基本的に月1～2回程度の頻度で行うが，汚染度の高い食品が落下した場合や，細菌検査によって大腸菌が検出された場合，または見た目に汚れていると思われる際には，十分な洗浄後に消毒を行わなくてはならない。

❷調理用設備の清潔保持

調理台，ガス台，シンク，配膳台などは，使用後に洗剤で汚れを落とし，最終的には水気が残らないようにふき取る。

調理台は，使用後，作業開始前に確実に洗浄・消毒を行う。

冷蔵庫・冷凍庫も使用頻度が高いため，扉や取っ手は毎日清拭し，庫内は週1回清掃と消毒をする。また，食品の安全性の面からも温度管理は重要であるため，扉の開閉状態に注意し，霜取りなども行う。冷蔵庫の温度は5℃以下，冷凍庫は－18℃以下に保持するよう

表 8.3 大腸菌簡易検出紙法

食品	食品 10g を滅菌容器に採取し，滅菌生理食塩液の中に入れて全量を 100mL とし，ホモジナイザーでよく粉砕する。この液に検出紙を浸漬し，備え付けの袋に入れて密閉し，35 ～ 37℃の孵卵器に入れ，24 時間以上培養する。その後，検出紙の表面の赤色スポットを数え，陽性かどうかを判定する。
食器	滅菌綿棒または滅菌ガーゼを滅菌ピンセットに巻きつけて，食器をふき取り，それを滅菌生理食塩液に入れ，よく振って洗い出し，その液を測定する。まな板，手指，ふきんなども同様に測定できる。

注）ブドウ球菌，腸炎ビブリオ，サルモネラ菌，一般細菌の検出法もある。
原表）山部秀子

に，毎日点検し記録しておく。

❸ 機器・食器類の清潔保持

機器類は，使用の都度，食品製造用水（40℃程度の微温水）で 3 回洗い，中性洗剤または弱アルカリ性洗剤を用いて洗浄する。殺菌は，煮沸殺菌，70% アルコール噴霧，次亜塩素酸ナトリウム液浸漬などの方法がある。

機器や食器の細菌検査には簡易検出紙法（**表 8.3**）が用いられる。

- **まな板**：プラスチック製のものが多く使用されているが，木製に比較して細菌の付着率が低く衛生的である。魚介類・食肉類・野菜類それぞれの生食用および加熱用に使い分ける。使用後は洗剤を用いてスポンジタワシで洗浄し，十分にすすいだ後，80℃で 5 分間以上の加熱，または塩素系消毒剤などに浸漬して殺菌し，十分乾燥させる。包丁も，洗浄後 80℃で 5 分間の加熱等で殺菌し，乾燥させる。まな板，包丁は清潔な保管庫にて保管する。
- **木製品**：汚染が残存しやすいので避けたほうがよい。使用の際は洗浄・殺菌を十分にし，乾燥させる。
- **フードカッター，皮むき機，野菜切さい機など**：最低 1 日 1 回以上分解して洗浄・殺菌後，乾燥させる。
- **ふきんなど**：洗剤を用いて洗浄後，100℃で 5 分間以上煮沸殺菌し，乾燥させる。
- **食器**：下膳後シンクに種類別に分類し，40℃程度の微温水に浸漬した後，下洗いし，食器洗浄機で洗浄する。食器洗浄機用の洗剤は，専用洗剤（0.1 ～ 0.3%）を使用する。濃度は洗浄機に内蔵されている装置で調節される。洗浄温度は 60℃，すすぎ温度は 82 ～ 90℃に保つ。洗浄後はかごに入れ，食器消毒保管庫（熱風または蒸気）に入れて消毒する。定期的に残留物テスト（**表 8.4**）を実施するとよい。

◆5　施設・設備の安全管理

調理室内には，ガス，電気，給・排水，換気設備などが設置されているため，取り扱い上のミスによる事故やガス漏れ，停電，漏電，火災などの災害を想定し，備えておかなければならない。また，作業中の不注意による切り傷，火傷，転倒など，不測の事故の危険もひそんでいる。また，「製造物責任法」（コラム 製造物責任法，p.134 参照）により，給食施設において調理された料理に何らかの欠陥があれば，賠償の責任が生じる。

運営管理責任者は，これらの事故を未然に防止するために，安全管理の対策を講じておく必要がある。各種災害と給食施設での対応は，「第 16 章 危機管理」（p.231 ～）を参照のこと。

表 8.4 残留物テスト

でんぷん性残留物	・**試薬**：希ヨード液，ヨードチンキ 3 倍液または 0.1 規定ヨウ素液（1L 中ヨウ化カリウム 20g，ヨウ素 12.5g）など，いずれかを使用。 ・**方法**：食器表面全体に試薬液をつけた後，軽く水洗する。 ・**呈色反応**：鮮明藍色，青色。
たんぱく質性残留物	・**試薬**：0.2% ニンヒドリンブタノール溶液。 ・**方法**：食器表面全体を試薬液に十分漬ける。この液を白色磁製蒸発皿に移し湯煎する。 ・**呈色反応**：紫色。
脂肪性残留物	・**試薬**：0.1% オイルレッドアルコール溶液または 0.1% クルクミンアルコール溶液。 ・**方法**：食器表面全体に試薬液をかけ，軽く水洗する。 ・**呈色反応**：脂肪性残留物が試薬液の色を呈する。クルクミンは，暗所紫外線照射で黄緑色または蛍光を発する（検出が容易，着色食器にも使用可）。
中性洗剤残留物	・メチレンブルーテスト法（陰イオン系洗剤に応用）。 ・**試薬**：A 液（1% メチレンブルー水溶液 50mL ＋濃硫酸 1.2mL ＋硫酸ナトリウム 5g ＋水→100mL），B 液（クロロホルム原液）。 ・**方法**：食器に水 50mL を入れ，5 分間よく溶出させた後，さらに水を加えて 100mL にする。この溶出液 3mL を共栓試験管に取り，A 液 3mL，B 液 3mL を加え振とうする（ウレタンフォームを用いる方法は明瞭である）。 ・**呈色反応**：青色（クロロホルム層）。

原表）山部秀子

「食品衛生法」第 30 条第 2 項に，都道府県などが定める食品衛生監視指導計画に基づく食品衛生監視員による施設や食品の監視指導の実施が定められている。この際に用いる監視票の監視項目を **表 8.5** に示す。

具体的な災害防止対策としての調理場安全管理チェックシートの例を **表 8.6** に示すが，万全を期するためには，各施設で独自の点検表を作成するとよい。**表 8.7** には，給食従事者，食品，施設・設備において安全・衛生管理上，点検項目の例を示す。

製造物責任法（PL 法）　Column

（平成 6 年 7 月 1 日法律第 85 号，最終改正：平成 29 年 6 月 2 日法律第 45 号）

PL は product liability の略である。

製造物責任法の目的は，被害者の保護を図り，国民生活の安定向上と国民経済の健全な発展に寄与することである。このために，製造物の欠陥により消費者が損害を受けた場合には製造業者等が損害賠償の責任を負うことを定めている。

また，「製造物」は製造，加工されたものを指し，給食では焼く，煮る，調味などの調理の上で提供される料理がこれに当たる。「製造業者等」は，製造物を生業として製造，加工，輸入した者を指し，給食では，調理・提供を行う給食施設が該当する。このため，提供した料理の欠陥により損害が発生した場合は，給食施設が賠償の責任を負うことになる。

なお，「欠陥」とは製造物が通常有すべき安全性を欠いていることとされ，製造上の欠陥，設計上の欠陥，表示上の欠陥の 3 類型に分類される。

表 8.5 食品衛生監視票の監視項目

Ⅰ　全体的な事項*1	
1．営業者の責務	①衛生管理計画を作成している…4 ②必要に応じて手順書を作成している…6 ③食品取扱者等に教育訓練を実施している…8 ④衛生管理の実施状況を記録し，保存している…4 ⑤効果を検証し，計画・手順書を見直している…4
Ⅱ　一般的な衛生管理に関する事項	
1．食品衛生責任者の選任	⑥食品衛生責任者を選任している…1
2．施設の衛生管理	⑦施設及び周辺の清潔な状態を維持している…2 ⑧不必要な物品を置いていない…1 ⑨施設内の内壁，天井及び床を清潔に維持している…1 ⑩施設内の採光，照明，換気が十分である…2 ⑪窓及び出入口の管理が適切である…1 ⑫排水溝の管理が適切である…2 ⑬便所を清潔に管理している…2
3．設備等の衛生管理	⑭機械器具の洗浄・消毒・補修を適切に行っている…2 ⑮計器類・殺菌装置等の定期点検を実施している…2 ⑯化学物質を適切に使用・管理している…1 ⑰手洗設備に必要な備品が備えられている…3 ⑱洗浄設備が清潔に保たれている…1
4．使用水の管理	⑲水道事業等により供給される水又は飲用に適する水を用いている…2 ⑳貯水槽を定期的に清掃している…1 ㉑殺菌装置・浄水装置の定期点検を実施している…2
5．ねずみ及び昆虫対策	㉒定期的な駆除又は調査に基づく防除を実施している…4
6．廃棄物及び排水の取扱い	㉓廃棄物・排水を適切に処理している…2 ㉔廃棄物の保管場所を適切に管理している…1
7．食品取扱者の衛生管理	㉕食品取扱者の健康状態を把握している…1 ㉖食品取扱者は衛生的な服装をしている…2 ㉗食品取扱者は不衛生な行動をしていない…5
8．検食の実施	㉘検食を保存している…1 ㉙提供先・時刻・提供数量を記録している…1
9．回収・廃棄	㉚回収・廃棄の手順を定めている…1
Ⅲ　HACCP に基づく衛生管理に関する事項*2	
1．危害要因の分析	㉛危害要因の一覧表を作成し，管理措置を適切に定めている…6
2．重要管理点の決定	㉜重要管理点（CCP）を適切に決定している…2
3．管理基準の設定	㉝㉜で定めた CCP に適切な管理基準（CL）を定めている…4
4．モニタリング方法の設定	㉞㉝で設定した CL のモニタリング方法を適切に定めている…6
5．改善措置の設定	㉟ CL 逸脱時の改善措置の内容を適切に定めている…6
6．検証方法の設定	㊱㉛～㉟の効果を定期的に検証する手順を定め，実施している…8
7．記録の作成	㊲モニタリング・改善措置・検証の実施結果の記録がある…6
Ⅳ　その他*3	
㊳講習会を定期的に受講している ㊴仕入元・出荷先等の記録を保存している ㊵自主検査を実施し，結果を保存している	

注）各項目末尾の数字は基準点（施設に応じて修正することもできる）。
　*1 HACCP の考え方を取り入れた衛生管理を実施する施設は，1～5において HACCP の内容も評価する。
　*2 HACCP の考え方を取り入れた衛生管理を実施する施設は採点の対象外。
　*3 遵守されている場合には✓を入れる。
資料）厚生労働省：食品衛生監視票について（平成 16 年 4 月 1 日食安発第 0401001 号別添，最終改正：令和 3 年 3 月 26 日薬生食監発 0326 第 5 号）より作成

表 8.6 調理場安全管理チェックシート（例）

区分		チェック項目	評価得点
施設・設備	下調理機器	1. 刃物やプレートは，しっかりと固定されているか？ 2. モーターに異常な音・振動や過熱がないか？ 3. 機器のコードとソケットは正しく連結されているか？　アースは正しく接続されているか？ 4. 回転速度は正常か？ 5. 刃物の研磨，新品への取り替えを行っているか？ 6. 必要な部品の取り替えを行っているか？ 7. ピーラーの回転盤や，底にゴミや汚れがついていないか？ 8. ピーラーの回転盤に摩耗はないか？ 9. 缶切りはよく切れるように手入れをしてあるか？ 10. スライサーとチョッパーには安全装置があるか？	
	主調理機器	1. ガス管にゆるみや漏れはないか？　ガス会社の点検は行われているか？ 2. ガス機器のパイロットランプに連結するゴムホースにいたみがないか？　すきまなく連結されているか？ 3. ガスバーナーは目詰まりしていないか？ 4. ガス機器のパイロットランプはすぐに点火するか？ 5. ガス機器の空気孔は正しく調整されているか？ 6. ガス機器のコックにゆるみやぐらつきがないか？ 7. ガス機器にさびや油のこびりつきはないか？ 8. フードにグリルフィルターをつけているか？ 9. フードのフィルターやダクト内の掃除をしているか？ 10. フードの防火ダンパーの作動は正常か？ 11. 煙はフードの外に出ないか？ 12. 回転釜のギアーは磨耗していないか？　回転部に注油しているか？ 13. フライヤーの温度調節装置は正常に作動するか？ 14. 炊飯器の排気筒に異常がないか？　ダンパーは正しく開閉するか？ 15. 炊飯器の食缶や蓋に変形はないか，留め金具にいたみはないか？ 16. 冷蔵庫・冷凍庫の温度調節装置，霜取り装置，扉外の温度計は正しく作動しているか？ 17. 冷蔵庫・冷凍庫のドアのパッキングにゆるみはないか？ 18. 冷蔵庫・冷凍庫のすのこにさびた部分や破損がないか？ 19. 冷蔵庫・冷凍庫の食品保管スペースは十分か？	
	洗浄・消毒機器	1. 食器洗浄器の作動速度は正常か？ 2. 食器洗浄器のノズルの噴射孔に目詰まりはないか？ 3. 食器洗浄器の回転ブラシ，ベアリングに磨耗はないか？ 4. 食器洗浄器のコンベアにゆがみ，破損はないか？　駆動用チェーンへの注油を行っているか？ 5. 食器洗浄器の処理能力は十分か？ 6. 紫外線殺菌灯に故障はないか？　新品への取り替えは行っているか？ 7. 紫外線殺菌灯は紫外線が直接見えないようになっているか？ 8. 食器消毒保管庫の温度調節装置は正常に作動するか？	
	排水溝	1. 汚水がたまっていないか？ 2. 破損はないか？ 3. 蓋，トラップがあるか？ 4. 勾配は適正なものになっているか？	
	そのほか	1. 使用中の機器に対し，コンセントの数は十分か？ 2. コードの長さは調整してあるか？ 3. 予備のヒューズを用意しているか？ 4. 戸棚の上のものは落下しないようになっているか？ 5. はしごのつくりは頑丈か？　手入れをしているか？ 6. マッチ入れには，蓋つき，金属製のものを使っているか？ 7. 防火用具を備えているか？　定期的に点検を行っているか？ 8. 救急箱の中身はそろっているか？ 9. 湯の温度は適正か？	
作業中の行動		1. なべが熱いときは，周囲に注意を促しているか？ 2. スチーム機器の取り扱いは，スチーム漏れに注意して行っているか？ 3. 高温の油脂の取り扱いには，常に注意しているか？　低温の油脂は低温で管理しているか？ 4. ガス栓を開ける前に点火を行っているか？ 5. 破損した皿やグラスは速やかに整理しているか？　専用のゴミ箱に入れているか？ 6. 包丁は専用の場所に置いているか？ 7. 洗う前の包丁を流しに入れないようにしているか？ 8. 使用後，洗浄後のスライサーに，安全フードをかけているか？ 9. 電気機器は，乾燥した手で扱っているか？ 10. 食物をこぼした際は，すぐに片づけているか？ 11. 廊下や通路を常に整頓しているか？ 12. ほうきやモップは使用後，収納されているか？	

注）5 点を満点として，最低を 1 点とする。
原表）山部秀子

表 8.7 給食従事者，食品，施設・設備の安全・衛生管理（例）

	給食従事者	食　品	施設・設備
毎日	・健康状態（手指の切り傷，化膿，下痢，疲労など） ・調理時の服装 ・手洗いの励行 ・適正な労働時間	・納入時の検収 ・食品の保管状況・温度管理 ・調理工程の衛生状況・温度管理 ・調理食品の中心温度測定 ・盛りつけから供食までの衛生状況と時間・温度管理 ・検食・保存食の実施	・温度測定（室温，冷蔵庫，冷凍庫） ・作業環境の整備 ・調理器具の洗浄・消毒 ・機器，食器の整理整頓 ・業務終了後の清掃（調理室，休憩室，事務室，残菜置場，便所） ・排水溝の洗浄と消毒 ・出入口・窓の施錠 ・ガスの元栓・電源の点検 ・厨芥の処理
定期的（週・月・年）	・健康診断（定期） ・検便（月 1 回以上） ・作業衣のクリーニング ・研修会，勉強会 ・救急用具，医薬品の整備 ・災害時連絡網の整備 ・防火・防災訓練	・食品庫内食品の点検（消費期限，賞味期限，包装など） ・冷蔵庫，冷凍庫内の食品の点検 ・簡易検出紙法による細菌（腸炎ビブリオ・大腸菌・ブドウ球菌）検査（食品，手指，器具など） ・非常食の備蓄	・施設・設備・機器の保守点検 ・食器洗浄テスト（でんぷん，たんぱく質，脂質） ・冷蔵庫，冷凍庫内の温度管理 ・大掃除（調理室，休憩室，事務室，便所） ・床，壁，天井，窓，排水溝，残菜置場などの清掃 ・施設・設備の清掃・消毒 ・ねずみ，害虫駆除 ・水質検査（年 2 回以上） ・貯水槽の清掃（年 1 回以上） ・緊急用調理器具・食器の常備 ・非常口（避難通路）の確保

原表）山部秀子

6 食材料の安全・衛生管理

◆1　食材料と献立作成

献立作成に当たっては，給食従事者の人数，能力に余裕をもたせた献立にする。また，事故の原因となりやすい食材料や調理法の点検も必要である。特に，食中毒多発時には生食魚介類の使用を避ける。

学校給食施設において，調理済み食品中の生菌数および大腸菌群について調査した結果，調理法別では，サラダ，おひたし，和え物，漬け物などの非加熱調理や最終調理工程に混ぜる，和えるなどの調理操作が加わる料理の汚染度が高く，食品分類別では，野菜類および加工品，魚介類，穀類および加工品などの汚染度が比較的高かった（佐久間徹，ほか：集団給食施設における食品の汚染防止について，食品衛生研究，44，61-70（1994））。

◆2　食材料の購入・検収・保管管理

注意すべき点を下記に示す。

- **食材料の購入**：常温保存可能なもの（缶詰，乾物，調味料など）を除き，生鮮食品類は，1 回で使い切る量を調理当日に納品する。
- **食材料の検収**：検収時には調理従事者等が必ず立ち会い，品質，鮮度，品温，異物混入（コラム 異物混入，p.139 参照）等の点検を行い，その結果を記録する。この際，食材料の安全性・鮮度などに注意し，特に生鮮食品は流通時の温度管理に留意する。また，賞味

表 8.8 食品残留農薬のマーケットバスケット調査*[1]結果（抜粋）

（令和元年度）

農薬名	平均1日摂取量*[2] (μg/ 人 / 日)	ADI*[3] (μg/ 人 / 日)	対 ADI 比*[2] (%)
グリホサート	6.96～30.13	53,300	0.01～0.06
プロシミドン	1.38～26.31	1,865.5	0.07～1.41
フルフェノクスロン	1.08～13.85	1,972.1	0.06～0.70
イプロジオン	0.67～8.11	3,198	0.02～0.25
ジノテフラン	0.63～25.86	11,726	0.01～0.22

注）*[1]マーケットバスケット調査方式：国民が日常の食事を介して食品に残留する農薬をどの程度摂取しているかを国民健康・栄養調査を基礎として調査する方法。

*[2]下限値は，検出されなかった食品群の濃度を０として推定を行った場合の値。上限値は，検出されなかった食品群の濃度を定量下限値として推定を行った場合の値。

*[3]ADI：1 日許容摂取量。

資料）厚生労働省

期限等の記載事項のある食品は，必ず確認する。

- **検収室**：食材料の検収は検収室で行い，配送用包装のまま清潔な調理室に持ち込まない。
- **食材料の保管温度**：野菜・果物類は 10℃前後（冷凍食品は－ 15℃以下），生鮮魚介類は 5℃以下，食肉類は 10℃以下（冷凍で保存するものは－ 15℃以下）で，いずれも専用の清潔な蓋付き容器に入れ替えて保存する。
- **納品内容の記録**：食材料搬入時の時刻および室温，冷蔵・冷凍施設の温度を記録しておく。食材料の仕入元・生産者の名称および所在地，仕入れ年月日，ロット番号を記録し，1 年間保管する。

7 調理工程の安全・衛生管理

◆1　食材料の洗浄と殺菌

調理の第一段階である下処理では，食材料の洗浄を十分に行う。土，ごみ，虫，石や砂などの異物混入のないように，肉眼でよく確かめながら洗う。

輸入農産物が増加している昨今，残留農薬の安全性に社会的な関心が高まっており，厚生労働省では残留農薬の調査を実施している。その結果によると，**ポストハーベスト**使用の可能性のある農薬については，表 8.8 に示すとおり許容摂取量を下回っている。農薬の検出率（平成 17 年度）は，国産品が 0.35%，輸入品で 0.18% であった。また，基準値を超えるものであっても，それぞれ 0.00%，0.01% と低く，現状では安全性に問題はないとされている。しかし，日常摂取する食品はよく洗浄・消毒するように心がけたい。

食品の洗浄・消毒方法

- **魚介類**：必要に応じて，次亜塩素酸ナトリウム溶液（200mg/L で 5 分間または 100mg/L で 10 分間），またはこれと同等の効果を有するもの（有機酸溶液など）で殺菌し，速

ポストハーベスト：収穫後の農産物に，防かび，防腐，発芽防止等の農薬を散布すること。

やかに調理に移行する。

- **野菜類・果物**：中性洗剤を用いて洗浄後，流水（食品製造用水）で十分洗い流す。洗浄にも除菌効果はあるが，さらに殺菌をする場合は，次亜塩素酸ナトリウム等で殺菌を行い，再度流水を用いて十分にすすぎ洗いを行う。調理まで30分以上要する場合は，清潔な容器に入れ，10℃以下で冷蔵保管する。
- **使用水**：食品製造用水（色・濁り・におい・異物がないもの）を用いる。貯水槽を設けている場合や井戸水などを殺菌・ろ過して使用する場合は，遊離残留塩素が0.1㎎/L以上であることを毎日検査し，記録する。
- **切さい**：魚介類，食肉類，野菜類を切さいする際には，専用のまな板，包丁を使用する。

◆2　食材料の加熱

多くの細菌は100℃で1分間加熱すると死滅するといわれるが，サルモネラ属菌は62～65℃で30分間，腸炎ビブリオは60℃で15分間，腸管出血性大腸菌は75℃で1分間，寄生虫および虫卵は50～70℃で10分間と，比較的低温で死滅する。したがって，温度と時間によるが，加熱調理を行うことで十分に細菌等を制御できる。しかし，細菌の産生毒素は通常の加熱調理温度では破壊されにくく，毒性が生存する場合もあるため（p.122，表8.1），調理後すぐに喫食しない場合は10℃以下で保存する。

焼き物・揚げ物は，150～200℃の高温で調理されるが，中心部の温度は60～80℃である。特に冷凍食品を使用する場合は，解凍が十分でないと中心温度が上がらないため注意が必要である。

加熱調理食品を扱う場合の注意点を次に示す。

- **加熱調理食品の中心温度**：75℃以上（二枚貝等のノロウイルス汚染のおそれがある食品の場合は85～90℃）とする。
- **中心温度の測定と記録**：中心温度を測定し，上記の温度に達していた場合は，それぞれの温度を記録するとともに，その時点からさらに1分間以上（二枚貝等のノロウイルス汚染のおそれがある食品の場合は90秒間以上）加熱する。中心温度の測定点は揚げ物，焼き物，蒸し物，炒め物は3点以上，煮物は1点以上とする。
- **調理時間の記録**：調理を開始した時間および最終的な加熱処理時間を記録する（揚げ物，

異物混入　Column

食品衛生法第6条第4項に「不潔，異物の混入または添加その他の事由により，人の健康を損なうおそれがあるもの」は販売や，販売のための使用，調理，貯蔵等をしてはならないとされている。

食品の異物混入の例を表に示す。

植物性異物	雑草など異種植物の種子，もみがら・わらくず・木片など不可食性植物体の断片，紙片など植物繊維加工品の断片，ゴム片，カビ類など
動物性異物	毛髪・爪・皮膚・歯，ハエ・ゴキブリ・カ・クモ・ダニ，昆虫のさなぎ・幼虫・卵や排泄物，寄生虫の幼虫・卵，ねずみや大型昆虫のかじり跡や足跡など
鉱物性異物	小石・土砂などの天然鉱物片，骨・貝殻などの動物由来鉱物片，ガラス・陶磁器・セメント・金属およびそのさび，釘，ボルトなど
樹脂性異物	ビニール，プラスチック，ゴムなど

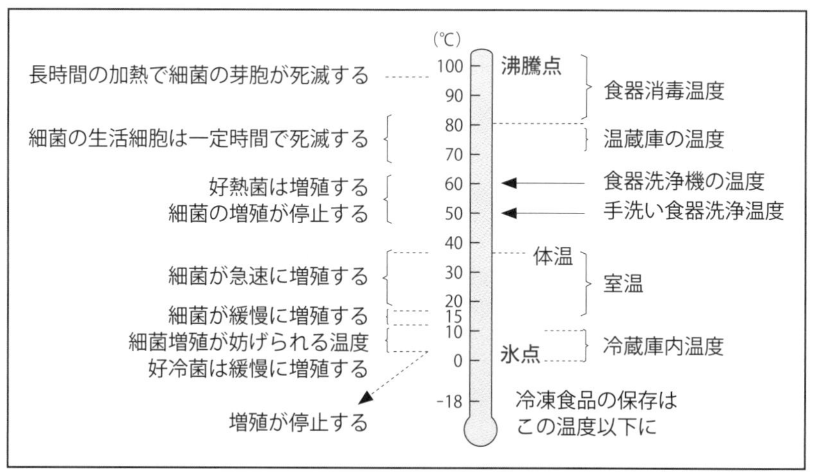

図8.4 細菌の増殖と温度

原図）山部秀子

焼き物，蒸し物）。

- **加熱調理後の二次汚染防止**：調理加熱後，食品を放冷する場合や，切る，和えるなどの調理操作を行う際は，器具や手に付着した細菌で二次汚染が起こらないように注意をする。
- **加熱調理後の食品の冷却**：食中毒菌の発育至適温度帯が20～50℃であるため，できるだけ短時間のうちに冷却し，30分以内に中心温度を20℃付近（または60分以内に中心温度を10℃付近）まで下げるようにする。この場合も冷却開始・終了時刻を記録する。
- **非加熱食品のトッピング**：加熱調理食品に非加熱食品をトッピング（上乗せ）する場合は，供食までの時間を極力短くする。

◆3　調理済み食品の温度管理

調理が終了した食品は速やかに供食する。調理後，供食までの時間は，2時間が限度である。食中毒の多くは，調理終了から供食までの保管時間が長いときに発生しやすいため，室温放置は厳禁である（図8.4）。

① 調理終了後，供食までの時間が30分以上の場合：病原菌の増殖を抑制するために，冷製食品は10℃以下，加熱調理食品は65℃以上の温度で管理する。また，保温・保冷設備へ入れる際は時刻・温度の記録を必ず行う。

② 調理終了後30分以内に供食できる場合：調理終了時刻を記録する。

③ 保温・保冷配膳車を利用する場合：①と同様に温度管理し，配送時間の記録をとる。65℃以上で供食される食品以外は必ず保冷設備で保管，搬出入の時刻・温度を記録する。

最近では，病院において保温・保冷配膳車が普及したため，温度設定が可能となり，温・冷製食品を供食時まで適温で保持することが可能になった。料理には適温があり，温かいものは温かく，冷たいものは冷たく供することがおいしさの重要なポイントであるが，保温・保冷配膳車は同時に衛生的にも有用であるといえる。

◆4　検食と保存食

❶ 検食

検食は給食内容の改善資料となる。

施設長または給食の責任者は，調理後，供食前に食事の栄養的な量および質，料理のできばえと同時に，色，味，においなど，衛生的な面からも異常がないかを確認する。その結果は，毎回必ず検食簿に記入し，捺印する。

❷ 保存食（衛生検査用）

保存食は事故発生時の原因究明の試料となる。

保存食は，食材料および調理済み食品を食品ごとに 50g 程度ずつ清潔な容器（ビニール袋など）に密封して入れ，－20℃以下で 2 週間以上保存する。

なお，食材料は，特に洗浄・殺菌等を行わず，購入した状態で保存することとされている。調理済み食品は，毎食，配膳後の状態で保存する。

5 評　価

日常業務において，人，施設・設備，食材料，調理・供食に至るまでが安全かつ衛生的であるかどうかは，評価によってはじめて明らかにすることができる。評価に当たっては，運営管理責任者が衛生管理点検票（チェックリスト）を作成しておく。衛生管理者（管理栄養士または栄養士）は，業務終了後，毎日あるいは定期的に異常がないかどうかを個々に点検・記録する体制を整え，総合的に評価する。

1 衛生管理点検票

以下の項目例に沿って，衛生管理点検票（チェックリスト）を作成し，評価を行う。

◆1　人に関する評価

給食従事者の健康状態，服装，手洗い・消毒状況，定期健康診断結果，検便の実施状況，食材納入業者・利用者の衛生状況の評価を行う。

◆2　施設・設備に関する評価

冷蔵庫・冷凍庫の衛生状況と温度管理，施設・設備の清掃，消毒の状況，作業環境の状況（室温，湿度，換気，照明，騒音など），食器洗浄テスト（残留洗剤，でんぷん，脂質，たんぱく質（p.134，表 8.4）），水質検査，施設・設備機器の定期的保守点検，給食従事者用手洗・消毒設備。

表 8.9 に，病院における衛生管理点検票の例を示した。

運営管理責任者は，評価の結果を給食従事者にも周知し，改善を要する事態には迅速に対応できる協力体制を整えておくことが必要である。給食施設を支えるのは給食従事者一人ひとりであり，日々の確実な業務の遂行が，ひいては施設全体の安全・衛生管理の向上につながる。

2 衛生状態の客観的評価

給食が安全で衛生的に提供されているかについての評価には，検食のほかに，客観的指標として以下のものがあげられる。

- 食材料の検収・保管と温度管理状況
- 調理工程の衛生と温度管理状況
- 盛りつけから供食までの衛生と時間・温度管理状況

表 8.9 衛生管理点検票（例）

例 1　衛生・健康チェックリスト

月　　　　　　　　　　　　　　　　　　　　　氏名

日付	出勤	下痢	吐き気	発熱	風邪の状態	手荒れ	手の傷	手の化膿	絆創膏の着用	手の爪	ネックレス着用がない	時計着用がない	指輪着用がない	清潔な衣服	帽子のかぶり方	ニキビの状況	理由	措置・対策	リーダー印
1																			
2																			
3																			
〜																			
31																			

注）チェック項目に対する判定は，良好なら○，不良なら×とする。不良の場合，措置・対策（理由）を記入する。

例 2　手洗い場所の点検簿

日付	場所＼項目	石けん	ペーパータオル	手指消毒液	爪ブラシ	清潔状況
1	事務所出入口					
	厨房出入口					
	厨房内					
	検収室					
	A セクション					
	B セクション					
	調乳室					
	コンベアー付近	／	／		／	
2	事務所出入口					
	厨房出入口					
	厨房内					
	検収室					
	A セクション					
	B セクション					
	調乳室					
	コンベアー付近	／	／		／	
〜						
31	事務所出入口					
	厨房出入口					
	厨房内					
	検収室					
	A セクション					
	B セクション					
	調乳室					
	コンベアー付近	／	／		／	

注 1）〈場所〉　〈担当〉
事務所出入口
厨房出入口 } ………… 事務係
厨房内，検収室 ………… 供食係
A セクション …… A セクション
B セクション …… B セクション
調乳室 …………… C セクション
コンベアー付近
…… 夕食コンベアスターター

注 2）石けん等がなければ補充し，○印を記入する。爪ブラシはブラシの状態をみて交換する。

例 3　調理器具の点検（毎日チェック・各セクションごと）

項目＼日付	セクション	1 AM	1 PM	2 AM	2 PM	3 AM	3 PM	〜	31 AM	31 PM
包丁，まな板は用途別に区別して使用しているか。	A									
	B									
	C									
ボウル，バット，カゴおよびホイッパー，スパテラなどの調理器具は用途別に区分して使用し，各々，必要数そろっているか。	A									
	B									
	C									
すべての調理器具は洗浄，消毒，乾燥，保管を適正に行っているか。	A									
	B									
	C									
主に，刃物類の器具（フードスライサー，ロボクープ，フードカッター，ミルミキサーなど）は日々，分解清掃し，消毒，乾燥，保管を適正に行っているか。	A									
	B									
	C									
スポンジ，タワシなどの洗浄用具（食缶洗浄機は清掃）は使用後，煮沸消毒をしているか。	A									
	B									
	C									
調理用さらし，だし漉し袋は常に清潔なものを使用し，使用後は洗浄，乾燥しているか。	A									
	B									
	C									

注）衛生担当者が○印を記入する。

資料）自治医科大学附属病院

・検食と保存食の実施状況
・簡易検出紙法による細菌検査（腸炎ビブリオ，大腸菌，ブドウ球菌など）の実施結果（p.133，表 8.3。手指，食品，料理，食器，器具等の検査を行う）

上記の項目が指標から逸脱していないかを確認し，逸脱した場合の対応を決めておく。

6 事故発生時の対処

■食中毒発生時の対応

万一，事故が発生した場合には，運営管理責任者は次のように対処しなければならない。

①事故発生状況を確かめ，保健所に通報する。
②患者の検診をした医師は，「食品衛生法施行規則」第 72 条により，医師の住所および氏名，中毒患者もしくは，その疑いのある者，または死者の所在地，氏名および年齢，食中毒の原因，発病年月日および時刻，診断または検案年月日および時刻を，24 時間以内に文書，電話または口頭により届け出る義務がある。
③患者の症状，人数などを把握し，記録しておく。
④給食従事者に同様の症状がないかどうかを確かめ，あれば直ちに就業を停止し，改めて検診，検便を実施する。
⑤保存食を保健所に提出し，原因を追究する。
⑥献立表の提出，食材料の入手経路，検収・保管状況，調理法，供食法，調理時刻および供食時刻と温度管理などについて，問題点はなかったかを調査する。
⑦施設の消毒を行う。
⑧給食の停止，再開については，保健所の指示に従う。

新型コロナウイルス感染症　Column

新型コロナウイルス感染症（COVID-19）は，2019 年 12 月に確認され，2020 年 3 月 11 日に世界保健機関（WHO）がパンデミック（世界的な大流行）を宣言した。

わが国では，2023 年 3 月 11 日現在，新型コロナウイルス感染症の累計感染者数は 33,316,509 例，死亡者数は 73,156 例と報告されている。新型コロナウイルス感染症は，主に飛沫・接触感染するため，3 密（密閉・密集・密接）の環境で感染リスクが高まることが指摘されている。食事場面での感染リスクも高いとされ，給食での対応が迫られた。学校給食は，一時休校によりストップしたが，その後パン・牛乳からスタートし，献立内容・給食時間・座席の配置などの工夫により通常の献立内容に戻している。どのような状況でも 3 食の食事を提供しなければならない施設では，①調理従事者の健康管理，②調理から利用者へ届けるまでのプロセスの衛生管理，③食事環境の整備等について取り組みが行われた。②は，従来の給食の衛生管理とも共通する部分であるが，サービス，食事介助など，通常なら会話が人と人を仲介する場面でのコミュニケーションが難しくなっている。食事時間帯の会話禁止については“黙食”という言葉がルールとして定着した。契約で給食を提供した事業所給食では，政府が推奨したテレワークが定着した企業において出社社員数の激減による売り上げ減少の影響から給食経営が逼迫している。患者数は増減を繰り返しており，2023 年 5 月には感染法上の分類も 5 類に引き下げられたが，今後，感染状況の改善があったとしても元には戻らないと懸念されている。

第9章
施設・設備管理

堀端　薫

給食の施設・設備を管理し，正しく運用することは安全な食事を提供するために不可欠である。設備機器，レイアウト，作業動線なども含めた施設・設備管理の範囲と要件について理解する。

1 施設・設備管理の概要—意義・目的，対象と条件—

給食における施設・設備は，食材料の搬入から，調理，配膳，喫食までの給食に関わる一連の作業を支障なく行う上で重要である。施設・設備の良否，および効率的な利用が給食の運営全体に及ぼす影響は大きい。したがって，給食の目標に沿って効率的に給食を運営するには，給食システムに応じた施設・設備と，日常における効率的な運用および適正な保守管理が必要となる。

施設・設備管理の範囲と対象は広範で，専門的知識が必要である（表 9.1）。

また，施設・設備は，給食の種類，規模，利用条件により異なる。しかし，いずれも，品質管理された食事が一定時間内に能率的に調理・供食されるとともに，作業環境が整備されていることが条件となる。すなわち，①食物の品質保持（衛生，おいしさ），②能率的で扱いやすいこと，③安全で快適に働ける環境，④一定時間内の供食，⑤喫食環境の整備，が基本条件である。そのためには，①機能性・生産性・経済性，②衛生性・安全性，③耐久性，④メンテナンス性を考慮する必要がある。

表 9.1 施設・設備管理の範囲と対象

範　囲	対　象
・検収，格納施設（食品・雑品） ・調理施設（下調理・主調理） ・配膳施設（盛りつけ・配膳） ・食器・器具の洗浄・消毒・格納設備 ・**食堂**，ホール，配膳室，通路 ・給食事務室 ・厚生施設（更衣室，休憩室，便所，浴室）	・環境（建物の周囲，排気，排水，騒音，厨芥） ・面積，位置，形態 ・建物，内装（天井，床，出入口，窓） ・機械，器具類 ・レイアウト ・食器，什器備品 ・付帯設備（熱源，照明，給排水，空調，換気，通信，搬送）

原表） 太田和枝：給食管理（2012）第一出版を一部改変

2 施設・設備の基準と関連法規

給食施設の種類により法的規制が設けられているが，設備の基準に関して食品衛生法第 50 条に規定されている（右頁，コラム 施設・設備管理の関連法規参照）。第 13 条の HACCP の概念を取り入れた衛生管理の方法を参考に必要な設備について検討し，さらに，大量調理施設衛生管理マニュアル（p.296）も考慮して決定する。そのほか，建物，関連設備，消防などに関する法令がある。

したがって，新設はもとより一部改造の場合も，保健所，消防署，労働基準監督署への届出または許可申請，あるいは指導を仰ぐことが必要である。

食堂：専用の場合と，他部署と兼用の場合がある。例えば，病院や老人ホームではプレイルーム，デイルーム，学校では教室，寮では集会室と兼用される。

施設・設備管理の関連法規 Column

給食全体 ・食品衛生法第 51 条，第 13 条
・食品等事業者が実施すべき管理運営基準に関する指針（ガイドライン）
第 1　農林水産物の採取における衛生管理
第 2　食品取扱施設等における衛生管理
第 5　運搬
・大量調理施設衛生管理マニュアル

児童福祉施設 ・児童福祉施設最低基準

保育所 ・保育所における調理業務の委託について
2　調理室について

学　校 ・学校給食法：［二以上の義務教育諸学校の学校給食の実施に必要な施設］第 6 条 / ［学校給食実施基準］第 8 条 / ［学校給食衛生管理基準］第 9 条

事業所 ・労働安全衛生規則：［食堂］第 629 条 / ［食堂及び炊事場］第 630 条
・事業附属寄宿舎規程：第 24 条，第 25 条

老人福祉施設 ・養護老人ホームの設備及び運営に関する基準
・特別養護老人ホームの設備及び運営に関する基準

その他の社会福祉施設 ・障害者の日常生活及び社会生活を総合的に支援するための法律に基づく障害者支援施設の設備及び運営に関する基準

病　院 ・医療法
・医療法施行規則
・入院時食事療養及び入院時生活療養の食事の提供たる療養の基準等に係る届出に関する手続きの取扱いについて
別添　入院時食事療養及び入院時生活療養の食事の提供たる療養に係る施設基準等
・入院時食事療養費に係る食事療養及び入院時生活療養費に係る生活療養の実施上の留意事項について
4　食堂加算：（2）～（4）
・医療法の一部を改正する法律の一部の施行について
第三　業務委託に関する事項
4　患者等の食事の提供の業務
（1）　患者等の食事の提供の業務の範囲及び委託方法に関する事項
（3）　施設，設備及び食器に関する事項
・病院，診療所等の業務委託について
第四　患者等の食事の提供の業務について
2　院外調理における衛生管理
・院外調理における衛生管理指針（ガイドライン）

在宅配食サービス ・民間事業者による在宅配食サービスのガイドラインについて
別紙 3　設備・器具類の安全管理

3 調理室の位置，面積，形態

1 位置

給食の種類や規模・システムにより，調理室の位置選定の条件は大きく異なる。ただし，調理室のみを考えた場合，優先されるのは作業能率，衛生，環境である。また，調理室内外の関係は 図9.1 のようになる。これらを踏まえて位置決定の条件を整理すると次のようになる。

①食材料の搬入，厨芥の搬出に便利な位置

②厨芥処理施設に近い，湿度が高いなど不潔な環境ではなく，明るく環境の良い位置

③料理の配膳・下膳や運搬に便利な位置

④食堂隣接の場合は，利用者の往来に便利で，喫食環境の良い位置

⑤騒音，油煙，においなどの，近隣施設や他部署への悪影響が少ない位置

⑥震災時は，揺れが少なく避難しやすい位置

以上の条件から検討すると，地下よりも地上階のほうが良いといえる。なお，特に大規模施設の位置決定には，公害問題などの規制があるため，周囲の環境を事前に調査する必要がある。

2 面積

調理室の面積は，メニューの多様化や適温給食実施により設備が重装備化し拡大する傾向と，新調理システム（p.87）やセントラルキッチンの採用により簡素化し縮小化する傾向がある。このため，給食システムと関連づけて決定する必要がある。食堂面積は，喫食環境向上に伴い，徐々に広くなっている。事業所給食では労働安全衛生規則第630条において，食堂の床面積は，食事の際の一人について1 m^{2}以上とすること，また，病院における食堂加算の条件（「入院時食事療養費に係る食事療養及び入院時生活療養費に係る生活療養の実施上の留意事項につ

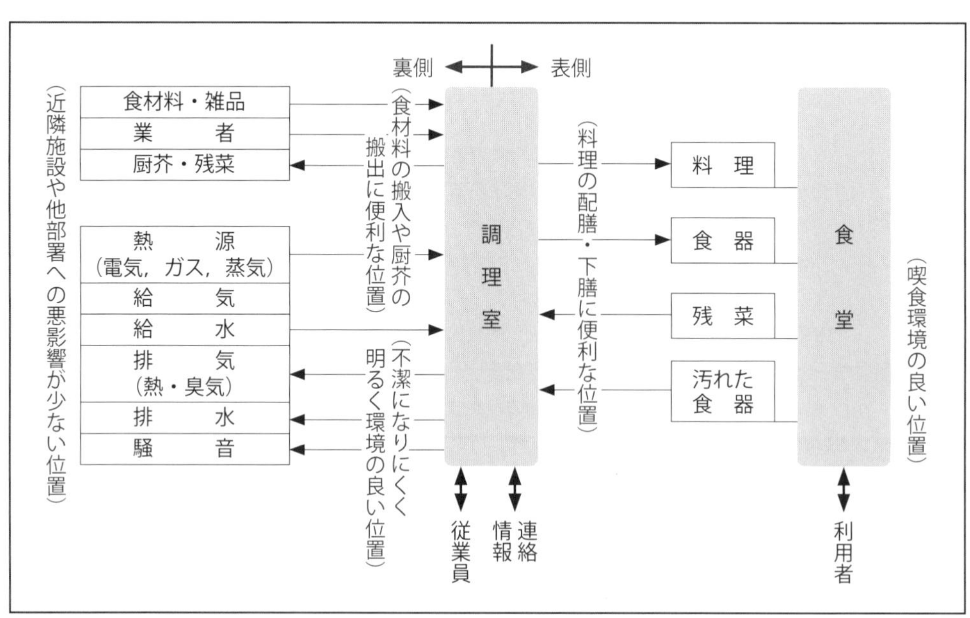

図9.1 調理室内外の関係

原図）太田和枝：給食管理（2012）第一出版

いて」，令和２年３月５日）としては，病床１床当たり 0.5 m^2 以上とされている。

❶ 機器表面積からの計算

床に置かれる機器表面積の合計に作業スペースを加える方法。

①**大規模施設**：機器の占床面積の 2.5 倍以上が目安。移動機器や両面使用機器が多く，また，デッドスペース（柱・壁・パイプスペース，ダクトスペースなど）が多くなる。

②**小規模施設**：機器の占床面積の 3.0 倍以上が目安。

❷ 目安としての面積

統計値などから目安として用いられる数値を表 9.2 に，調理室，いわゆる**厨房**スペースの主な変動要因を表 9.3 に示す。

表 9.2 厨房（調理室）面積の概算値

	厨房面積	事務室，厚生施設，機械電気室，車庫など	条　件
学校給食* 単独校調理場 共同調理場	 0.191m^2/ 児童 1 人 0.176m^2/ 児童 1 人	 0.03m^2 ～0.04m^2/ 児童 1 人 0.05m^2 ～0.06m^2/ 児童 1 人	 児童数 901～1,200 人の場合 児童数 10,001 人の場合
病院	1.3～1.4m^2/1 ベッド 1.75～2.35m^2/1 ベッド	0.27～0.3m^2/1 ベッド	500 ベッド以上の場合 50～100 ベッド内外の場合
寮	0.3m^2/ 寮生 1 人	3.0～4.0m^2/ 従業員 1 人 （機械電気室・車庫含まず）	
集団給食	食堂面積（厨房＋食堂） × 1/3～1/4 0.35m^2/ 喫食者 1 人 0.25m^2/ 喫食者 1 人		回転率 1 回の場合 喫食者 100 人の場合 喫食者 1,000 人の場合

注）*ドライシステム，炊飯施設含む
資料）教材検討委員会編：厨房設備工学入門，第 8 版，p.124-125（2019）日本厨房工業会

表 9.3 厨房（調理室）スペースの主な変動要因

主要セクション	スペースの変動要因
仕入れおよび貯蔵	食材料の品種と保存温度条件，標準在庫量により変動 貯蔵スペース＝使用食材量（kg/日）×貯蔵日数×荷姿容量係数 1.5＊[1] × 2＊[2] ÷標準的在庫高さ（約 1.5m）
食材下処理	仕入れ食材料の加工度と標準処理量 / 日と機械化程度，作業員数と中間貯蔵スペース
加熱調理	時間当たりの調理法別必要処理量と主要調理器台数，作業員と動線通路，一般的に，据付け機器占有面積の 2.5 ～ 3.5 倍のスペース
盛りつけ配膳	メニューの構成内容と時間当たりの必要サービス量，サービス形態と作業員数
食器洗浄	下膳形態と時間当たりの下膳数，洗浄システムの内容と食器の種類・数量と保管条件
事務所と厚生施設	事務所の必要管理機能と人員数，勤務時間帯の性別作業員数と所要の厚生施設

注）＊[1] 食材質量の容積換算係数　＊[2] 貯蔵空間容積の食材容積に対する比率
資料）日本建築学会編：建築設計資料集成 総合編（2001）丸善を一部改変

厨房：調理，提供するための設備を有する場所と空間を示し，調理室ともいう。

3 形態

建物との関係で決められることが多い。作業動線およびスペースの有効利用の面からは，凹凸のない長方形が良い。食堂隣接の場合は，サービス方法や利用者の動線を考慮する。

4 調理室の内装と関連設備

1 内装

内装には，床・壁・天井・窓・出入口などがあり，施設の予算，給食システム，規模などによって内装の状態が異なる。そこで，一般的に使用されている内装材および構造上の留意点を述べる。

内装材を選択する際には，衛生の堅持の観点から清掃が可能であることが原則条件となる。さらに，建築物に使用する建材や換気設備が規制されていることも考慮する必要がある。

◆1　床

床は，人やワゴンの往来が頻繁な上，油分や厨芥による汚れが多いため，水や洗剤での清掃および重量物に耐えられることが条件となる。

❶ 床材の条件

①**安全性**：滑らず，感触が良く，疲れない。

②**衛生性**：掃除しやすい，凸凹が少なく接合部が密着している（接合部は汚れやすく清掃しにくいので，特に注意を要する）。防水，防菌，防かび，防汚，平滑性。

③**耐久性**：摩滅に強く，長持ちする。傷がつきにくく，はがれにくい。抗菌。酸，アルカリ，熱に強い。湿気や油によるしみができない。

④**価格，工期**：工事費および維持費が安い。短工期である。

⑤**色彩**：壁，天井，機器との調和を考える。

以上のような条件を完全に満たす床材は少ないため，用途に合ったトップコート（上塗り材）を用いることも1つの方法である。一般的にトップコートには，長尺シート，塗床材，タイル，モルタル，ステンレスなどがある。

なお，**パススルー仕様**の厨房機器を，衛生管理区分をまたいで設置する場合には，その下の床に必ず高さ100㎜の水返しをとり，床清掃時に他区画に清掃水が流れ出ないための設計施工を行う。

❷ 構造上の注意点

①**勾配**：清掃時に水が十分流れるように，床面については，適当な勾配（2/100程度）および排水溝（2/100～4/100程度の勾配を有するもの）を設けるのが適当である。しかし，床面に関してはあまり勾配をつけると疲労度が増し，機器の高さの調節がむずかしくなる。場合によってはフラット（勾配のない構造）でもよい。

②**排水溝**：下処理や洗浄などの水の使用量が多く，詰まりやすい場所は開放型の排水溝とし，ほかのセクションは排水目皿（直径100㎜以上）をつけて密閉型排水溝（暗渠（あんきょ））にする。開放型排水溝の幅は，デッキブラシが入る幅（20㎝以上）とする。

パススルー仕様：食材料などを手前から収容して奥側から取り出す，「通り抜け」できる構造をいう。

③**ドライシステム化**：作業の能率上・安全上だけでなく，従業員の健康管理上からも，床のドライシステム化が進められている。

このように，床材の選定や床の構造は十分検討する必要がある。

◆2　壁，天井，出入口

壁・天井とも，耐水，耐熱，耐腐蝕性，防菌，防かび，防汚，平滑性の材料が良く，色は明るく清潔なものが好まれる。現在，オープンキッチンやカフェテリアが増えてきたため，食堂と合わせて，調理室の内装もカラフルになっている。

①**壁**：天井まで同材料で一直線に仕上げる。壁の上部と下部の材料を変える場合は途中で段がつかないように注意する。床との境目やコーナーには，丸みのついたコーナー用タイルを用いる。タイル以外のところは耐水性の塗装を施す。壁と床面の境界には，清掃および洗浄を容易にするために，半径 50㎜のアール（丸み）を付ける。

②**天井**：ダクトやパイプ類を露出させないように二重にすることが望ましい。二重天井の材料は，フレキシブルボード，石膏ボード，金属板などが使われ，その上に耐熱塗料を塗って仕上げる。材料の境目やコーナーは平滑にする。床から二重天井までの高さは最低でも2,400㎜以上が必要である。

③**窓**：採光を目的とし，直接外気を入れないほうが良い。開閉する場合は金網をはり，ハエや害虫の侵入を防止する。

④**出入口**：外部と内部間に分けられるが，外部との出入口には網戸をつける。また，大きな荷物や機器の搬入用に，1ヵ所は両開式の大きなドアを設けておく。荷物の運搬の頻繁な出入口は，自動ドアを設けると便利である。

⑤**柱や出入りが頻繁な場所，移動機器を多く使う場所**：傷みや破損を防ぐため，衝撃吸収のためのプロテクターをつける。材質は，ステンレスやゴムなどを用いる。

⑥**壁・天井の色**：部屋の明るさとも関係する。色による光の反射率は，白 89%，クリーム色 74%，淡黄色 64%，明緑色 60% である。調理室・食堂の内装は，反射率 50% 以上が良いとされている。

◆3　ドライシステム

調理室内の衛生面と機能性改善を目的とし，床を乾いた状態に維持するための機器や施工方法で構成された衛生管理システムである。

❶導入のメリット

①調理室内の湿度上昇抑制により，細菌の繁殖を抑制し，衛生環境を堅持できる。

②清掃性が向上し，清掃頻度を高め，良好な清掃状態を堅持しやすくなる。

③床がすべりにくく，作業者は軽装で作業ができるため，労働環境が向上し，身体的負担が軽減する。

④機器の耐久性が向上し，保守・メンテナンス経費が節約できる。

❷導入のポイント

①水分が床に落ちないように設計されているドライシステム仕様の機器を導入する。

②蒸気が室内に放出されず，清掃しやすく，速乾性があり，乾燥した状態が堅持できる構造の機器を導入する。

③空調換気や給排水設備，照明機器は，性能に加え，その設置や配管方法も配慮する。
④機器の配置や動線，清掃性や衛生管理区分を考慮して設計する。
⑤機器の脚まわりは清掃性を配慮して十分な空間を確保する。加熱調理機器等は**ウォールマウント**，あるいは**ベースマウント**による施工方式の導入により効果が高まる。また，調理台などはキャスターつきで移動できるようにしたり，脚部のフレームを床面から250㎜以上離して設置する。
⑥排水溝は必要最小限とする。機器排水溝と床洗浄用排水溝の２系統を設け，水蒸気の室内への滞留を少なくする。
⑦調理室などの清潔作業区域との境目に，エアシャワー，紫外線殺菌灯を設けることにより，ほこりや浮遊菌などの微生物危害を防ぐ。

❸ ドライシステムの運用上の注意点

①ドライシステムを実践するための作業者への教育やルールづくりを行う。
②作業方法を適切・明確に提示する。文書化された作業動線図および作業工程表を作成する。
③設備・機器の適切な配置および汚染作業区域と非汚染作業区域の明確化を行う。作業動線を一方通行にするために，作業分担も明確化する。
④作業中に水を床にこぼさない。こぼした場合にはすぐにふき取るようにする。
⑤床の清掃時は，必要に応じて洗浄する。洗浄後は必ず，床を含め厨房内が乾燥している状態にすることが必要である。そのため，水をふき取りやすく，乾燥しやすい床材や施工方法を選択する。

2 関連設備

◆1　設備の種類

調理室内で使われている関連設備は，非常に種類が多い。大別すると次のようになる。

①**水・湯**：給水，給湯，排水設備
②**熱源**：電気，ガス，蒸気設備
③**空調**：換気，冷暖房設備
④**電気**：動力，コンセント，照明設備
⑤**輸送**：搬送設備（エレベーター，リフト，コンベア）
⑥**通信**：電話，インターネット，エアシューター
⑦**防災，防火設備**

◆2　設備の必要量

各設備の必要量は，施設の規模，給食システム，特殊事情の有無などにより異なるが，計画変更や増改築，あるいは機器の入れ換えなども，あらかじめ考慮しておく必要がある。

ウォールマウント：厨房機器の脚部をなくし，機器本体を壁面からの支持金物に固定させて壁掛け式にした施工方法。
ベースマウント：厨房機器と床面との間に隙間がないように設置する施工方法。

表 9.4 厨房用水量

(L)

厨房の名称	給水，給湯量の合計（1 食当たり）			備　考
	最小	最大	平均	
工場給食センター	6	10	8.0	この数値は，給水，給湯量の合計で，厨房関係で使う一切のものを含む。
学校（単独校）	8	15	10.0	
学校（共同）	10	14	10.0	床洗，車洗，散水，厚生施設なども含む。ただし食事は 1 回とする。
事業場	7	12	10.0	
病院	20	30	25.0	3 食（朝・昼・夜）
旅館	15	25	20.0	朝夕 2 食
寮	7	15	12.0	朝夕 2 食

資料）「業務用厨房設計事例集」編集委員会編：業務用厨房設計事例集（2002）日本厨房工業会

◆3　給水設備

給水は，調理用・飲用・洗浄用・清掃用など用途が広く，給水量・水圧・水質が条件となる。また，清掃用と調理用・飲用・洗浄用とは，必ず別に水栓を設ける。

①**給水量**：水使用機器の給水量，水栓の径と数，同時使用率で計算されるため，作業時間帯を十分調査し，ピーク時にも不足しないようにする。目安として，施設別の使用水量を 表 9.4 に示す。

②**水圧**：各水栓で 0.3kg /cm^2 以上，シャワーや水圧洗米機で 0.7kg /cm^2 以上，そのほかでは 0.5kg /cm^2 以上必要である。食器洗浄機，シャワーシンク，水圧洗米機，瞬間湯沸器などでは，水圧が不足しないよう注意する。

③**水質**：水質基準に適合したもの。

④**水栓（蛇口）**：センサー式自動水栓，レバーハンドル，足踏式などの，直接手が触れない水栓がある。また，洗浄しやすいよう，シャワー式で伸縮するタイプがある。食器洗浄機の使用前に汚れを流すプレリンスシャワーなどについても検討する。

調理室は，冷蔵庫などの常時作動機器があるため，断水や停電などの非常事態の対策も最初から計画に入れておくことが必要である。

◆4　給湯設備

給湯設備には，規模・用途により，瞬間湯沸器，貯蔵式湯沸器，ボイラー等が用いられている。

①**温度**：一般に手で洗う場合は 50℃以下，食器洗浄機は 60 ～ 95℃で，専用の加熱器が必要となる。ガス湯沸器の給湯能力は号数を単位として表す。1 号は，水温から 25℃上昇させた湯を 1 分間に 1L 出せることを示す。

②**給湯量**：水栓数，湯使用機器の必要量，給湯温度，同時使用率で計算される。目安としては給水量の 1/2 ～ 1/3 である。食器洗浄機系統は，ほかの系統とは別に設ける。

水温の下がる冬季にも十分対応できるような給湯設備を選定する。

◆5　排水設備

排水は，非汚染作業区域から汚染作業区域に流れるように設計する。調理室の排水は，洗剤・油脂・残菜類が混流されているため，雑排水に属する。

①**排水溝**：排水づまりや逆流がなく，末端までスムーズに流れるように，管の太さや勾配（2/100 ～ 4/100 程度）を計算し，作業の邪魔にならず，掃除のしやすい位置とする。

②**グリストラップ（グリス阻集器）**：排水溝の末端に設け，排水中の厨芥や油脂分を除去し，下水道へ放流する設備。外からの臭気や害虫類の侵入も防止する。掃除しやすい位置・構造が必要となる。

③**排水規制**：公共用水域に直接排水する場合は，**水質汚濁防止法**，**下水道法**が適用される。届出・報告義務などがあり，下水道の完備していない地域では汚水処理設備が必要となる。新しく計画する場合には，あらかじめ調査しておく。

◆6 ガス設備

ガスは，換気装置が必要なこと，爆発の危険性のあること，熱効率が比較的悪いことなどの短所もあるが，高温で加熱効果が速く現れること，費用が比較的安いこと，取り扱いが簡単なことなどより，調理室の熱源としては最も多く使われている。

ガスは都市ガスとLPG（液化石油ガス）に大別され，発熱量，性質，取り扱い方法が異なる。ガス量の計算は，ガス機器の種類と使用状況により異なる。ガス機器には，ガスの燃焼による発生熱を利用するものと，赤外線装置を利用するものがある。

◆7 電気設備

電気設備には，電熱利用による加熱機器と，電動機利用による冷機器，調理機械類，換気設備，搬送設備，通信設備などがある。機器により，単相100V用・3相200V用があるので注意するとともに，ジューサー・ミキサーなどの小器具用，清掃用のコンセントも必要である。なお，コンセント位置はなるべく床上60cm以上に設置し，防水にも注意する。特に現在，電気を利用した機器や設備が増加する傾向にあるため，電気器具の増設に対応できるよう，予備の電気容量を確保しておく。

◆8 照明設備

照明は働く人の疲労度や作業能率に影響するため，作業に適した照度と照明方法とする。

照度は，最低50lx以上とされているが，JISによる基準では，調理室の標準照度は500lx，食堂は300lxを目安とする（表9.5）。照度は電球の汚れと寿命により低下するため，最初は明るすぎるくらいとし，天井埋め込み式など，ほこりのつきにくい形態とする。照明の位置は，作業状況に合わせ，フードや間仕切りにより影ができたり，作業面に対し逆光線にならないように注意する。また，高温になるフード，レンジ，フライヤー，焼き物機器付近は耐熱器具を用い，点滅スイッチは高温・湯気の当たる所を避け，防水にも注意する。

殺菌灯は，紫外線を利用して空気殺菌を行う器具である。人の皮膚や眼に強い刺激を与えるため直接ランプが見えないようにしたり，厨房機器に反射して人体に当たらないように，取り付けには注意を要する。したがって，殺菌灯は，一般照明が切れているとき（作業終了後）に点灯するもの，または切り替えスイッチを装備しているものなどを検討する。殺菌灯は連続点灯約3,000 ～ 4,000時間（約6か月）が寿命とされるため，交換の目安とする。寿命が近づくと紫外線の量が減少し，殺菌効果が減少するため，注意が必要である。

水質汚濁防止法：昭和45年12月25日法律第138号，最終改正：令和4年6月17日法律第68号
下水道法：昭和33年4月24日法律第79号，最終改正：令和4年6月17日法律第68号

表 9.5 照度基準（JIS Z9110）

用途	適用場所	推奨照度(lx)	用途	適用場所	推奨照度(lx)
事務所	食堂	300	宿泊施設	調理室	500
	喫茶室	200		宴会場	200
	調理室	500		食堂	300
学校	食堂	300	食堂，レストラン，軽飲食店	サンプルケース	750
	給食室	300		調理室	500
	厨房	500		食卓	500
保健医療施設	食堂	300			
	配膳室	300			

資料）日本工業規格 照明基準総則 JIS Z9110（昭和 33 年制定，最終改正：平成 23 年）

◆9　空調設備

空調とは，空気調和のことをいう。空調設備は，快適な作業環境のため，室内の温度，湿度，空気清浄，気流を調整する設備である。高温多湿になりやすい調理室内は，作業者の安全・衛生や疲労低減，食品の衛生管理からも，空調設備を考慮する必要がある。

大量調理施設衛生管理マニュアルでは，調理室内の室温を 25℃以下，湿度を 80% 以下に保つことが望ましいとしている。そのためには，使用する調理用機器からの発熱量を考慮した，適切な空調設備が必要である。空調や換気設備を設置する場合には，天井設備，ガス火源や作業者，食材料などに直接当たらないように，区画やレイアウトを考え，衛生的で安全な給食オペレーションの確保，清掃のしやすさなどを考慮して空調機や給排気口の位置を決める。

◆10　換気設備

換気は，燃焼空気の供給，酸欠の防止，室内発生熱の除去，防臭・防湿，結露対策，建物や機器の保持，作業能率，および給食の品質保持にとって不可欠である。CO_2 や排熱，水蒸気，煙，油脂などが多く発生する場所には換気設備を設けて除去する。

換気設備には，排気フード，排気ダクト，フィルター，ファン（換気扇）などがあり，**建築基準法**により，フードの形態や必要換気量が規定されている（**図 9.2**）。油脂分除去にはフードにグリスフィルターを設置する。

換気設備の検討時には，下記に留意する。

- 換気計画では，清潔作業区域から汚染作業区域へ空気が流れるようにする。
- 外気取り入れ口，吹き出し口にはフィルターを用い，塵埃，昆虫の混入を防止し，清浄化できる構造とする。
- 衛生上，塵埃，昆虫の侵入を防ぐために，清潔作業区域の室内に排気量よりも多めの給気を送り込み，陽圧に保つ。
- 調理室の排気が他室を汚染することなどを防止するため，換気設備の排気系統は他室の排気系統と独立させる。また，汚染物質の室内への拡散を防ぐため，局所排気装置をできるだけ発生源の近くに置き，汚染物質を除去することが望ましい。
- 理想的な換気方式として，給気・排気とも送風機により行う第 1 種換気方式がある。常

建築基準法：昭和 25 年 5 月 24 日法律第 201 号，最終改正：令和 5 年 6 月 16 日法律第 63 号

換気回数

調理室の換気回数は，調理室の規模によって変わる。すなわち，狭い調理室では，広い調理室よりも多く換気を行わなければならない。

室容積による換気回数

室の規模	換気回数（回/時）
小	50〜60
中	40〜50
大	30〜40

排気フードの形状

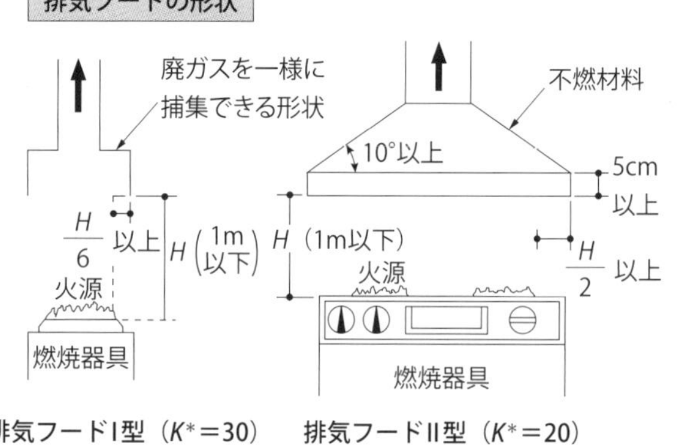

図 9.2 調理室の換気

注）*燃料単位燃焼量当たりの理論廃ガス量（m^3/m^3 または m^3/kg）
資料）日本建築学会編：建築設計資料集成 総合編（2001）丸善

に新鮮な空気の中で安心して作業できるよう，適切な換気設備の選択が重要である。

◆ 11　手洗い設備

手洗い設備は，各作業区域内の入口の手前に設置する。自動的に吐水，止水するものが望ましい。手指用せっけん，消毒液を設置する。

5 調理室内の機械・器具

1 機器の分類と名称

機器とは機械・器具の略称であり，機械部分を有するものを機械，そのほかを器具という。調理室内で使われる機器は種類が多く，用途別（加熱用，収納用，洗浄用など），作業区分別などに分類される（表 9.6）。機器には標準品（規格品）と特注品，汎用機器と専用機器がある。

病院給食では，適温給食が入院時食事療養（Ⅰ）の条件であるため，冷温蔵配膳車，保温食器，保温トレイといった機器が必要となる。

また，HACCP 対応，ドライ仕様などに配慮された製品が出ている。板金製品とグリス除去装置には，日本厨房工業会で定める基準が示されており，JFEA 基準適合品の表示が貼付される（図 9.3）。

2 機器の材質と耐久性

調理室で使われている機器の材質はステンレススチールが大部分を占め，一部，鉄鋼類，アルミニウムなどが用いられている。また，食器，器具類にプラスチック，セラミック，強化磁器が使われている。

材質の特性を 表 9.7, 8 に記す。機器の耐久性は，機器の材質，構造，加工状態とともに，使用頻度，保守管理，環境などにより異なる。

表 9.6 作業区分別の使用機器一覧

作業区分・内容	主要機器	補助機器	備考
搬入，検収 **搬入，荷捌き，検収，一時収納，包材整理**	検収台，計量器，ラック，荷捌き台	運搬車，コンベア，下流し，事務机	・ハッチ方式の場合もある。 ・規模により検収事務室を設ける。
収納など **食材料別・温度別の収納，雑品（食器類，消耗品類など）の収納**	乾物庫，調味料庫（戸棚），冷凍・冷蔵・保冷庫（室），貯米庫（室），雑品庫（ラック）	運搬車，ラック類	・規模により，室型，庫型に分ける。 ・黒板など記録用具があれば便利。 ・食材料と雑品は区分する。 ・大規模施設ではカートイン方式が便利。
下調理 **食材料の洗浄，切さい，はく皮，成形，浸漬（予備解凍）**	シンク，調理台，水切り台 フードカッター，スライサー類 ピーラー，ミートチョッパー， ミキサー，フードプロセッサー	ワゴン，包丁，まな板類の消毒保管庫，下処理用冷蔵庫，水切り，ラック	・機械類は規模に合わせて選定する。 ・シンクは用途別に設置する。 ・洗浄用シンクは，2 槽以上で水切り台をつける。 ・包丁，まな板などの器具，容器などは，用途別および食品別にするため，収納庫はそれらの数量が収納可能なものとする。
炊飯 **計量，洗米，配水，配米，炊飯**	洗米機（手洗いの場合はシンク），配水配米台，炊飯器（立型，連続）	ワゴン・ラック，炊飯釜浸漬および洗浄用シンク	・大規模の場合は連続自動炊飯器を使用。 ・小規模の場合は卓上型の炊飯器でよい。 ・大規模の場合，連続機器を使用。 ・サーモスタットやタイマー付きなど，自動化されたものが便利。 ・釜類には，撹拌機付きもある。
加熱調理 **煮る，茹でる，焼く，揚げる，蒸す，冷凍品の解凍，全般加熱**	平釜，回転釜，スープケトル，スチームケトル，グリルトップ・オーブン，サラマンダー，フライヤー，スチーマー（蒸し器），魚焼き機，コンベクションオーブン，電子レンジ，ガスレンジ，ガス台，ブレージングパン，スチームコンベクションオーブン	小出し冷蔵庫，調味料戸棚・ワゴン，機器用戸棚，ラック，パンシンク，移動調理台	・冷菜コーナーを別室とする場合もある（コールドテーブル，冷蔵庫，シンク，調理台，ミキサーなどを設置する）。
盛りつけ，配膳 **保温，保冷，盛りつけ，配膳**	温蔵庫，冷蔵庫 ウォーマーテーブル，コールドテーブル，コールドショーケース，アイスパン 盛りつけ台（コンベア） 配膳台（カウンター，戸棚） カフェテリアレーン	移動台，サンプルケース，ラック，ディッシュカート（ディスペンサー），補助台，トレイカート，キャッシャー	・配膳形態により異なる（定食制，カフェテリア方式など）。 ・カフェテリアの場合：トレイスライド，スニーズカバー。 ・病院給食では，食数板，食札ケースも必要。 ・麺類を提供する場合：茹で麺機，シンク，調理台。 ・喫茶のあるところではコーヒーマシン，ボトルクーラーなど。 ・冷温蔵式配膳車，温蔵配膳車など，種類が多い。配膳形態，適温給食の要・不要により選定。 ・適温給食用に，保温トレイ，保温食器が用いられている。
サービス	給茶機，冷水機，製氷機 タオルウォーマー，サービステーブル 配膳車（配膳ラック）		
洗浄，消毒 **下膳，洗浄，消毒，保管，残菜処理**	ダストカート（ラック），シャワーシンク ダストテーブル，クリーンテーブル 浸漬槽 洗浄機（食器，食缶） 煮沸消毒機 食器消毒保管庫 食器戸棚（ラック） 残菜処理機	ラック，移動台，残菜用冷蔵庫	・規模，食器の種類・材質などによって，機器の選定が変わってくる。 ・残菜処理室を設け，ポリバケツの洗浄，整理などをしているところもある。 ・病院給食では，配膳車の洗浄・消毒室を設けている場合もある。 ・汚水処理設備も必要になってきている。
そのほか **清掃用具の収納**[*1] **床洗い** **手洗い**[*2] **給湯** **履き物整理，前掛け類の整理，更衣**[*3]**，事務**[*4]	モップシンク，掃除用具ロッカー フロアースプレー（移動式，壁掛式） 手洗器，手指乾燥機 湯沸器（瞬間，専用ボイラー）[*5] 下駄箱，ロッカー類，机，椅子，本箱，エアシャワー	鏡，電話，黒板	[*1]：厨房の出入口，大施設では各セクションに必要。 [*2]：手指消毒コーナーを設けているところもある。 [*3]：休憩室を兼ねる場合もある。 [*4]：病院は，エアシューターなどを設置する。 [*5]：全体ボイラーがあれば不要。

原表） 太田和枝：給食管理（2012）第一出版を一部改変

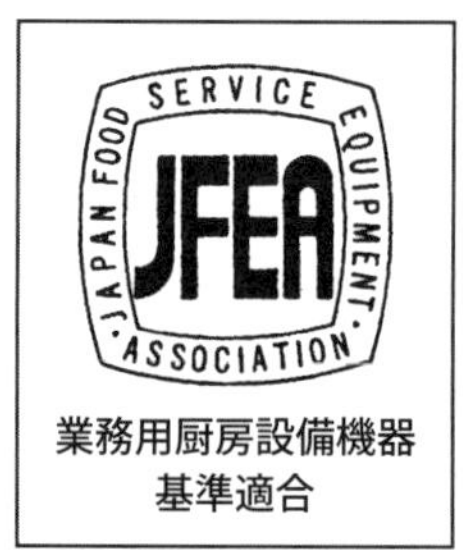

図9.3 日本厨房工業会技術基準適合確認ラベル

資料） 日本厨房工業会

表9.7 機器の材質の特性

材 質	特 性
ステンレススチール (SUS) 430番	クロム系（クロム16～18%） ①耐蝕性はあるが，食塩に長く接すると腐蝕する，②比較的軟らかい，③マグネット付着，④調理機器に広く使われている
304番	クロムニッケル系（クロム18～20%，ニッケル8～11%） ①耐蝕性に優れる，②酸，アルカリに強い，③マグネットが付着しない
316番	モリブデン系（クロム16～18%，ニッケル10～14%，モリブデン2～3%） ①耐蝕性がさらに強い，②調理室内では特殊機器に使われている
鉄鋼類	①ステンレスに比較し価格が安い，②赤さびが出て腐蝕しやすい
アルミニウム	①酸，アルカリ，塩分に弱い，②腐蝕防止のためアルマイト加工をする，③強度が低く，変形しやすい，④非常に軽い

原表） 太田和枝：給食管理（2012）第一出版

3 機器の選定・購入時のポイント

機器の選定・購入は，新築，改造，システム変更，老朽化による入れ換えなどにより機会も多い。また，機器類はいったん購入すると長期間使用するため，十分検討する必要がある。機器購入の手順とポイントを図9.4に記す。

4 機器の能力計算

機器購入時，希望する機器の大きさ，能力，容量，台数の計算が必要となる。調理量，作業時間，所要人数，使用頻度などに合わせて検討する（表9.9）。

表 9.8 合成樹脂（プラスチック）の種類と用途

分類	名称	略称	特徴	耐熱温度(℃)	比重*	主な用途
熱硬化性	フェノール樹脂	PF	硬くて機械的強度が大きい。耐熱性，電気絶縁性に優れる。アルカリ性に弱い。	150	1＜	鍋の取手，鍋蓋のつまみ，コックのつまみ，茶托，汁椀，電気絶縁材料，電気部品等
	ユリア樹脂	UF	耐水性，耐酸性，耐アルカリ性，耐候性，耐衝撃性に劣る。安価。	90	1＜	食器類，汁椀等の基材（下地）
	メラミン樹脂	MF	ユリア樹脂に比べて，耐熱性，耐水性，耐酸性，耐アルカリ性に優れる。表面が硬く，光沢があるため外観が美しい。	120	1＜	食器類（陶磁器のような美しい食器が可能）
	繊維強化プラスチック	FRP	ガラス繊維，炭素繊維等をプラスチックに混ぜ合わせたもの。耐油性，耐薬品性に優れる。やや重いが，表面硬度も高く破損しにくい。	130	1＜	トレイ，建築材料
熱可塑性	塩化ビニル樹脂	PVC	耐水性，耐溶剤性，耐薬品性，耐候性，耐衝撃性，難燃性，電気絶縁性に優れる。耐熱温度が低い。	60～80	1＜	水道パイプ，卵パック，雨どい，ホース，窓枠，建築外装材，ビニールハウス，電線被覆，各種容器，おもちゃ等
	ポリエチレン	PE	耐水性，耐油性，耐溶剤性，耐薬品性，耐衝撃性に優れる。成型しやすい。傷つきやすい。	70～110	1＞	下水道配管用パイプ，食品容器，包装用フィルム，ポリバケツ，各種容器やびん類等
	メタクリル樹脂(アクリル)	PMMA	透明度が高い。外観，表面光沢，表面硬度が良い。	80～100	1＜	ボウル，しょうゆ差し，レンズ，照明器具や外観カバー，透明容器
	AS 樹脂	AS	ポリスチレンより引張強度が強く，耐衝撃性に優れている。耐薬品性に優れ，表面が傷つきにくい。油脂や果汁等に長時間使用するとひび割れが生じる。	80～100	1＜	コップ，計量カップ，おろし器，漬物容器，しょうゆ差し，ジューサー
	ABS 樹脂	ABS	表面の美観に優れる。剛性，硬度，加工性，耐衝撃性等のバランスに優れる。耐油性は良くない。	70～100	1＜	電気製品の外装，文具，家具，おもちゃ，雑貨類
	ポリプロピレン	PP	耐水性，耐油性，耐溶剤性，耐薬品性，耐衝撃性に優れる。成型しやすい。硬質でありながら折り曲げに強い。吸水性がない。	130～165	1＞	食品容器，包装用フィルム，電気機器，電気絶縁材
	ポリスチレン	PS	耐水性，耐薬品性，絶縁性が良い。常温で硬い。透明で着色も容易。熱に弱く割れやすいのが欠点。＝スチレン樹脂，スチロール樹脂	70～90	1＜	コップ，各種容器，歯ブラシ等の日用品，プラモデル，包材，使い捨て食器等
	ポリエチレンテレフタレート	PET	強度，透明性，電気絶縁性，耐熱性に優れる。耐薬品性に優れ，食用油や酸，アルカリに強い。	60～150	1＜	ペットボトル，果実・野菜パック，包装食品のトレイ，電子レンジ用トレイ，加工食品の包装袋
	ポリエチレンナフタレート	PEN	耐油性，耐薬品性に優れる。表面硬度，保温性がある。酸素バリア性が高い。適度な弾力性があり，比較的軽い。取り扱い時静かで丈夫。	120	1＜	食器，ゼリーカップ，耐熱ボトル，フィルム
	ポリエーテルサルフォン	PES	透明樹脂。耐薬品性に優れている。表面硬度，保温性，耐熱性もある。適度の弾力性があり変形が少ない。難燃性。取り扱い時静かで丈夫。	150	1＜	ガラス代替品として，食器，哺乳びん，家電製品，家庭用品に広く使用されている。
	ポリアセタール	POM	機械的性質が極めて優れ，引張，曲げ強さが大きく，強度が大きく弾性をもっている。摩擦係数が小さく吸湿性が少ない。強酸以外の薬品，溶剤に耐える。	80～140	1＜	歯車，軸受，カム等の機械部品，無給油軸受
	ポリブチレンテレフタレート	PBT	耐熱性，耐薬品性に優れる。強アルカリ以外の薬品に耐える。強度があり柔軟性に富む。沸騰水および水蒸気による加水分解に注意。	120～220	1＜	電源コネクター，ドライヤー整流翼，マイクロスイッチ，ベーキングカップ
	ポリカーボネート	PC	引張に強く，圧縮性，耐衝撃性が高い。耐熱性，耐候性に優れる。耐薬品性は良いとはいえない。沸騰水および水蒸気による加水分解に注意。	120～130	1＜	食器，哺乳びん，OA 機器類，精密機械類，めがねレンズ
	ポリアミド（ナイロン）	PA	機械的特性が良く，引張，圧縮，曲げ，衝撃に強い。摩擦係数が少ない。耐熱性，対薬品性，対油性に優れている。吸水性が高いので注意。	80～220	1＜	ターナー（フライ返し），冷蔵・冷凍食品などの包装材，ラミネートなどの構成材
	ポリサルホン	PSF	耐熱性に優れ，機械的強度のバランスが優れる。透明で酸，アルカリ，油に強い。有機溶剤に弱い。	175	1＜	電子レンジ容器，デカンター，樹脂ホテルパン，煮沸可能な容器，医療機器
	フッ素樹脂	PTFE	耐熱性，耐薬品性に優れ，強酸，強アルカリ，有機溶剤に不活性。難燃性，電気絶縁性に優れ，低摩擦係数，非粘着性である。	150～260	1＜	化学・食品プラントの各部，高温用パッキン，鍋・フライパン・調理器具のコーティング，ガラスクロスの含浸剤，電線被覆

注）*比重については，合成樹脂を材質とする食器を扱う企業複数社が提供するデータを参照し作成。
資料） 給食経営管理学会監修：給食経営管理用語辞典，p.122（2020）第一出版を一部改変

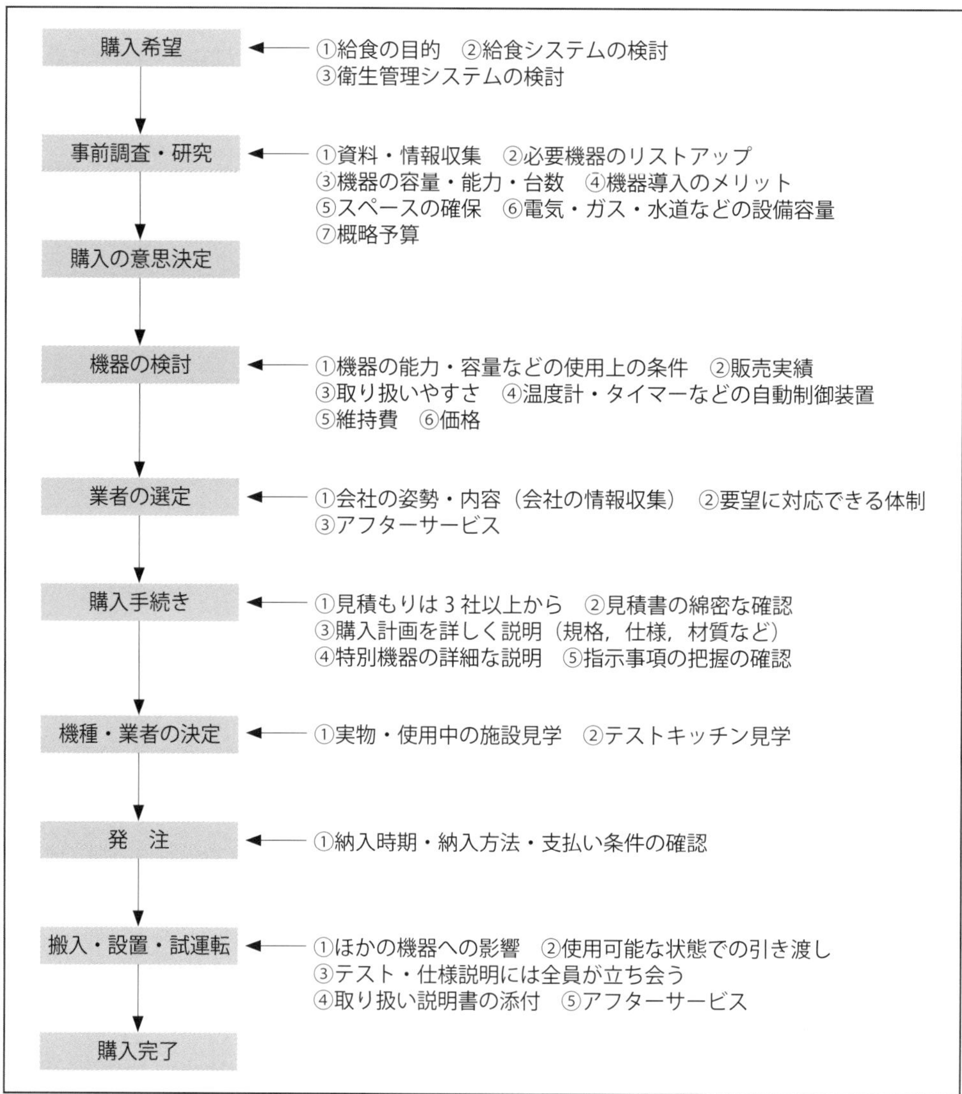

図9.4 機器購入の手順

原図）太田和枝：給食管理（2012）第一出版を一部改変

表 9.9 主要機器の能力計算（500食の事業所給食の例）

コーナー	機器名	機器の大きさ，能力(容量)	台数	使用量計算
収納	冷凍庫	700 × 800 × 2,100mm 500 L	1	0.3L/ 食× 550 食= 165L 500L ÷ 165L ＝ 3　3 日分収納
	冷蔵庫	2,100 × 800 × 2,100mm 1,680 L	1	1.0L/ 食× 550 食= 550L 1,680L ÷ 550L ＝ 3.1　3 日分収納
	貯米タンク	1,500 × 750 × 1,800mm 420kg	1	100g/ 食× 450 食= 45kg 420kg ÷ 45kg ＝ 9.3　約 9 日分収納
下処理	洗米機	22kg/ 回	1	100g/ 食× 450 食= 45kg 45kg ÷ 22kg ＝ 2.0　2 回転
	合成調理機	卓上用輪切り機 200kg/ 時	1	50g/ 食× 300 食= 15kg 15kg ÷ 200kg ＝ 0.075 時　約 5 分
加熱調理	炊飯器	22kg	2	100g/ 食× 450 食= 45kg 45kg ÷（22 × 2）＝ 1.02　約 1 回転
	ガスフライヤー	890 × 600 × 830mm （二槽式）	1	20 ～ 30 切れ / 回・槽× 2 ＝ 40 ～ 60 切れ / 回 200 切れ÷ 40 ～ 60 切れ≒ 4 ～ 5 回転 20 ～ 50 分
	万能焼き物機	800 × 600 × 1,300mm （ロースパン 2 枚）	1	20 ～ 30 切れ / ロースパン× 2 ＝ 40 ～ 60 切れ / 回 200 切れ÷ 40 ～ 60 切れ≒ 4 ～ 5 回転 30 ～ 60 分
	ティルティングパン	100L	1	0.2L × 200 食= 40L 安全率 50%　1 回転
	レンジ（オーブン）	（ロースパン 4 枚）	1	20 ～ 30 切れ / ロースパン× 4 = 80 ～ 120 切れ / 回 200 切れ÷ 80 ～ 120 切れ≒ 2 回転 20 ～ 40 分
	器具保管庫	900 × 750 × 800mm	1	まな板 7 ～ 10 枚，包丁 7 ～ 10 本 そのほか什器類
カフェテリアレーン	ウォーマーテーブル	（ホテルパン 4 個）	2	ホテルパンサイズ …フルサイズ（500 × 300 × 150mm ≒ 20L）， 1/2・1/3・1/4・1/6 の各サイズ （深さ 60，100，150mm のユニット） 以下，フルサイズホテルパン 汁物　0.15L/ 食× 400 食= 60L　1 個 3 回転 ライス　0.3L/ 食× 450 食= 135L　2 個 3 回転 主菜　0.2L/ 食× 200 食× 3 種類= 120L 3 個 2 回転 副菜　0.1L/ 食× 200 食× 2 種類= 40L 2 個 1 回転
	コールドテーブル	（ホテルパン 4 個）	1	サラダ，デザート，ほか フルサイズホテルパン 0.2L/ 食× 450 食= 90L　4 個 1 回転
	コールドショーケース		1	径120mm のサラダボウル　40 ～ 60 枚
洗浄，消毒	食器洗浄機	3,400×1,000×1,600mm 径250mmの皿4,700枚/時	1	5 個× 550 人＝ 2,750 個 2,750 個÷ 4,700 枚＝ 35 分 トレイ 500 枚　ナイフ・フォーク類，ほか 60 ～ 80 分
	食器消毒保管庫	1,500 × 950 × 1,870mm 30 カゴ用 2,980 × 950 × 1,870mm 60 カゴ用	1 1	2,750 個÷ 40 個 /1 カゴ＝ 69 カゴ ナイフ・フォーク類 4 カゴ グラス・湯呑み 6 カゴ トレイ 10 カゴ（トレイ用）　89 カゴ（スペアー 1）

原表） 太田和枝：給食管理（2012）第一出版を一部改変

主要機器

Column

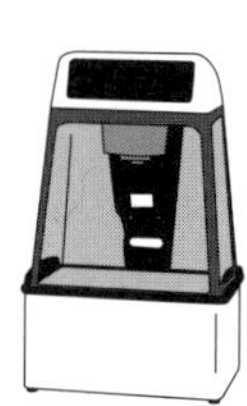

自動手指消毒器

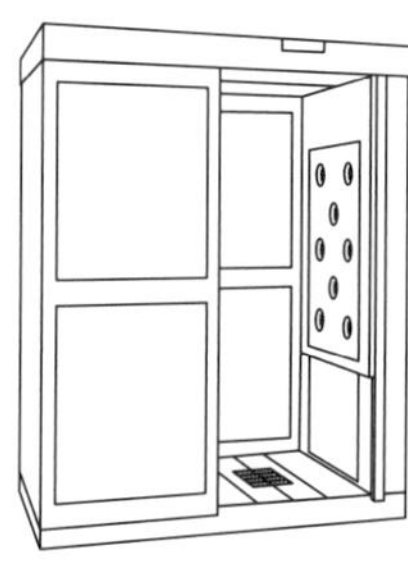

エアシャワー

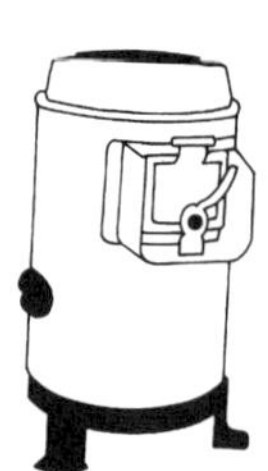

ピーラー

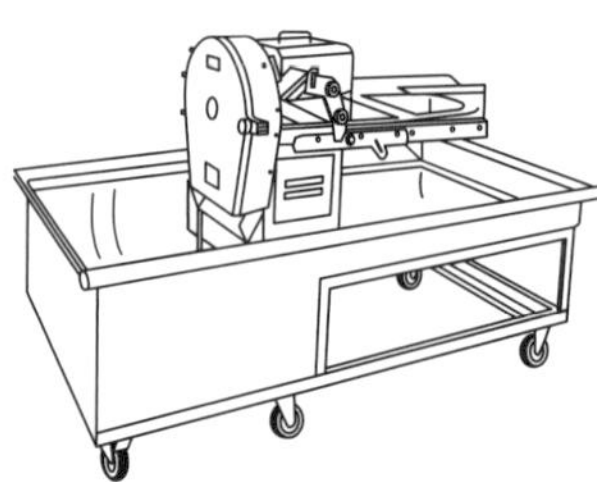

スライサーとスライサーシンク

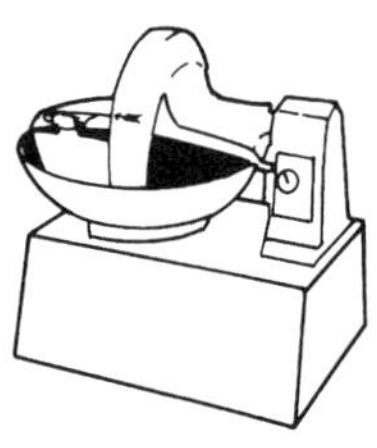

フードカッター

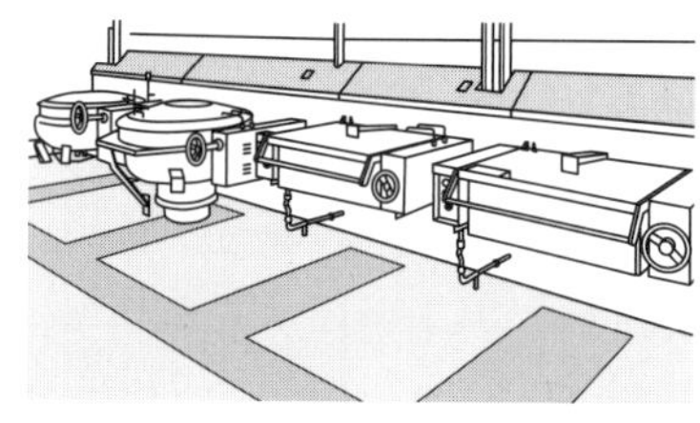

ウォールマウントキッチンシステム
(ドライシステム用回転釜とブレージングパン)

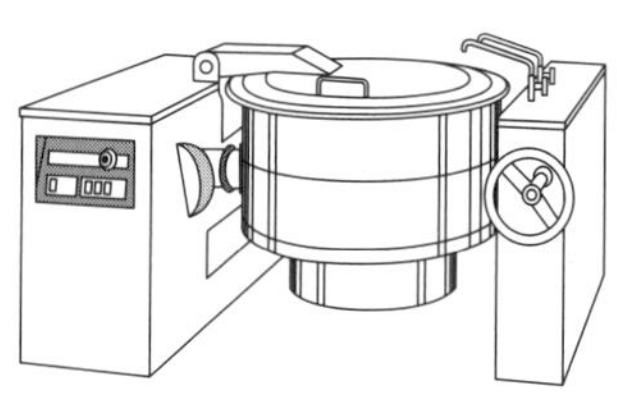

IH 回転釜

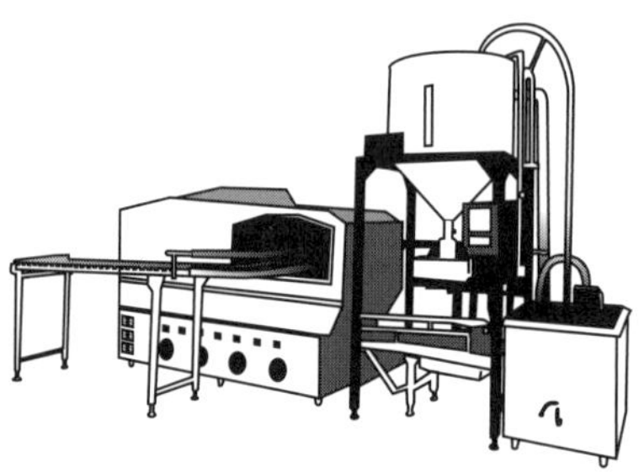

連続自動炊飯器

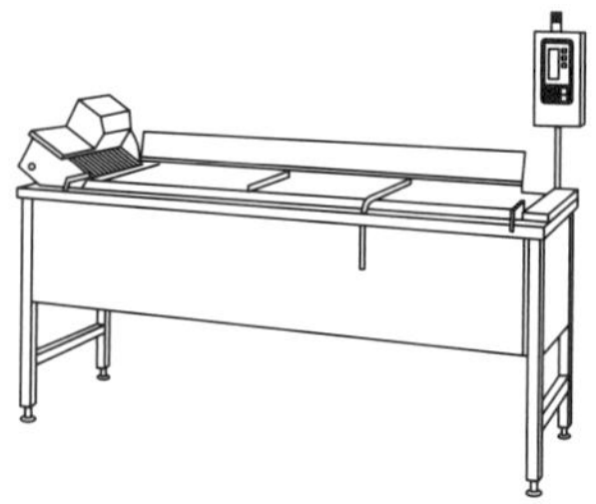

電気連続フライヤー

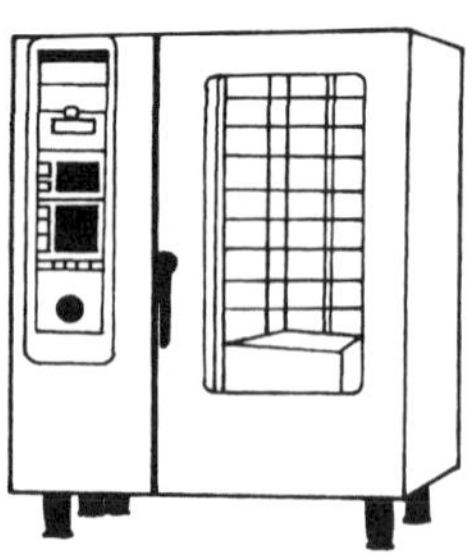

スチームコンベクションオーブン

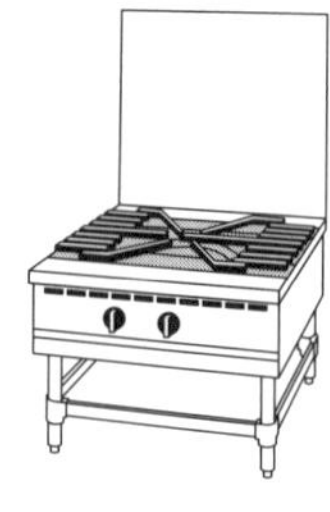

ガスローレンジ

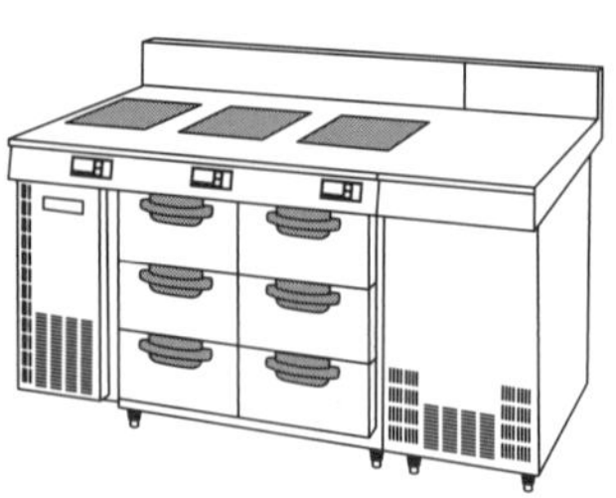

コールドドロワー IH コンロ

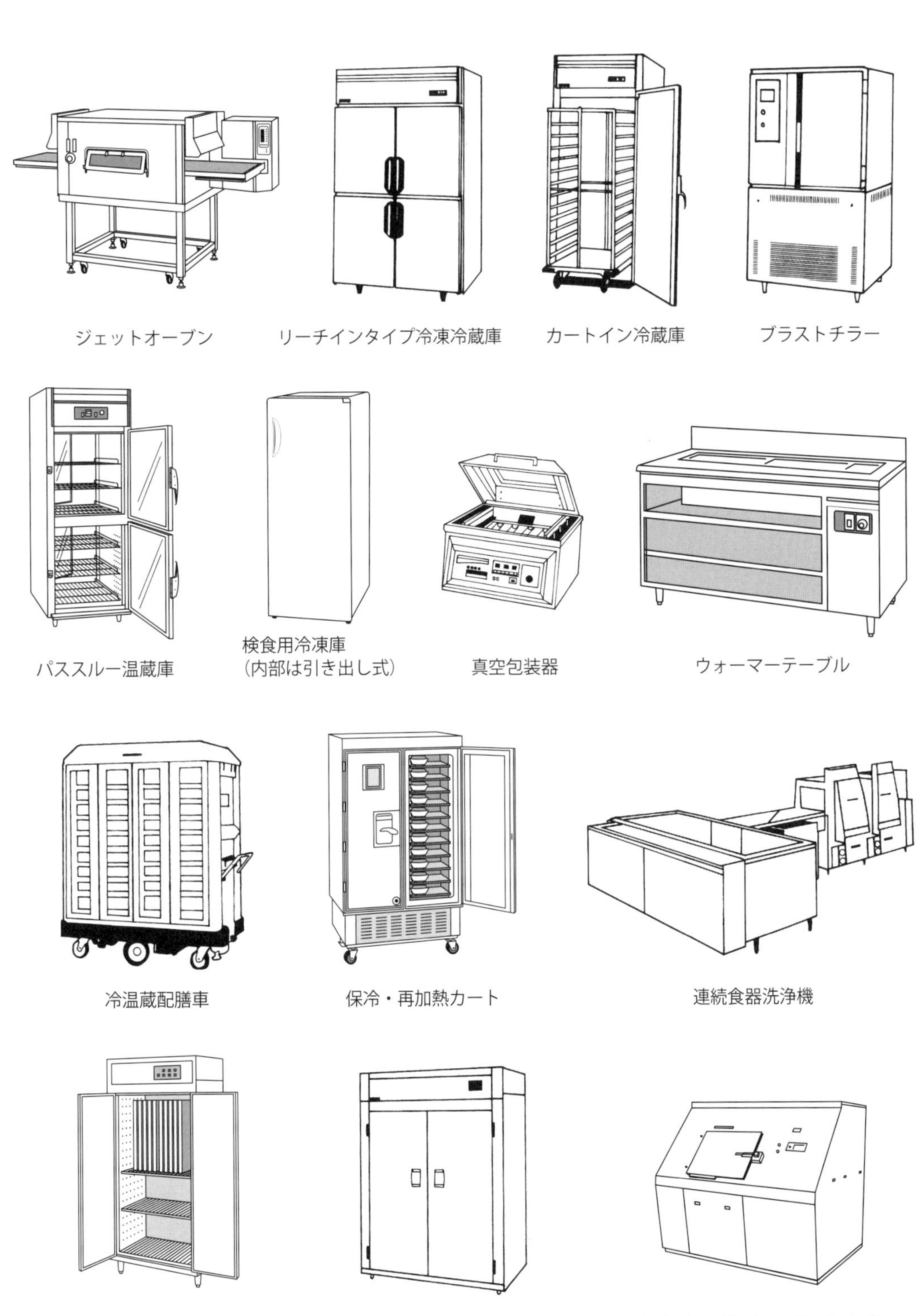

ジェットオーブン　リーチインタイプ冷凍冷蔵庫　カートイン冷蔵庫　ブラストチラー

パススルー温蔵庫　検食用冷凍庫（内部は引き出し式）　真空包装器　ウォーマーテーブル

冷温蔵配膳車　保冷・再加熱カート　連続食器洗浄機

包丁・まな板消毒保管庫　食器消毒保管庫　生ゴミ処理機（コンポスト方式）

6 レイアウト・図面

レイアウトとは，一定のスペースの中に，作業動線に沿って機器類を配置することである。それを正確に分かりやすく表現したものが図面である。図面決定後の変更はほとんど不可能である。レイアウトは，給食システムだけでなく，建物，工程，予算などとも関わりが深いため，十分検討の上，決定しなくてはならない。

1 レイアウト上の注意点

レイアウトに当たっては，作業の能率・安全・衛生的条件を考慮した上で，スペースを効率良く使うことが大切である。注意点を次にあげる。

❶ 建築・設備との関係

必要スペースの確保とともに，建物の構造や内装・設備との関係を確認する。

①形態の適・不適

②出入口，柱・ダクトスペース（DS），パイプスペース（PS）の位置

③間仕切の有無（耐震壁など）

④天井，窓・壁・床の状態

⑤電気容量，ガス・水などの供給量の確認

⑥建物外部との関連

❷ 作業動線と機器の配置

作業動線に沿って，機器を配置する。

①各セクションのスペース配分

②作業セクションの使用機器のリストアップ（p.157，表 9.6）

③機器類のスペース（床占有スペース・台数など）確保

④機器類の設置や使用に必要な設備量

機器の設置において，床や壁への据えつけや機器どうしの据えつけには，作業性に加え，清掃性や耐震性，床や壁への影響を少なくするなどの配慮が必要である。さらに給排水設備や換気・空調設備を考慮し，不具合のないようにする。

❸ 作業スペースの確保

十分な作業スペースと通路を確保することが必要である。作業スペースの基準を表 9.10 に示す。

①作業量の多いところ，ドア開閉のあるところは注意が必要である。

②通路は凸凹がなく，まっすぐであることが望ましい。

③ワゴン類利用の場合は交差・回転ができるスペースを確保する。

❹ 作業空間の立体的利用

スペースを効率良く使うためには，空間の立体利用が必要である。図 9.5 に示すように，人間工学上からそれぞれ作業に適した高さがある。

❺ 間仕切の利用

間仕切は作業上，防災上，建築構造上の目的で設けられるが，衛生的区分からも重要である。しかし，狭い施設では圧迫感が生じたり，見通しや空調・照明などの支障をきたさない

表 9.10 厨房側のレイアウトの基準寸法と注意

用途		基準寸法		
通路	1人歩き	45～75cm	機種選定	(A) 間口，奥行きを揃える
	2人歩き	100cm		(B) 高さもなるべく揃え，見通しを良くする
	火気の前	100cm		(C) 背の高いものを中心に置かない
	ワゴン等が通る	ワゴンの幅× 1.5		(D) 水をたくさん使用するもの，熱機器等の集約
	ワゴン等が回転する	ワゴンの長さ × 1.5～2.0		
カウンター捌き	カウンターの高さ	80～110cm	レイアウトの原則	(A) 作業は絶対に後戻りしない
	カウンターの幅	表面に載せるもの ×1.5（最低）		(B) 汚染地域と非汚染地域の分離
	供食1ヵ所の長さ	200 cm（最低）		(C) 作業系統の確立，炊飯，仕込み，主調理，盛りつけ，洗浄消毒格納等
	喫食者受け取り速度	1.5～3.0秒（給食）		(D) フローシートの上で，必要機器の流れの研究，最低線長に納める
	行列待ち	5分以内	設備との関係	(A) 関連工事の配管は埋設配管をできるだけ避ける
				(B) 床排水溝の施工の方法を検討し，ドライシステムに努める
				(C) 絶対に塵埃のたまる，また陰の部分をつくらない

資料）教材検討委員会編：厨房設備工学入門，第8版，p.130（2019）日本厨房工業会

ように注意する。間仕切には次の方法がある。

①全体（床から天井まで）：事務室，更衣室，トイレ，倉庫など

②腰高まで：下処理室，洗浄室など

③天井下がり（梁・下り壁など）を利用

④カウンターやハッチを利用：食堂，検収室など

⑤機器を利用：洗浄，盛りつけ，配膳，下処理コーナー，病院の特食コーナーなど

⑥エアカーテンや下り壁などを利用：空気の遮断

❻ 加熱機器，水使用機器の集約

換気，配線，配管，排水などは，設備上，作業に支障をきたさない程度に集約することが望ましい。

❼ 可動設備の利用

調理室内では運搬作業が非常に多く，共通利用機器も多いため，可動設備の利用が便利である。また，清掃時に移動することもできる。

❽ 衛生的条件

非汚染作業区域・汚染作業区域の明確化，手洗いの数や位置，履き物や更衣の方法など，衛生的な面も考慮する。さらに，ドライとウェットの区分も明確にしておく。

❾ 汚染作業区域と非汚染作業区域の区別

食品の調理工程ごとに，汚染作業区域（検収場，原材料の保管場，下処理場），非汚染作業区域（さらに準清潔作業区域（調理場）と清潔作業区域（放冷・調製場，製品の保管場）に区分される）を明確に区別する（p.130，図 8.3）。

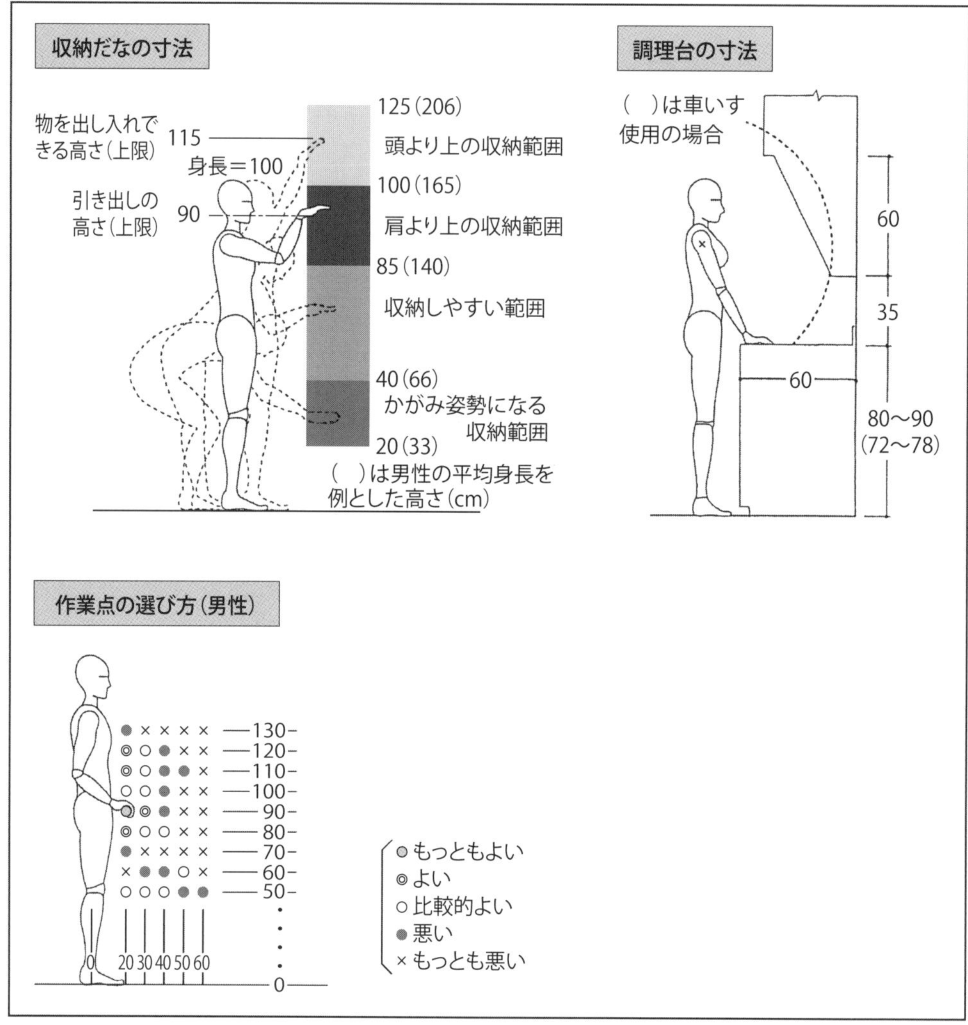

図 9.5 作業に適する高さ

資料） 日本建築学会編：建築設計資料集成 3 単位空間 I（1980）丸善

⑩ 管理上の条件

事務室は全体の管理がしやすい位置に設けるのが望ましい。さらに，人，物の出入りだけでなく，情報，連絡などについても考慮しておく。

⑪ 食材料の加工度による施設・設備への影響

あらかじめ下処理されているカット野菜などの加工食品を用いることで，下処理作業の効率化を図ることができる。人件費（労務費）削減，調理時間および清掃時間の短縮，さらに下処理作業に必要であった施設・設備投資や維持管理費の削減および施設面積の軽減が考えられる。また，厨芥の減少による厨芥処理費用の削減や環境負荷低減効果も考えられる。

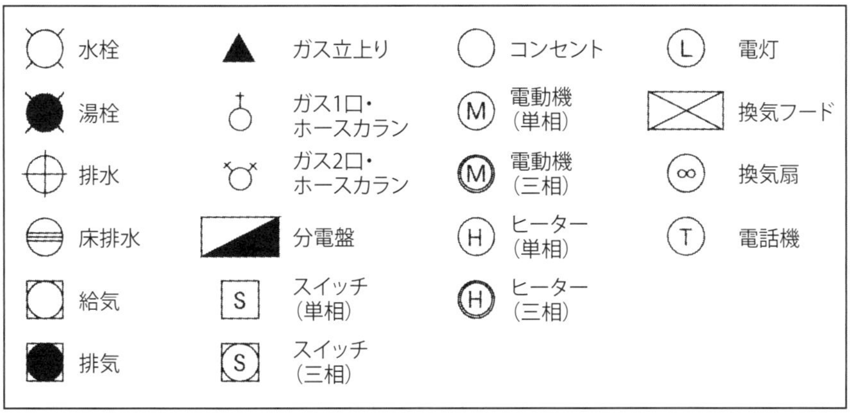

水栓	ガス立上り	コンセント	(L) 電灯
湯栓	ガス1口・ホースカラン	(M) 電動機（単相）	換気フード
排水	ガス2口・ホースカラン	(M) 電動機（三相）	(∞) 換気扇
床排水	分電盤	(H) ヒーター（単相）	(T) 電話機
給気	S スイッチ（単相）	(H) ヒーター（三相）	
排気	(S) スイッチ（三相）		

図 9.6 厨房設備図示記号

資料）日本厨房工業会

2 図面の見方

調理室の図面はたいへん複雑であり，全体を確認するには熟練を要する。

◆1　図面の種類

図面には平面図，断面図，立面図，展開図，構造図，設備図（配線図，配管図など）がある。作業動線，機器の配置は平面図で，立体的な利用状況は断面図または展開図で，機器の構造・材質などについては機器ごとの単品図でみる。

◆2　尺度と寸法の単位

図面は用途や規模に応じ**尺度**が異なる。

一般に平面図では 1/20 ～ 1/200，機器単品図では 1/10 ～ 1/50 の縮尺が利用されている。したがって，図面を見る場合は，最初に尺度を確認することが必要である。

また，図面に使われている寸法の単位はミリメートル（m/m，または㎜）で，一般に単位記号はつけない。

◆3　建物および機器の表示

建物の図面では，壁，窓，出入口，間仕切，階段などの表示方法がそれぞれ決められている。また，機器類は外形を基準に図示されているが，図面の尺度により，機器名が記入されている場合と，番号（No.）のみを記入し機器表が別に添えられている場合とがある（p.168，レイアウトの具体例）。

レイアウト上の注意点（p164，1）をもとに，建物との関係，動線，機器の内容などを綿密にチェックする。

◆4　設備図示記号

各設備，機器の，配管・配線などの必要箇所に設備図示記号が付記されている（図 9.6）。

尺度：現尺…1/1　倍尺…2/1・5/1・10/1　縮尺…1/2・1/2.5・1/5・1/10・1/20・(1/25)・1/50・1/100・1/200・(1/250)・1/500・1/1,000・1/1,200

病院の事例

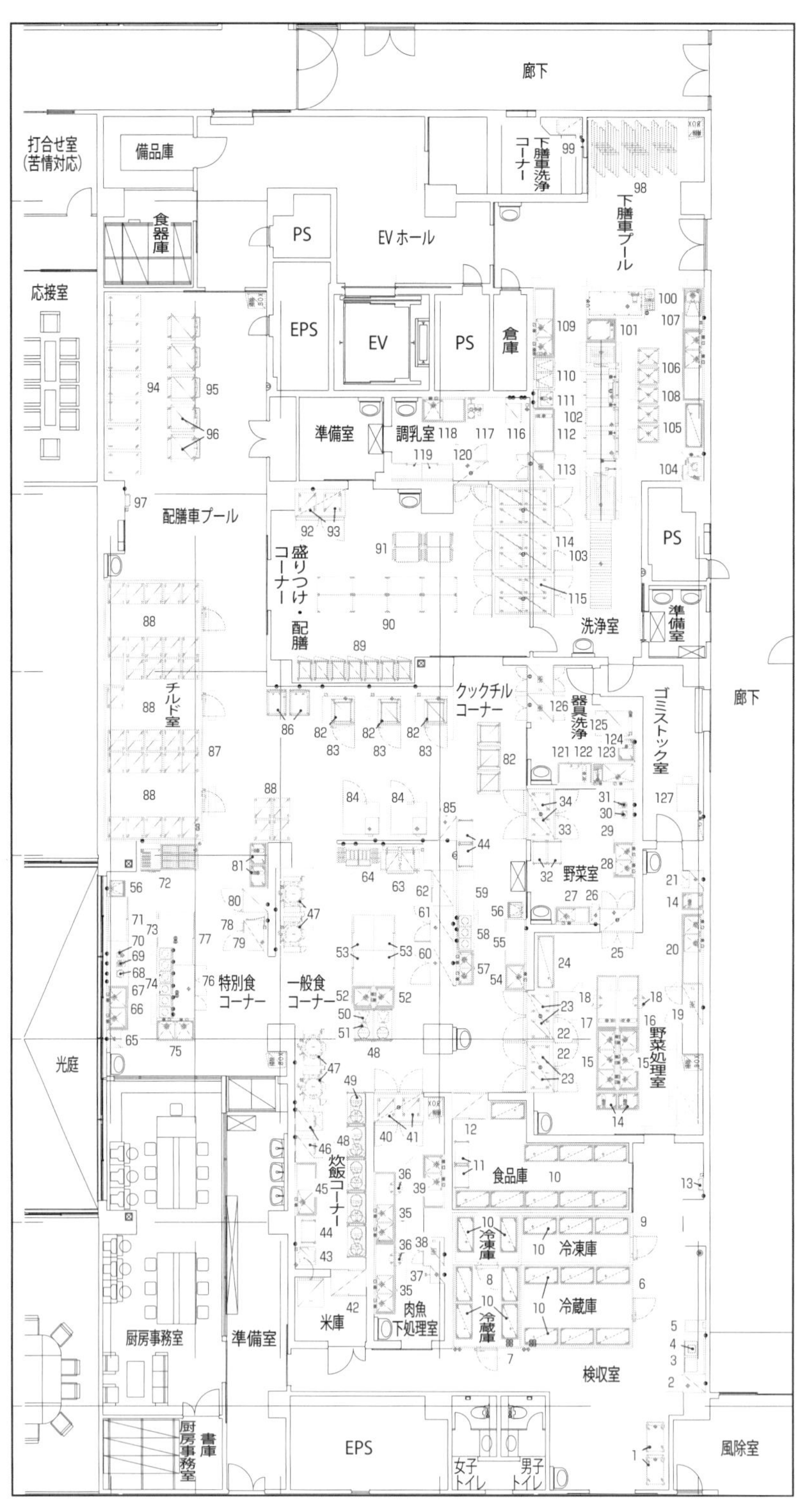

クックチル方式，650床

注）PS：パイプスペース。配管設備，EPS：電気・電話用の配線設備，EV：エレベーター

資料）実践給食実務研究会編：給食実務必携，p.30-34（2013）第一出版より一部改変

●病院厨房機器表

〈検収・ストレージ〉
1．運搬車
2．検食用冷凍庫…546L
3．台（検収用）…引出し２個
4．秤量器小…秤量 20kg 電池仕様。丸洗いタイプ
5．電子計量器…秤量 200kg。丸洗いタイプ
6．プレハブ冷蔵庫…大型
7．プレハブ冷蔵庫…中型
8．プレハブ冷凍庫…中型
9．プレハブ冷凍庫…大型
10. 移動ラック
11. 移動カート
12. パススルー戸棚…ガラス戸式。中棚２段
13. オゾン除菌脱臭洗浄機…オゾン水 30L/分，オゾンエアー。1,000mg/時

〈野菜処理室〉
14. 水切り移動台
15. 三槽シンク
16. 水切り作業台１
17. 水切り作業台２
18. ギャベジカンドーリー
19. 電気式器具消毒保管庫…30 カゴ
20. 水切り付き二槽シンク
21. 乾燥機付き包丁・まな板殺菌庫…包丁 20 本，まな板５枚
22. カートイン冷蔵庫…2,413L
23. ラックカート…ホテルパン 17 段
24. パンラック

〈野菜室〉
25. パススルー冷蔵庫…1,116L
26. 乾燥機付き包丁・まな板殺菌庫
27. 水切り付き一槽シンク
28. 二槽シンク
29. 調理台…中棚１段
30. フードプロセッサー…3.6L
31. ブリクサー…3.3L
32. 移動カート
33. カートイン冷蔵庫…2,413L
34. ラックカート…ホテルパン 17 段

〈肉魚下処理室〉
35. 水切り付き二槽シンク１
36. ギャベジカンドーリー
37. 乾燥機付き包丁・まな板殺菌庫…包丁 20 本，まな板５枚
38. 電気式器具消毒保管庫…20 カゴ
39. 水切り付き二槽シンク２
40. カートイン冷蔵庫…2,413L
41. ラックカート…ホテルパン 17 段

〈米庫・炊飯コーナー〉
42. パススルー戸棚…ガラス戸式，中棚２段
43. ライスミニ…1～5升。貯米庫 500kg
44. 移動カート
45. 水切り付き一槽シンク
46. 電磁立体炊飯器…7.5kg（5升）×３
47. 電気スープケトル…115L
48. 移動カート
49. スープ用電気びつ…16L
50. 電子ジャー…7.2L
51. サーマルクッカー…３L×２

〈一般食コーナー〉
52. 一槽シンク…小型
53. 調理台…中型，中棚１段
54. 一槽シンク…中型
55. 調理台…大型，中棚１段
56. 真空パックマシン
57. 二槽シンク
58. IH コンロ
59. 作業台
60. 冷凍庫…1,438L
61. 冷凍庫…1,175L
62. 戸棚…中棚２段
63. 電気式ティルティングパン
64. IH フライヤー…油量 21L ×２

〈特別食コーナー〉
65. 乾燥機付き包丁・まな板殺菌庫…包丁 20 本，まな板５枚
66. 二槽シンク１
67. コールドテーブル冷蔵庫…432L
68. コマーシャルブレンダー…４L
69. ブリクサー…3.3L
70. フードプロセッサー…3.6L
71. 調理台…中棚１段
72. 氷水冷却器…貯水量 600L
73. 調理台…中棚１段
74. IH コンロ
75. 二槽シンク２
76. コールドテーブル冷凍冷蔵庫…冷凍：157L。冷蔵：350L
77. 調理台…中棚１段

〈クックチルコーナー〉
78. スチームコンベクションオーブン…ホテルパン 10 段
79. オーブン専用架台
80. ブラストチラー…深さ 65㎜ホテルパン 14 枚
81. 水切り移動台
82. トロリー
83. スチームコンベクションオーブン…トロリー付き
84. ブラストチラー
85. 検食用冷凍庫…546L
86. 遠赤外線温蔵庫…１/１*ホテルパン 12 段
87. プレハブ冷蔵庫
88. キャビネットカート…ホテルパン 17 段（34 枚）

〈盛りつけ・配膳コーナー〉
89. カムカート…57L
90. 移動台
91. 配膳カート
92. カートイン冷蔵庫…2,311L
93. ラックカート…ホテルパン 17 段

〈配膳車プール〉
94. 配膳車…30 膳収納
95. リフター
96. キャビネット
97. オゾン除菌脱臭洗浄機…オゾン水 30L/分。オゾンエアー。1,000mg/時

〈下膳車洗浄・プール〉
98. 下膳カート…32 膳
99. 高水圧洗浄機…吐水量，40L/分

〈洗浄室〉
100. 返却タンク…噴流ポンプ付き
101. 水切り移動台
102. 食器洗浄機…6,000～10,400 枚/時（径 150㎜）
103. 食器整理コンベア
104. 電気式ブースターユニット…110L
105. パンラック
106. 水切り付き二槽シンク１
107. ディスポーザ付きシンク
108. モービルシンク
109. 水切り付き二槽シンク２
110. 哺乳びん洗浄装置（超音波式）
111. 哺乳びんすすぎ洗浄機
112. 水切り作業台
113. 電気式食器消毒保管庫（両面式）…20 カゴ
114. カートイン式食器消毒保管庫
115. 食器保管カート…７段，21 カゴ

〈調乳室〉
116. 調乳水製造装置
117. 調乳ユニット
118. 水切り付き一槽シンク
119. 調理台…中棚１段
120. パススルー冷蔵庫…1,116L

〈器具洗浄〉
121. 水切り作業台
122. ギャベジカンドーリー
123. 浸漬シンク…プレリンスシャワー付き（壁付けタイプ）
124. 水切り移動台
125. 容器洗浄機
126. 電気式食器消毒保管庫（両面式）…20 カゴ
127. 厨芥処理機

注）＊1/1：外寸縦 530 ×横 325（㎜）

7 食器，調理用具類

1 食器類

食器は食事をするために使う道具類の総称で，皿・椀・鉢類などの器，箸・ナイフ・フォーク・スプーンなどのカトラリー類，トレイなどを指す。食器は，施設のメニュー，供食形態などにより利用条件が異なる。現在，適温給食，選択食，食堂喫食などのシステム導入により，食器の種類，材質ともに多様化の傾向にある。さらに，盛りつけ後の冷凍・冷蔵や保温・加熱（電子レンジ，オーブン，スチーマー，ウォーマー類の利用）などから，耐熱性，耐冷性も要求される。

食器選定は，盛りつけ・配膳，洗浄・格納の作業およびスペースへの影響が大きいため，選定に当たっては十分な検討が必要となる。

特別なものとして行事食，携行食，小児食，高齢者食，また，身体障害者などのための専用食器もある。

◆1 食器の使用状況（施設別の特徴）

給食のメニューは，和・洋・中と広範囲にわたる。一般的には，主食用，主菜用，汁物用，副菜用として数種類と，湯呑み，グラスなどの食器が用いられるが，特殊食器などを含め，施設により違いがある。現在は，料理の種類も多く，また料理ごとに食器を変えるため，食器の種類が増加する傾向にある。

食器の材質は，メラミンをはじめとするプラスチックが多く用いられているが，一部，陶器や耐熱磁器，強化磁器，ガラスなども使用されている。保有する食器数は，1日1食の場合と3食の場合では異なるが，提供する料理の平均食数に20～30%の余裕を見込んでおくとよい。事例として事業所給食における使用状況を表9.11に示す。

以下，施設別の特徴を述べる。

❶ 事業所給食

供食形態（定食，カフェテリア）や工場，オフィスなどにより，食器の種類，材質ともに異なる。カフェテリアは料理により食器をそろえるため，定食に比較し食器の種類が多い。

表9.11 食器の使用状況（例）

用途別	使用食器
主食用	飯碗（大・小），ライス皿，丼ぶり
汁物用	汁椀，スープ皿（洋・中華），スープカップ
主菜用	和皿，焼き物皿，角皿，ミート皿，丸皿，中華皿，八角皿
副菜用	小鉢（大・小・丸・角），刺身鉢，ベリー皿，サラダボウル，蒸し茶碗，漬け物皿
スナック用	ランチ皿，ミート皿，カレーベーカー，グラタン皿
丼・麺用	種丼ぶり，そば・うどん丼ぶり，ラーメン丼ぶり，冷し麺用（中華皿，そば・うどんざる），そばつゆ用
弁当用	幕の内（松花堂）弁当類，ランチボックス
そのほか	グラス，湯呑み，ティーカップ，カトラリー類（箸，チリレンゲ，ナイフ，フォーク，スプーン，ティースプーン），トレイ（大・小）

注）800食の事業所給食，カフェテリアの例。
原表）太田和枝：給食管理（2012）第一出版

カレー用，麺類用などの食器もある。

❷ 学校給食

クラス単位では料理用食缶・パン箱・牛乳ケース・配食用トレイ，個人用ではパン皿・おかず皿・ボウル・ランチ皿・スプーン・ナイフ・フォーク・箸などがある。材質は強化磁器・ポリエチレンナフタレート（PEN）樹脂などに変わりつつあるが，ポリエチレン（p.159，表 9.8）やアルミの仕切り皿を使用している施設もある。

❸ 病院給食

食種（一般食，特別治療食）により食器の種類を区別している施設もある。小児食，流動食（グラス・コップ類），調乳（哺乳びん）などの専用食器が使われている。適温給食用の保温食器（ごはん茶碗，汁椀，主菜皿）や保温トレイを使用している施設もある。

❹ 社会福祉施設給食

①**老人福祉施設給食**：通常より小型で扱いやすいものが多く，材質はメラミン，陶器類が使われている。刻み食，極刻み食，ソフト食などでは深めの食器が，寝たきりや手指の不自由な人には特殊な食器（表 9.12）が用いられている。間食，行事食のための食器，在宅高齢者の宅配用の食器（一部使い捨て）もあり，ほかの施設に比較して使用する種類が多い。

②**身体障害者施設給食**：リハビリテーション病院，身体障害者用施設では，障害に合わせて改良した食事用補助具（スプーン，皿，グラスなど）やテーブル・椅子が使われている（表 9.12）。

なお，クックチルシステムを導入し，トレイセットした料理を再加熱する場合は再加熱カートの利用により，耐熱温度の高い専用の食器やヒーター付き専用トレイで加熱する。再加熱を高速ファンによる熱風の吹きつけで行うコンベクションヒーティング方式の場合には，耐熱性であればさまざまな形や材質（陶器・プラスチック・メラミンなど）に適応できる。

◆2　食器選定上の注意点

①**法規・規格基準との関係**：食品衛生法，**製造物責任法**（PL 法），日本工業規格（JIS 規格），プラスチック材質表示識別マーク，家庭用品品質表示，PL マーク，JHP マークなど（図 9.7）。

②**材質**：傷や汚れがつきにくく，色素が沈着しない。丈夫で破損しにくい。洗浄・漂白，消毒に耐え，変質しない。臭気がない。酸・アルカリ・そのほかの薬品に強い。

食器等の原材料に関する規格　Column

平成 23（2011）年 4 月，日本貿易振興機構（JETRO）により，「食品衛生法に基づく食品・食品添加物等の規格基準」が定められた。器具もしくは容器包装，またはこれらの原材料に関する規格である。食器等は，衛生試験に合格し，正しい表示があり，安全性の確認されたものでなくてはならない。プラスチック製品ではフェノール，ホルムアルデヒド，重金属などの溶出量規制，陶器・ホーロー製品では鉛・カドミウムなどの溶出量規制がなされている。

製造物責任法：平成 6 年 7 月 1 日法律第 85 号，最終改正：平成 29 年 6 月 2 日法律第 45 号

表 9.12 体の不自由な人のための食事用補助具

	配慮のポイント	食器，食具，器具
改良スプーン・フォーク・箸	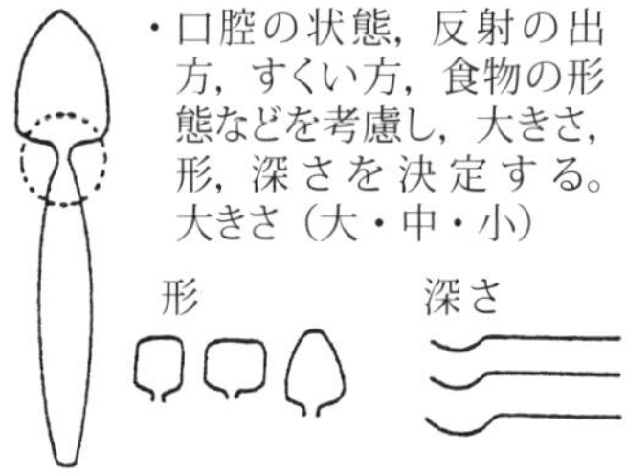 ・口腔の状態，反射の出方，すくい方，食物の形態などを考慮し，大きさ，形，深さを決定する。大きさ（大・中・小） 形　深さ ・手，ひじ，肩関節の動き方，動作パターン，食器の種類を考慮し，角度，段差を決定する。 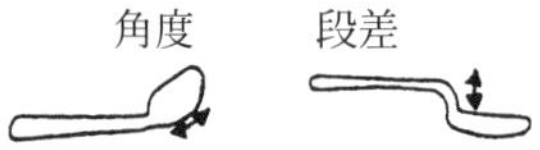 角度　段差 ・手指の機能を考慮し，にぎりの太さや，長さ，形を決定。また，色，材質を本人の受け入れやすいものとし，重量も考慮する必要がある。	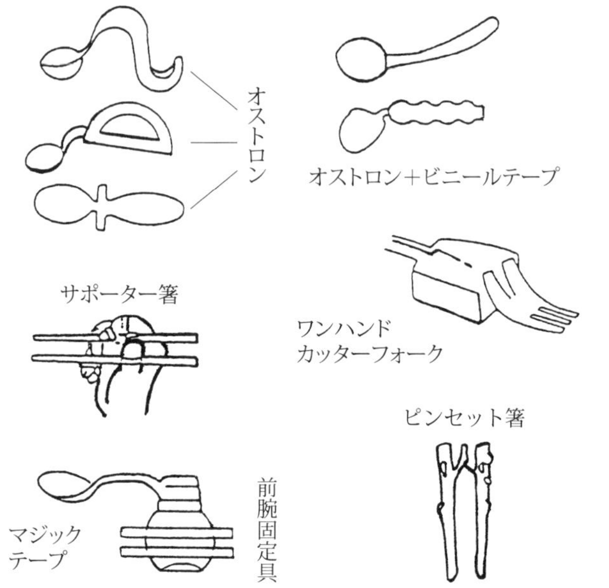 オストロン オストロン＋ビニールテープ サポーター箸 ワンハンド カッターフォーク ピンセット箸 マジックテープ 前腕固定具
改良食器	・機能的，知的な障害で，巧緻動作の不十分性を補う目的で適用し，形，深さ，ガードの有無を決定する。 ・固定金具を併用する場合もある。	ガードつき丼ぶりと皿 すくいやすい皿 円形と楕円形 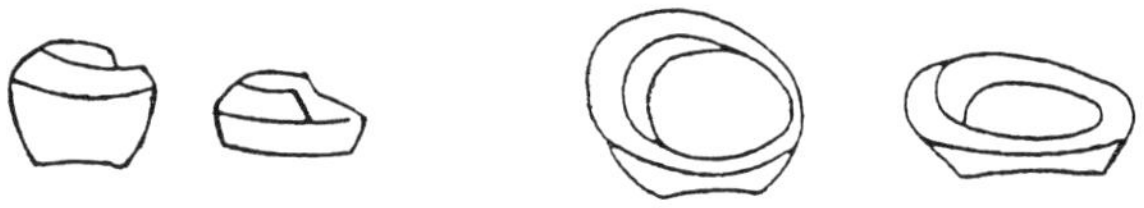
固定金具	・どのくらいの固定力が必要か。 ・固定するときの器の位置，高さを配慮し，材質，形，固定方法を決定する。	木枠＋コンクリートオストロン，塩化ビニル管＋重量，テーブルに木枠を固定したもの，すべり止めマット，吸盤 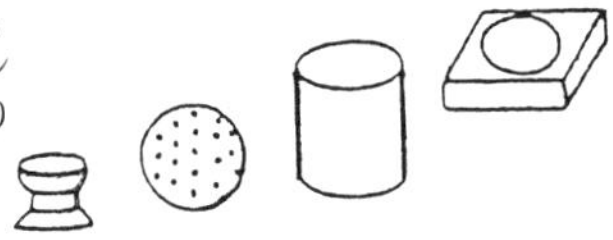
水分・流動物を摂取するための器具	・口腔の状態，呼吸のコントロールの状態，吸う力，上肢機能の問題を考慮し適切な器具を決定する。 ・コップなどの場合でも直径や重量，取っ手の形や大きさも考慮する必要がある。	ストロー，哺乳びん，ビニールチューブ，流動食用コップ，ピジョン，ピジョンのスプーンの部分を切り取ったもの，吸い飲み，吸い飲みの吸い口を切り取ったもの，両手つきコップ 両手つきコップ 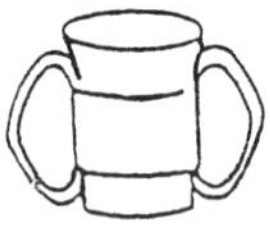 ストローつきピジョン 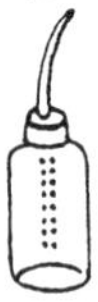
テーブル・椅子	・リラックスできる姿勢，異常な反射を抑制すること，上肢の使いやすさなどを考慮し，椅子は背もたれの高さ，角度，ひじおきの高さ，座席の角度など，テーブルは形や高さなどを決定する。	CP いす，個人処方の車いす＋テーブル，座位用カットテーブル（個人），カットテーブル（グループ） 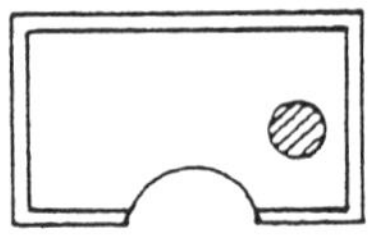

資料）静岡県民生部：社会福祉施設給食運営の手引（昭和 63 年 3 月）

PL マーク
ポリオレフィン等衛生協議会が，食品向けプラスチック製品の衛生安全の確認・識別のため，オレフィン系，スチレン系樹脂の自主基準に合格した容器，包装，器具類等につける。

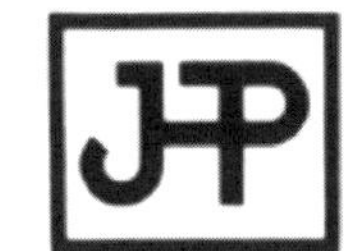

JHP マーク
塩ビ食品衛生協議会が，添加物の使用制限，塩ビモノマーなど PL 規格に適合した塩ビ製食品容器包装につける。

図 9.7 食器等の品質表示マーク

資料）太田和枝，平田亜古：施設と設備，給食管理／鈴木久乃，太田和枝，殿塚婦美子編，p.206（1996）第一出版

表 9.13 食器の大きさと盛りつけ重量

使用食器	大きさ(mm)		容量(mL)	使用料理別盛りつけ量の目安
	直径	高さ		
飯茶碗	123	60	330	ご飯（160g ≒米 70g）
汁椀	120	55	330	みそ汁・すまし汁（180g）
ミート皿	230	25		魚のフリッター（100g）＋生野菜（レタス，トマト 30 ～ 40g）
スープ皿（大）	230	35	480	シチュー・カレー（具＋汁 300 ～ 350g）
（中）	180	30	330	スープ（180 ～ 250g），炒め煮（140 ～ 240g）
サラダボウル	165	50	380	サラダ（80 ～ 130g），スープ（200 ～ 220g）
ベリー皿（白・青）	145	28	120	ミニサラダ（50 ～ 60g），即席漬（40 ～ 60g），果物（80 ～ 120g）
小鉢（深鉢）	115	65	350	おひたし（80 ～ 100g），煮物（100 ～ 150g）
耐熱グラス	70	70	180	ゼリー・ジュース・紅茶（80 ～ 100g）
マグカップ	90	70	280	スープ・紅茶・ジュース（140 ～ 180g）

原表） 太田和枝：給食管理（2012）第一出版を一部改変

③**機能（重量・形態）**：持ち運びに便利。積み重ねが可能でスペースをとらない。

④**盛りつけ効果（色・模様・形態・材質）**：料理との調和，食器相互の調和，適度の触感・重量感がある。

⑤**料理の盛りつけ量**：あらかじめ食器ごとの料理の盛りつけ量を計算し，適当な大きさを設定する。参考までに計算例を **表 9.13** に示す。

2 調理用具類

調理用具類は調理に用いる器具類の総称で，非常に種類が多く，規模，給食システム，施設・設備，食事内容，食堂の有無などにより，種類や数量が決められる。調理用具類は家庭用・業務用の区別なく使用されるものと，業務用のものがある。また，包丁，まな板など一部の器具に和・洋・中の調理様式別に独自のものがある。これらの器具類には手動と電動の別がある。いずれも衛生的に安全で，取り扱いが便利で丈夫なことが条件となる。材質はプラスチック，金属（ステンレス，アルミニウム）（p.158，**表 9.7**，p.159，**表 9.8**），ホーロー，木製などである。

表 9.14 に，用途別に分類した主要な調理用具類をあげる。

表 9.14 用途別の調理用具一覧

用　途	使用器具類
切さい用	包丁類：和（牛刀･刺身用･柳刃･出刃･薄刃），洋（フレンチ･ペティ･パン切り･チーズ切り），中（中華包丁）に大別。材質，刃形，形態などにより分類 保管用：消毒保管庫，包丁ケース，包丁差し 手入用：砥石，研磨機 まな板類：材質は木製（ほおのき・柳・いちょう・ひのき）・プラスチック・合成ゴム。形態は長方形が多い（中華用は丸型）
磨砕・粉砕用	おろし用：おろし金 擦り潰し用：すり鉢，すりこぎ，ポテトマッシャー 絞り用：レモン絞り そのほか：チョッパー，ミキサー，ジューサー，コーヒーミル
成形用	食品用：卵切り，野菜抜き型，芯抜き 氷　用：氷かき，アイスピック そのほか：骨抜き，くるみ割り，目打ち，鱗取り，鰹削り，芽取り，肉叩き，千枚通し，毛抜きなど
混合・撹拌用	撹拌用：泡立て器，ハンドミキサー，フードミキサー，杓子，しゃもじ，へら，スパチュラ
濾過・圧縮用	濾過用：裏ごし器，粉ふるい，すいのう，シノワ，みそこし，茶こし，油こし 圧縮用：のし棒，のし板，押し枠，押し型，流し箱，絞り袋，口金，すだれなど
調理用計器	計量用：カップ・スプーン，目盛りつきボウル，ひしゃく，容量棒 重量用：キッチンスケール，台秤，上皿自動秤，コンピュータ連動秤 時間用：タイマー，ストップウォッチ 温湿度用：棒温度計，寒暖計，芯温計，熱電対温度計，湿度計
容器	容器類：バット，ホテルパン，キッチンポット，ボウル，バケツ，ざる（盆・米上げ・丸），調味料ポット。種類が多く，材質もステンレス，プラスチック，竹，ホーローなど
加熱調理用	炊飯用：自動炊飯器，炊飯電子ジャー，しゃもじ 煮物用：和鍋，浅鍋，雪平，親子鍋，寸胴鍋，外輪鍋，シチューパン，ミルクパン，ソースパン，ブレゼール，落とし蓋 揚げ物･炒め物用：両手揚げ物鍋，フライパン，ソテーパン，パエリア鍋，キャセロール，北京鍋，中華鍋，穴空き中華鍋，中華鍋受け台，フライ返し，かす網，揚げ箸 焼き物用：焼網･串，ほうろく，卵焼き器，グリルパン，ロースター，オーブン，ブロイラー・ブロセット，トースター，餃子鍋 蒸し物用：蒸し器，せいろ，スチーマー，プレッシャーパン，せいろ 湯沸用：やかん，ケトル類，電子ジャー，ポット類
盛りつけ・配分	レードル類：木杓子，玉杓子，穴杓子，甘露用，レードル類，穴空きレードル，中華お玉 へら類：スパチュラ，クリーナー，ターナー，スクレッパー，ゴムべら，バタービーター
そのほか	サービス：カスターセット，ナプキン立て，ポット，おしぼり入れ

原表）太田和枝：給食管理（2012）第一出版

8 日常の保守管理

保守管理とは，施設・設備を常に安全に使用することができるように，定期的にその能力を調べ（定期点検），維持管理していくこと* である。

*資料）日本給食経営管理学会監修：給食経営管理用語辞典，p.140（2020）第一出版

1 機器の取り扱い管理

調理室内の機器は，種類も多く，複雑な上，ガス，電気などを利用する。したがって，作業の能率だけでなく，機器の耐久性や安全・衛生面からも正しい取り扱いが必要となる。取り扱

表 9.15 保守管理のチェックポイント

設備名	チェック事項（定期，発生時）
給水・給湯	・専用水道の水質検査 ・弁・そのほかの漏洩および付属機器の補修調整
蒸気管・ボイラー	・ボイラー本体・付属機器の清掃および点検
排水	・床および排水溝の清掃 ・管・トラップ・排水枡の清掃
電気	・定期巡視点検 ・電気機器・設備の点検
照明	・破損器具の補修
ガス設備	・導管・そのほかの漏洩試験 ・漏洩の修理（業者）
（プロパンの場合）	・設備の作業状況の点検 ・配管と付属設備の点検 ・配管・調整器の耐圧気密試験
換気	・空気濾過器の点検整備，防火ダンパーの点検 ・換気扇とグリスフィルターの手入れ ・フード内外の清掃
厨房機器	・食品に直接または人手を介して接触する可能性のある部位の洗浄・消毒および機器まわりの清掃 ・点検整備 ・消耗補用部品の交換
電気機器	・電気装置の点検 ・正常機能の保持 ・定期給油
燃焼機器	・燃焼器の点検 ・正常機能の保持 ・バーナー・ノズル・そのほかの手入れと調整
蒸気機器	・機能保持 ・付属器の点検補修 ・点検整備
冷凍機器	・安全装置・そのほかの点検およびガス補充
貯米タンク	・内部を空にして器内外および関連機器の清掃

注）建築および一般諸設備関係を除く。
資料）太田和枝，平田亜古：施設と設備，給食管理／鈴木久乃，太田和枝，殿塚婦美子編，p.209（1996）第一出版を一部改変

い上の注意点を次にあげる。

①**取り扱い説明書**：取り扱い説明書は，機器購入時に付属品としてついてくる。日常使用する機器については関係者全員がよく読んでおく。

②**取り扱いに関する教育・訓練**：購入時や採用時だけでなく，定期的に教育計画に取り入れる。

③**取り扱いマニュアル**：取り扱い方法や取り扱い上の注意点などを記載したマニュアルを作成し，所定の場所に置く。

④**定期的なチェック**：取り扱い時だけでなく，定期的な点検も必要である。保守契約により定期的に点検・保守をする方法もある。保守契約には，機器単位と施設全般の 2 種類がある。保守管理のチェックポイントを **表 9.15** に示す。

表 9.16 主要材質の手入れ方法

材　質	主に使われている機器	手入れ方法
ステンレススチール	シンク，各種台類，ラック，戸棚，洗米機，サイロ（貯米庫），冷凍庫，冷蔵庫，カッター類，配膳車，ワゴン，食器洗浄機の本体の部分など	・鉄合金成分のクロムやニッケルで表面をおおって酸化防止をしているので，手入れが不十分だとさびも出る。 ・表面の皮膜を傷つけないようにする。 ・さびが生じるような物質を長時間接触させておかない。 ・スポンジを使い，中性洗剤や粒子の細かいクレンザーで汚れを落とし，水洗いしたら乾布でよくふく。
鉄鋼類	ガスレンジ本体，焼き物器，オーブン，シンク，台類，ラックなどの骨組や脚部	・さび止め用の塗装やメッキ仕上げをほどこしてあるので，年1回以上の塗り替えが必要。 ・汚れを洗剤で落とし乾燥させておく。 ・さびが発生したら，サンドペーパーで落とし，油性または合成樹脂系の塗料を塗っておく。
鋳鉄	ガスレンジのトップ，ガスバーナー，煮物釜など	・ぬれたままにしておかない。 ・レンジの表面は，使用後は油ぞうきんでよくふいて汚れを落とし，油分の補給をしておく。 ・バーナー類は特に汚れやすいので，手入れはこまめに行う。
アルミニウム	煮物釜，蓋，鍋，釜類などの小物	・アルカリ性洗剤に弱いので，中性洗剤を用い，スポンジなどは，傷のつきにくいものを使用する。 ・乱暴に扱わない。 ・調味料や材料など，長時間入れておかない。

原表）　太田和枝：給食管理（2012）第一出版

⑤**安全性の確認**：刃物，ガス，電気などを扱うため，事故発生につながる心配もある。取り扱い時には事前に安全性を確認する必要がある。

⑥**衛生上の注意点**：使用ごとに消毒，殺菌とともに清掃，整理を習慣づける。直接食品に触れる機器類の消毒や，非汚染作業区域・汚染作業区域の区分による使い分け，冷蔵庫の温度管理と庫内整理などに注意する。

⑦**故障時の対策**：故障の状態をよく調べる。簡単な故障の場合は施設内で対応できるように，あらかじめ部品やメンテナンス用具の準備をしておく。また，修理を依頼する場合は，故障の状態とともに機器の名称，型式，購入年月日，メーカー名なども正確に伝える。故障時の取り扱いもマニュアル化しておくとよい。

⑧**備品台帳の整備**：管理上だけでなく，故障時の対応も考え，調理機器全体の備品台帳を作成する。記載事項は，機器名・メーカー名・型式・購入年月日・製造年月日（製造番号）・納入会社名・連絡先（担当部署，担当者，電話番号）・購入金額・熱源やモーターの種類と大きさ・台数などで，一覧できるような台帳（またはカード）にしておくと便利である。

2 機器の手入れ方法

機器の手入れは，使用後だけでなく，定期的にも実施するよう作業計画に組み入れておくことが重要である。手入れの悪さから機器の機能が低下したり，安全・衛生上の事故につながらないように注意する。

調理室内で使われている主な材質について，手入れ方法を 表 9.16 に示す。

機器の手入れ方法は，機器の構造，熱源の使い方，機械部分の有無などにより異なる。主要機器類について，手入れ方法を次にまとめる。

❶ ガス機器

①甲板や外装は使用のたびに洗浄し，水が入らないように注意する。

②鉄板，金網，汁受け皿，座板など，取り外しのできるものは全部取り外し，洗剤でよく洗う。必要に応じて油をうすく塗っておく。

③釜類は洗浄後水気を切り，乾かしてから裏返しにしておく。

④バーナー部分は目詰まりを起こさないようにブラシなどで軽くこすって汚れを落とし，洗剤で洗うかふき取る。穴の部分にゴミや水を入れないように注意する。

⑤炎口が詰まった場合は，キリや細い針金でつつく。穴を広げないように注意する。

⑥ガスコックや空気調節器は，ふき取る。

⑦ゴム管はひび割れなどによるガス漏れに注意する。

⑧フライヤーは使用の都度油をふき，洗浄後，乾かしてから蓋をする。

⑨貯蔵式湯沸器は，週 1 回タンク内の水を抜いて掃除する。

⑩常に燃焼具合を調べる。自動式の場合は電気の点検も必要である。

❷ 調理機械類

①機械類の手入れは，スイッチが切れていることを確認してから作業にかかる。

②ピーラーや切さい機は，プレートや付属品を取り外して洗浄し，乾燥させる。

③刃物は使用状況に応じ，3 ヵ月に 1 度くらいの割合で研ぎ，3 年に 1 回はプレートを交換する。また，機械部分の注油は年 1 回，機械全体の分解掃除も 2 ～ 3 年に 1 回の割合で行う。

④外装の洗浄は，モーター部分に水がかからないように注意する。スイッチやコンセントは防水型が望ましい。

❸ 冷蔵庫・冷凍庫

①週 1 回は庫内の食品点検も兼ね，棚を外し，洗浄・消毒する。特に底部が不潔になりやすいため，隅々まで清掃し，排水が詰まらないように注意する。

②取っ手や扉のパッキンは，スポンジに洗剤をつけて洗い拭きする。パッキンがゆるみ，扉にすき間が生じた場合は取り換える。

③水冷式の場合，断水により冷凍機の故障が起こるため注意する。

④機械部分のほこりや汚れもふき取る。

⑤温度計や霜とりの調整，機械全体のチェックは定期的に行う。特に夏季を迎える前には必ず実施する。

⑥カートインの場合は床が不潔になりやすいため，ホースなどを使ってよく洗浄する。

❹ 食器洗浄機

①タンクのごみ受けやカーテンなどは取り外して洗浄し，食器洗浄機内部はホースで全体をよく洗う。スイッチやモーターに水がかからないように注意する。

②洗浄ノズルに野菜くずや残飯が詰まりやすいため，ていねいに洗浄する。

③回転ブラシは機械から外し，洗浄後，乾燥させる。すり減った場合は取り換える。

④機械部の注油，パッキンの取り換え，コンベアや電気接続部の点検などを定期的に行う。

表 9.17 用具・用剤の種類と注意点

目　的	用具・用剤	注意点
清掃用具 洗浄用具	掃く：ほうき，ちりとり ふく：ぞうきん，モップ，モップ絞り 洗う：バケツ，ホース，スポンジ・たわし類 払う：はたき 磨く：デッキブラシ，たわし，スチールウール類 吸い取る：吸取器（排水詰まり） 機械類：電気掃除機，ポリッシャークリーナー，フロアスプレー，洗濯機，乾燥機，洗浄機	・用途別に分類し，数量，収納場所を決めておく。 ・食品収納と区分する。 ・常に使う用具はセクション別に，使いやすい場所に置く。
清掃用剤 洗浄剤 消毒剤	従業員の手指：石けん，消毒剤 ふきん，ぞうきん類：石けん，消毒剤 食器，什器類：洗剤，消毒剤，研磨剤，乾燥剤 食品用：洗剤，消毒剤 床，タイル類：洗剤，研磨剤	・使用目的に合ったものを選定する。 ・品名，用法などを明示する。 ・食品収納と区分する。 ・機械用，手洗い用がある。
メンテナンス用具 そのほか	・スケール（巻尺，ものさし），マジックインキ ・機械油，ボロ布，もめん糸 ・作業衣，手袋，長靴 ・ナイフ，はさみ ・サンドペーパー，ピンセット，セロハンテープ，絶縁テープ ・テスター ・ワイヤーブラシ，はけ ・ドライバー，ハンマー，ペンチ，モンキースパナ，やすり ・消耗部品およびスペアー部品	・一定の収納場所を定めておく（道具入れ，工具箱）。 ・使用後は必ず元に戻す。 ・時々点検し，不足分を補充する。

原表）太田和枝：給食管理（2012）第一出版を一部改変

❺ 消毒保管庫，温蔵庫

①庫内の棚，底板は取り外して洗浄する。底部はふき取る。

②外装も汚れが目立つため，よくふく。

③サーモスタット，パイロットランプ，ゴムパッキン，燃焼状況などを定期的に点検する。

❻ 小器具類

①ふきんは洗浄後，煮沸または薬剤で消毒し，乾燥させる。

②まな板や包丁は温湯と洗剤でよく洗い，乾燥後は保管庫に入れ，消毒を兼ねて収納する。

③そのほかの小器具類も洗剤でよく洗い，金属製品は熱湯消毒する。ザル類は水気を切り，乾燥させておく。

3 手入れに必要な用具・用剤

清掃・洗浄・消毒などに使用される用具・用剤（表 9.17）は，非常に種類も多く，使用場所も一定していない。したがって，使いやすい状態にしておくことと，用剤などについては誤用のないように心がける。用具・用剤についても年間必要数を計算し，予算化しておく。

第 10 章
経営管理

髙城孝助

経営管理とは，経営資源（人・物・金・技術・情報・時など）を有効活用して，計画を達成するための業務プロセスと経営計画の結果を管理することである。経営管理の本来の意義と目的は，組織を維持するだけではなく，将来に向けての発展であることを理解する。

1 経営管理の意義・目的

1 経営とは

経営とは,「組織」が，その目的・理念・方針に基づき，決めた計画の達成に向けて経営資源（人（ヒト）・物（モノ）・金（カネ）・技術・情報・時など）を有効活用し，継続的・計画的に事業を遂行することである。ここでいう「組織」には，会社のような営利を目的とした組織だけではなく，公益・一般財団法人，公益・一般社団法人，学校法人，医療法人，社会福祉法人，宗教法人，社会的支援活動団体，NPO 法人などの非営利団体・公共組織も含まれる。

2 経営活動の２つの側面

経営という活動には,「運営」と「管理」という２つの側面があり,「管理」には,「運営管理」と「経営管理」とがある。

①運営：経営方針・経営計画に沿って，さまざまな業務を行うこと

②運営管理：運営が，経営方針・経営計画に沿って円滑に行われているかどうか，指導・点検・調整を行うこと

③経営管理：組織を維持し，将来に向けて発展させるために，経営方針・経営計画の策定・評価や，運営と運営管理が，経営方針・経営計画に沿って円滑に行われているかどうか，指導・点検・調整を行うこと

3 経営の役割

ドラッカー（Peter Ferdinand Drucker）は,経営の役割として以下の３つをあげている（P.F. ドラッカー：マネジメント 基本と原則（2010）ダイヤモンド社)。

①自らの組織に特有の使命を果たす。

②働く人々を生かす。

③社会の問題について貢献する。

企業の場合は，企業理念，経営方針，**社是・社訓**（企業の根本精神)，企業ビジョン（将来の会社のあるべき姿，未来像)，ミッション（使命）などという形で，ドラッカーがあげる経営の役割を明示している。

4 経営計画

経営計画の特徴を下記に示す。①，②は，組織が存続，発展していくために示すものである。

①将来の進むべき目標を具体的に数値化する。

②①の目標達成のために，人，物，金などの経営資源をどのように調達し，配備していくのかを示す。

③短期（１年）計画，中期（３～５年）計画，長期（10 年）計画がある。

④目標だけではなく，その目標を達成するための戦略・戦術を具体的に明示しなければならない。

社是・社訓：社是は企業の経営上の方針。社訓は社員の心得的な指針。

5 経営管理（management；マネジメント）とは

経営管理とは，経営資源（人・物・金・技術・情報・時など）を有効活用して，計画を達成するための業務プロセスと経営計画の結果を管理することである。

2 経営管理の機能と展開

1 経営管理の機能

経営管理を行うには，目標設定機能，方針設定機能，計画設定機能，組織化機能，指導・指示機能，調整機能，統制機能，革新機能が必要となる（表 10.1）。

2 経営管理の対象

経営管理の対象になるのは，6M といわれる次の 6 項目である。

① man（人事・労務管理）

② machine（施設・設備管理）

③ material（食材料管理，商品管理）

④ method（運営管理，技術管理）

⑤ money（売上・原価管理，財務管理）

⑥ market（顧客管理，営業管理，開発管理）

このほかに，情報管理，危機管理，時間管理なども対象とされることがある。

3 経営管理サイクル

経営管理サイクルは，plan（計画），do（実施），check（検証），act（改善）の頭文字をとって PDCA サイクルといわれ，p.20 で示したマネジメントサイクル（PDCA サイクル）と考え方は同じである。

経営は継続的活動である。組織の目標を明確にし，それを実現する行動計画や数値計画を策

表 10.1 経営管理の機能

機　能	内　容
①目標設定機能	経営の目標を「定量的」に数値で表現する。
②方針設定機能	方針とは，経営目標に到達するための方向や行動原理を示したものである。経営判断の基礎となり，行動の指針となる。
③計画設定機能	目標を実現する方法を多角的に検討し，行動計画まで具体化する。
④組織化機能	計画を達成するための職務分担，権限，責任を明確にする。
⑤指導・指示機能	適切な業務の指示と指導を行い，また，教育や激励によって，目標・方針を自主的に達成しようという気持ちを起こさせる。
⑥調整機能	組織全体で力が結集できるよう，同じ部門での職務相互の関係や，他部門との職務相互の関係が円滑になるように調整を図る。
⑦統制機能	計画の実施結果を分析・評価し，計画との差異が生じた場合は，その原因を明らかにし，対策を講じる。
⑧革新機能	組織の将来の発展のため，新しい商品・技術・市場・原材料・作業方法・組織形態を考える。

原表）髙城孝助

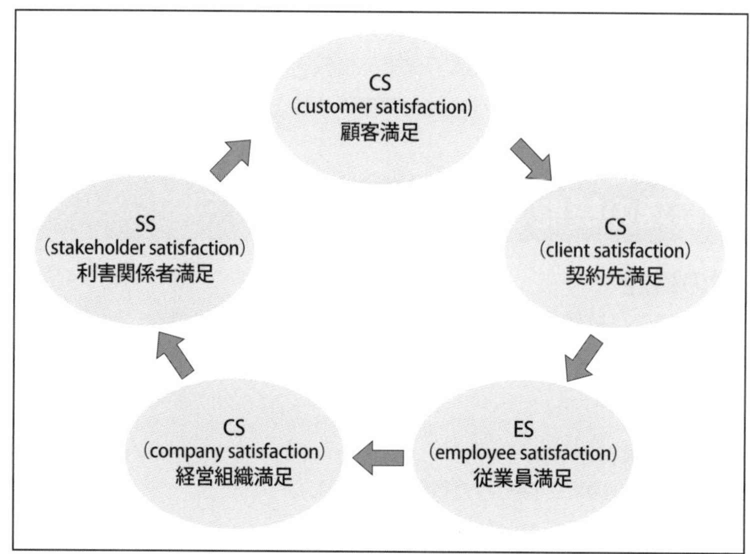

図10.1 5つの満足

原図）髙城孝助

定し，これを実行して，その結果を評価し，改善していくという経営管理サイクルを回していくことが必要である。

現代の経営を取り巻く環境は激変している。それに即応するにはPDCAサイクルを短くして，問題を迅速に発見し対処しなければならない。

4 経営管理の評価

マネジメントの評価は，企業では従来，売上・利益などの経営目標の達成度によって行われてきたが，日本では，1990年代からCS経営（customer satisfaction management；顧客満足経営）という考え方を経営に導入する企業が増えてきた。現在では多くの企業が，売上・利益などの業績に加え，CS（customer satisfaction；顧客満足）を含むさまざまなレベルの満足度を経営管理の評価軸に入れている。

5つの満足を図10.1に示す。

● CS（customer satisfaction；顧客満足）

売上，利益などの業績は，顧客満足の結果として得られるものであるとする考え方である。商品，サービスなどに対する顧客の満足度を定期的に測定し，業務の改善に反映させる。

● CS（client satisfaction；契約先満足）

委託者と受託者の契約をベースにしたコントラクト・フードサービス（contract foodservice；委託契約に基づく給食サービス）では，一般のフードサービスと異なり，受託者である給食会社が契約先（契約決定権者や給食管理担当者など）の満足を得ることが求められる。

● ES（employee satisfaction；従業員満足）

従業員・職員の，働く職場や組織に対する満足の程度である。これを測定し，職場環境の改善，給与，福利厚生，人事制度，教育の見直しなどに反映させる。

● CS（company satisfaction；経営組織満足）

食材料費や人件費（労務費）などの原価を適正以上に大幅に増やせば，顧客満足は向上し，顧客から感謝された従業員・職員の満足も得られる可能性がある。しかし，この結果，赤字経営が続き倒産に陥れば，顧客満足も従業員満足もその時点でゼロになってしまう。

● SS（stakeholder satisfaction；利害関係者満足）

経営組織には，株主，投資家，金融機関，仕入れ先，地主など，さまざまな利害関係者が存在する。こうした人々の満足を得ることである。

3 経営組織

1 経営組織の意味と構成要素

経営組織とは，組織の目的・方針・目標・計画を効果的に遂行するため，一人ひとりの役割を決め，分担し，お互いに協力しあって働けるよう編成された集団のことである。経営学者のチェスター・バーナード（Chester Irving Barnard）によれば，経営組織は次の３要素で構成される。

①共通目的

②協働意志（貢献意欲）

③意思伝達（コミュニケーション）

2 組織の管理原則

組織を円滑に運営するための管理に関しては，次のような原則があげられる。

● 命令一元化の原則

組織の構成員は，常に特定の１人の上司から指示・命令を受けるようにしなければならない。この原則により，組織の上下関係の秩序は維持され，統一的行動が期待できる。

● 権限・責任一致の原則

権限とは，職務（個人に割り当てられた仕事）を遂行する上で，組織の構成員に認められた力（職務権限という）であり，職務権限が大きくなれば，それに伴って，職務遂行の責任も重くなるということである。

● 専門化の原則

職務を専門・分業化させることで，組織の構成員は，職務を遂行するのに必要な専門的知識と技量を習得でき，分業の効果が生かされ，経営効率を高めることができる。

● 統制範囲の原則

１人の上司が直接統制（監督）できる部下の数には限界があるということである。

● 権限移譲の原則

業務の遂行に当たり，上司が業務目標を明確に示す一方，その遂行方法は部下の自主的な判断に任せることである。部下自身が問題点を発見し，不足する能力を開発できるようにすることがねらいである。

● 階層性の原則

組織のトップ層と下位の作業者層従業員との間の階層（図 10.2）は，少ない方が組織の

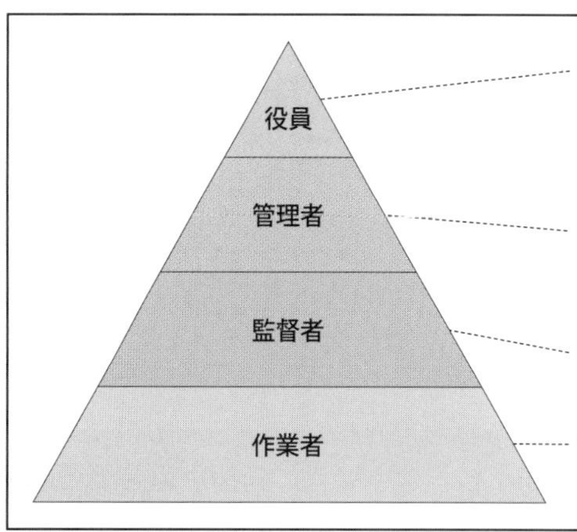

図 10.2 職務の階層

原図）髙城孝助

意思疎通が円滑になる。

● 例外（非日常）の原則

組織の上位者ほど非日常的な業務や例外的な業務，戦略的な業務に当たるべきである。

3 組織の形態

組織の形態は組織の規模や目的によって異なる。基本形態としては，ライン組織，ファンクショナル組織，ラインアンドスタッフ組織，事業部制組織，カンパニー制組織，マトリックス組織，プロジェクト組織などがある。

● ライン組織（直系組織）

上司が部下を指揮し管理する形態（図 10.3）。

- **長所**：命令系統が明確であり，規律・秩序が守られる。
- **短所**：1 人の上司に権限が集中し，責任が過大となる，他部門との連携がとりにくい，階層が多くなると意思決定に時間がかかる，など。

● ファンクショナル組織（職能別組織）

製造，販売，人事，総務，経理，財務などの組織のさまざまな活動を，職能別に分類し，専門化を志向した組織形態（図 10.4）。

- **長所**：専門家集団なので生産性が高い，専門家を育成しやすい，など。
- **短所**：縦割り組織になり，組織全体よりも部門の運営を重視する傾向に陥りやすい，部門間調整のために意思決定が遅くなる傾向がある，など。

● ラインアンドスタッフ組織

ライン組織に，ラインの職能を助力するスタッフを付け加えた組織形態（図 10.5）。ライン部門の事務的な負担が軽減され，命令の一元性が確保される。

- **長所**：情報の伝達や意思決定が速い，など。
- **短所**：ラインとスタッフの権限関係があいまいになりやすい，スタッフが本来の助言・助力機能を超えてライン部門へ介入し，命令系統が混乱することがある，など。

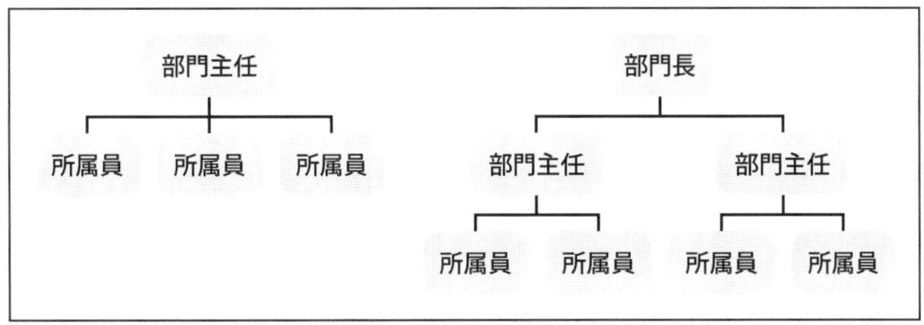

図 10.3 ライン組織（例）

原図）髙城孝助

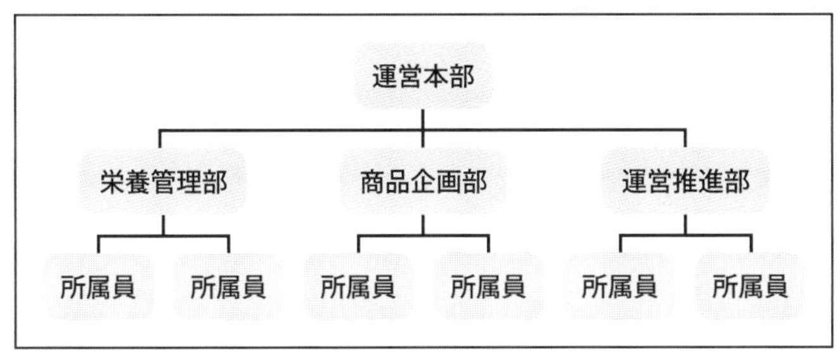

図 10.4 ファンクショナル組織（例）

原図）髙城孝助

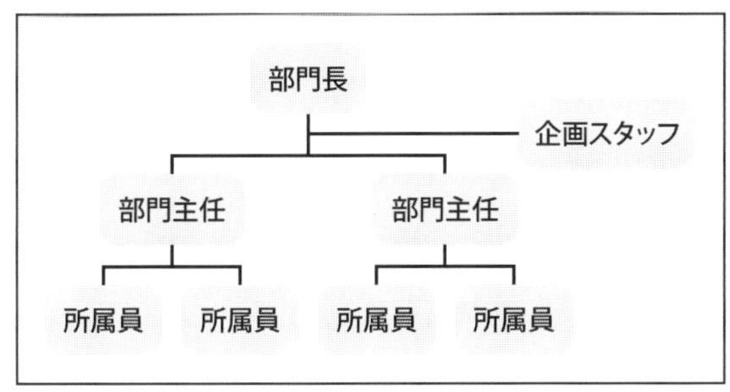

図 10.5 ラインアンドスタッフ組織（例）

原図）髙城孝助

● **事業部制組織**

商品別，顧客別，地域別，市場別など，業務遂行に必要な職能をもつ，事業部として分化した組織形態。

- **長所**：仕事の責任分担が明確になる，分権化により意思決定が迅速化する，成果が明確になり，モチベーションの向上が図れる，経営者・管理者の育成ができる，など。
- **短所**：組織全体で見ると，業務上で同じような部門や職能が重複して設けられるという無駄が生じやすい，組織全体よりも，事業部の都合が優先されやすい，など。

● **カンパニー制組織**

事業部制組織の独立性を高め，企業の中に事業領域ごとに独立した仮想的な会社組織を設置した組織形態。長所・短所は，事業部制組織と同様。

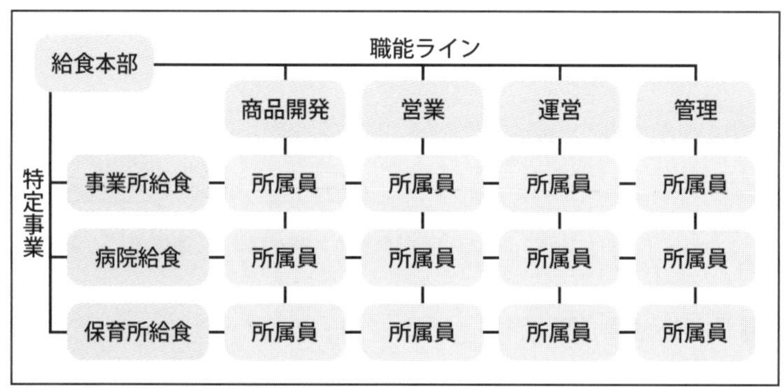

図10.6 マトリックス組織（例）
原図）髙城孝助

● マトリックス組織

一人の構成員が，自分が専門とする職能部門と特定の事業を遂行する部門の両方に同時に所属する組織形態（図10.6）。職能ラインの管理者からと特定事業の管理者からの２つの指揮命令系統が存在する。

- **長所**：複数の目的を達成するのに適している，状況の変化に柔軟に対応することができる，など。
- **短所**：命令系統が複雑になり，責任を負うべき管理者があいまいになる傾向がある。

● プロジェクト組織（プロジェクトチーム）

経営上の特定の課題を遂行するために，複数の部門から適切な人材を集めて臨時的に編成された組織形態（タスクフォースともいう）。プロジェクト組織への参加は，所属する部門の業務を離れて専任することもあれば，兼任になる場合もある。マトリックス組織と似ているが，プロジェクト組織は課題が完了すれば解散する臨時的組織であることが特徴である。長所・短所はマトリックス組織に準ずる。

● PFI（private finance initiative；ピー・エフ・アイ）

PFIとは，プライベート・ファイナンス・イニシアチブ（民間資本主導）の略。公共団体が民間資金を利用して，民間に施設整備と公共サービスの提供をゆだねる新しい経営形態である。民間のノウハウによって無駄なコストが省かれ，質の高い公共サービスが提供できるとされる。学校給食センター，病院，ゴミ処理施設などの公共施設の建設，維持管理，運営に導入されることが多く，自治体は民間事業者に事業費を支払い，市民は利用料を負担する仕組み。日本でもPFI施設が増えている。

4 経営資源

経営する上で必要不可欠な要素を「経営資源」という。「経営資源」には，「三大経営資源」といわれる「人・物・金」以外にも，「技術」，「情報」，「時（トキ）」などがあげられる。これらの経営資源は有限であるため，有効に活用していかなければならない（表10.2）。

表10.2 経営資源

経営資源	内 容
人(ヒト)	役員，社員・パート・アルバイトを含む従業員など，経営組織に属する人々。顧客，取引先なども含まれる。経営資源の中でも「人」が主体となる。物（モノ）や金（カネ）がいくらあっても，人（ヒト）がいなければ，これらを活用して成果をあげることはできないため，経営資源の中で最も重要な要素であるといえる。
物(モノ)	食材料，食堂設備・機器・什器・家具・食器，事務用品，土地，建物，車両など
金(カネ)	経営資金，売上，利益など
技術	製造技術，調理技術，加工技術など
情報(無形資産)	市場・顧客・競争相手の情報など，経営に関する情報，特許，ブランドなど
時(トキ)	事業開始の時期，商品開発のタイミングなど

原表）髙城孝助

5 経営戦略

経営戦略は，中期経営計画を達成するために組織が進むべき方向，取り組むべき経営課題，実施すべきことを示したものである。

1 経営戦略の構成

経営戦略は，「事業領域」，「基本戦略」，「個別戦略」の３つによって構成される（図10.7）。

2 経営戦略策定の手順

以下，事業領域と基本戦略について解説する。

◆1　事業領域の決定

経営戦略は，今後どういう分野で事業を行うか，事業領域を決定することから始める。事業領域は，経営ビジョン，市場（対象顧客），自らの組織の強みと弱み，競争状況，市場の成長性，経営組織が保有する経営資源（人材，資金，商品・サービス，技術，ノウハウなど）などの要素を勘案して決める。

◆2　基本戦略の策定

次に基本戦略を策定する。代表的な基本戦略は成長戦略と競争戦略である。

❶成長戦略

成長戦略とは文字どおり，自社が今後，どのような市場で成長していくのかを決定し，経営資源をどのように有効配分していくかを戦略として策定するものであり，「アンゾフのマトリックス（Ansoff's Matrix）」で示されるとおり，4つの戦略がある（図10.8）。

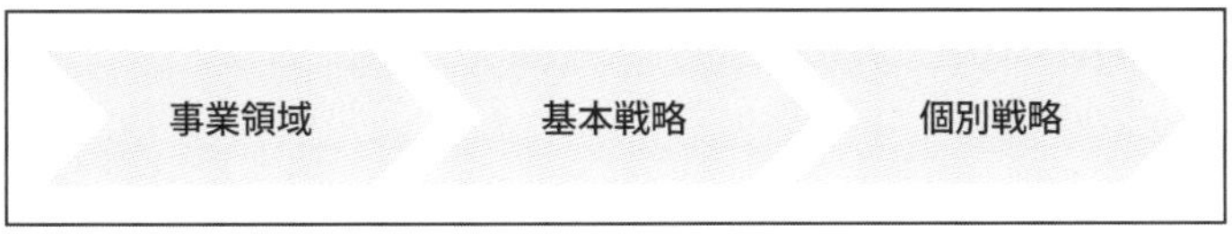

事業領域 → 基本戦略 → 個別戦略

図10.7 戦略の構成

原図）髙城孝助

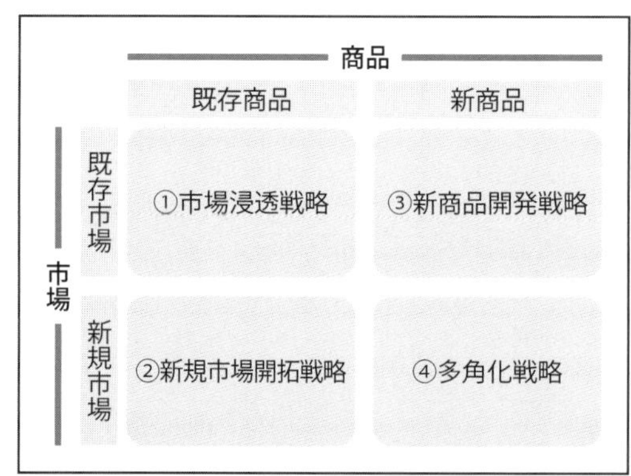

図10.8 アンゾフのマトリックス

原図）髙城孝助

● 市場浸透戦略

既存市場において既存商品で成長を図っていく戦略。商品も市場も既存であるため，広告の大量投入や販売促進を行い，商品の認知度や使用頻度を上げない限り，効果を得るのが難しい戦略である。従業員を増やしてサービスを向上させる，既存商品の増量・値下げをするなどの方法がある。

● 新規市場開拓戦略

既存商品を，新たに開拓した市場に広げる戦略。新たな地域・取引先・顧客を広げる戦略である。事業所給食市場で培った商品・運営ノウハウを高齢者福祉施設，保育所・幼稚園，レストラン，宅配など新しい市場で活用していく方法がある。

● 新商品開発戦略

既存の市場で，新商品を投入していく戦略。この戦略の長所は，既存の取引先と顧客を利用することで販売コストの低減が図れることである。新商品開発には多大な経営資源の投下が必要となるが，競争相手との差別化には大変有効な戦略である。

● 多角化戦略

新商品を開発し，新規市場へ投入して成長を図る拡大戦略である。新規に進出する市場については，成長の可能性の高い市場か，大企業の参入可能性が低い市場か，所有している経営資源が生かせる市場か，などを検討することが必要である。全くの新分野であり，リスクも大きいが，成功すれば競争相手との差別化ができるため，大きな成果が望める。M&A（mergers and acquisitions；企業の合併・買収）や**フランチャイズシステム**への参入といった方法もある。

アンゾフ（H.I. Ansoff）は，この多角化戦略について，次の 4 つのタイプがあるとしている。

①**水平型多角化**：同じ業種，同じ分野で水平的に事業を拡大する形。事業所給食会社が，同一施設内で売店事業に進出するといった例があげられる。

②**垂直型多角化**：上流あるいは下流へと事業を展開する形。給食会社がセントラルキッ

フランチャイズシステム：経営のノウハウをもった本部がそれを運営マニュアルにまとめ，屋号や食材料，包材などとともに加盟店に提供し，事業を拡大する手法。

チン事業，食材料流通事業，農業などに進出する例があげられる。

③**集中型多角化**：既存商品に近い種類の商品を開発して新市場を開拓する形。給食会社が給食メニューを通信販売する例があげられる。

④**コングロマリット型**：その企業にとって全く新しい商品を開発し，新しい市場に進出する形。給食会社がホテル事業やレストラン事業に進出する例があげられる。

❷ 競争戦略

経営組織には競争があり，競争に打ち勝つための戦略を競争戦略という。経営学者のマイケル・ポーター（Michael Eugene Porter）は，競争状態を決定するのは，次に示す「5つの要因（ファイブフォース）」であるとしている。

①業界内の既存の競争　②新規参入の脅威　③代替品の脅威
④売り手の交渉力　⑤買い手の交渉力

さらに，競争戦略を「業界内で防衛可能な地位をつくり，この5つの競争要因にうまく対処して，企業の投資収益を大きくするための攻撃的，または防衛的アクション」と定義している。また，防衛可能な地位をつくり，競争優位を築くための戦略（**個別戦略**）として，下記をあげている（p.187，図10.7参照）。

● コストリーダーシップ戦略

広いターゲット（業界全体）で，ほかよりも低いコストで最優位に立とうとする戦略。低コストを実現化することで，同じ価格の場合は競合相手より高い利益を得られる。また，低価格にすれば大きなシェアを獲得するなどの優位性が得られる可能性がある。

● 差別化戦略

商品やサービスを，ほかとは異なる優れたもの，特徴のあるものと顧客に認知してもらい，業界での優位性を築こうとする戦略。差別化は，ブランドイメージや商品の機能・品質・品ぞろえ，顧客サービスなどにより行われる。

● コスト集中戦略

特定の市場・分野で，ほかよりも低いコストで最優位に立とうという戦略。

● 差別化集中戦略

特定の市場・分野で，商品やサービスを，ほかとは異なる優れたもの，特徴のあるものと顧客に認知してもらい，業界での優位性を築こうとする戦略。

第 11 章
マーケティング

髙城孝助

マーケティングの意義・目的は，企業や団体が，顧客や利用者のニーズ（needs；必要性）やウォンツ（wants；欲求）に対応した価値を提供することで，顧客や利用者の満足度を高め，その結果として，売上・利益・利用の拡大などを得ることである。

1 マーケティングの定義

マーケティング（marketing）とは，20世紀初頭にアメリカで生まれた市場（market）創造に関する考え方であり技術である。マーケティングは1929年の大恐慌を経て，アメリカで発達していった。日本には，昭和30（1955）年に日本生産性本部主催の業界視察団が訪米し持ち帰った。

マーケティングの主な定義としては，以下のようなものがあげられる。

1 アメリカマーケティング協会の定義（2007年）

アメリカマーケティング協会（American Marketing Association；AMA）が，平成19（2007）年に発表した定義は以下のとおりである。

Marketing is the activity，set of institutions，and processes for creating，communicating，delivering，and exchanging offerings that have value for customers，clients，partners，and society at large.（マーケティングとは，顧客，得意先，パートナー，社会全体にとって価値のある提供物を創造・伝達・配達・交換するための活動であり，一連の制度，プロセスである。）

2 日本マーケティング協会の定義（1990年）

日本マーケティング協会（Japan Marketing Association；JMA）が，平成2（1990）年に発表した定義は以下のとおりである。

マーケティングとは，企業および組織がグローバルな視点に立ち，顧客との相互理解を得ながら，公正な競争を通じて行う，市場創造のための総合的活動である。

3 著名なマーケティング学者や実務家による定義

❶ フィリップ・コトラー（Philip Kotler）の定義

コトラーは，世界的に知られるマーケティング学者であると同時に，マーケティングの実務家でもある。このコトラーの定義は，「マーケティングとは顧客の価値と満足を理解し，創造し，伝え，提供することである。企業の立場から考えると，顧客を満足させて，利益を得ることである」というものである。

マーケティングとは　Column

ピーター・ドラッカー（Peter F. Drucker）は，提供する商品やサービスに対し，顧客に，「ああ，これが欲しかった」と思ってもらい，購入してもらうことを実現するのが，マーケティングである，と述べている。

セオドア・レビット（Theodore Levitt）は，『マーケティング発想法』という著書の中で，「昨年，4分の1インチ・ドリルが100万個売れたが，これは人々が4分の1インチ・ドリルを欲したからでなく，4分の1インチの穴を欲したからである」というレオ・マックギブナ（Leo MacGivena）の言葉を引用し，マーケティングの目的は，顧客が望む価値の提供である，と説いている。

❷ セオドア・レビット（Theodore Levitt）の定義

レビットもコトラー同様, 世界的に知られたマーケティング学者である。レビットは「マーケティングとは, 顧客の創造である」と簡潔に定義している。

❸ 水口健次の定義

水口健次は, 日本におけるマーケティング実務家の第一人者であり, 実務のマーケティング理論と体系を構築した人である。水口の定義は, 「マーケティングとは, 顧客の好意と購買と満足をめぐる企業間競争の考え方と技術である」となっている。

2 マーケティングの意義・目的

給食施設においては, 「喫食率が上がらない」, 「女性の利用者が少ない」, 「混雑が緩和できない」, 「残菜が多い」など, さまざまな改善テーマがある。このような改善テーマを解決するために取り組む活動がマーケティングである。

マーケティングの意義・目的とは, 給食施設においては, 顧客（利用者）が何をどの程度望んでいるのか（期待度）, 何に不満を抱いているのか（不満足度）を知った上で, メニュー（商品）とサービスの改善を図り, 顧客（利用者）の「満足度」を高め, 維持していき, 結果として, 給食施設の利用継続顧客（利用者）の数を最大限に増やすことである。

食べ物に関して, ヒトは二度評価するといわれる。一度めは, 食べる前の評価である。「おいしそう」, 「健康に良さそう」, 「速く食べられそう」, 「満腹になりそう」, 「価格が手ごろ」などといった事前の評価である。これらが期待度に関わるものである。まず, この期待度を高めない限り, 顧客（利用者）の数は増えない。そして, 二度めの評価は食べた後の評価である。この満足度が低ければ, 顧客（利用者）の数は減り, 利用継続顧客（利用者）の数も減っていくことになる。

3 マーケティングの機能

建築という仕事に建築理論と建築技術があるように, マーケティングにもマーケティング理論とマーケティング技術がある。マーケティングの機能とは, マーケティングを進めるに当たって必要となる技術（道具）のことである。これらの技術（道具）を必要に応じて組み合わせて（marketing mix；マーケティング・ミックス）, マーケティングという仕事・実務を行う。

次に代表的な機能論をあげる。

1 4P 論

ミシガン州立大学教授のジェローム・マッカーシー（E.Jerome McCarthy）が1961年に提唱したものである。 4Pとは, product（商品, サービス）, place（立地, 流通）, promotion（促進）, price（価格）である（表11.1）。60年以上前の経済成長期の考え方と技術であり, 作り手・売り手主体の考え方（product out）, また, 大量生産・大量消費を前提とした考え方といえる。今日のような市場環境においてマーケティングを実行するには, 4Pだけでは不十分である。

表11.1 4Pと4Cの対比

4P	4C
product（商品，サービス）	customer value（顧客価値） 商品・サービスにより顧客が得る価値
place（立地，流通）	convenience（利便性） 商品・サービスが欲しいときに手に入ること
promotion（促進）	communication（コミュニケーション） 企業と顧客が自由に対話できること
price（価格）	customer cost（顧客コスト） 顧客が商品・サービスを入手するために必要なコスト（商品・サービスの価格のみではない）

原表）髙城孝助

表11.2 9F

①**research（調査）**…顧客，市場，競争相手を知る技術
②**product（商品・サービス）**…売れる商品・サービスの開発
③**distribution（流通）**…立地，売り方・商品提供方法の開発
④**advertisement（広告）**…企業・店・商品を知らせる方法
⑤**sales promotion（販売促進）**…顧客づくり・売上増の方法
⑥**sales（営業）**…新規客の開拓，既存客のフォロー
⑦**information（情報）**…情報システムの開発，受発信情報の開発
⑧**physical distribution（物流）**…仕入システム・配送システム
⑨**price（価格）**…仕入・販売価格

原表）髙城孝助

2 4C論

ノースカロライナ大学教授のロバート・ロータボーン（Robert F. Lauterborn）が1980年代，4Pが売り手側の視点(product out)で捉えられているのに対し，買い手側(顧客)の視点(market in）でマーケティングの機能を捉え直そうと提唱したものである（表11.1）。4Cとは，customer value（顧客価値），convenience（利便性），communication（コミュニケーション），customer cost（顧客コスト）である。顧客視点に立っていることは評価できるが，4P論同様，この4つの機能だけでは現代のビジネス上の課題に応えられない。

3 9F論

マーケティング実務家の水口健次が提唱した8Fに「価格」を加えた9つの機能（function）である（表11.2）。食品メーカーや卸，小売業でマーケティングという仕事を進める上で最も有効な機能（道具）といえる。4P論，4C論に含まれていない「リサーチ（調査)」が入っていることがポイントである。

4 フードサービス業におけるマーケティングの機能

アメリカで誕生・発展し日本に伝えられたマーケティングは，メーカー中心のマーケティングであった。前述の4P論，4C論，9F論もメーカーを主体にしたものである。しかし，消費が

表 11.3 フードサービス業におけるマーケティングの機能

マーケティングの機能	内　容
①調査（research）	顧客，市場，競争相手を知るための調査。
②顧客管理（customer relationship management）	常連客の名前，好みなどを知る。
③商品・サービス（product & service）	売れる商品・メニュー・サービスの開発。
④従業員教育（staff training）	フードサービス業は，human business といわれるように，人手を通してサービスが提供される。おいしい，高品質のメニューをつくっても，店舗スタッフのサービスが劣悪であれば店舗の評価は下がることになる。
⑤営業（sales）	新規客の開拓，既存客のフォロー。特に，宴会や催事需要の獲得のために近隣の事業所を訪問するなど，待ちの商売ではなく，攻めの商売が求められる。
⑥宣伝・広告（public relations）	新メニュー・サービスなどの告知活動。
⑦販売促進（sales promotion）	リピーターづくりのためのスタンプサービス，値引き・増量・景品サービスなど。
⑧店舗空間（physical evidence）	快適な店舗空間づくり。照明，音楽，テーブル・椅子，ユニフォームなど，食空間を構成するハードへの配慮。
⑨演出（food presentation）	料理の盛りつけ・色合い，卓上，食器，サンプル，メニューブック（メニュー写真・イラスト，説明），メニューを勧めるセールストーク，**シズル効果**など，メニューを選んでもらうための演出，おいしく見せるための技術。
⑩値付け（pricing）	競争力のある価格，利益の出る価格の設定。
⑪情報（information）	顧客管理，原価管理，売上管理など，さまざまな情報。

原表）髙城孝助

モノからサービスへとシフトしていく中で，サービス業のマーケティング体系の構築が求められるようになっている。特に，フードサービス業は，食材料を調理・加工するという製造業の性格と，メニュー・商品を販売するという小売業の性格を併せもつ独特な仕事である。そして，単にフード（メニュー・商品）を販売するのではなく，サービスを販売するという特性をもっている。このような特性のあるフードサービス業におけるマーケティングの機能として必要なものを，表 11.3 に示す。

4 マーケティング戦略

マーケティング戦略とは，「誰（顧客・利用者）」に，「何（商品・メニュー・事業）」を提供するのかを決めることである。「戦略」をどう実施していくのかは「戦術」といい，「戦略」と「戦術」は一体のものである。マーケティング戦略・戦術を立てるステップを，表 11.4 に示す。

マーケティングの実務上，よく使われるマーケティング戦略を以下にまとめた。

❶ 価格戦略（price competition strategy）

価格を安くして売上を上げる戦略である。最も即効性のある戦略であるが，ほかにもっ

シズル効果：音やにおいなど，五感に訴えることにより，購売意欲を高めること。シズル（sizzle）は英語で，「ジュージューと焼ける音」を指す。

表 11.4 マーケティング戦略・戦術立案のステップ

ステップ	項　目	内　容
1	調査・分析	フィジビリティ・スタディ（feasibility study；実行可能性調査）：市場・得意先・顧客のニーズ，自らの組織の資源（人・物・金など）状況などの調査を通して，事業の実現可能性や，現在の事業の改善の可能性を事前に調査・検討する。スオット（SWOT）分析*も有効な方法である。
2	重点課題の設定	フィジビリティ・スタディの結果を踏まえて，新規事業の開発や既存事業の改善に当たっての重点課題を設定する。
3	戦略の立案	課題解決のための戦略立案と事業の目標設定を行う。どのような顧客・利用者を対象に，どのような事業・商品・サービスを提供または改善するのかを決める。
4	戦術の立案	戦略を実施する方法（組織体制・スケジュール・予算などを含む）を決める。

注）*スオット（SWOT）分析：戦略を企画立案する際に，現状を分析する手法の 1 つ。SWOT は，strength（強み），weakness（弱み），opportunity（機会），threat（脅威）の頭文字をとったもの。さまざまな要素を S（強み）・W（弱み）・O（機会）・T（脅威）の 4 つに分類し，まとめることにより，問題点が整理され，その結果，解決策を見つけやすくなる。
原表）髙城孝助

と安い価格が出てきたときには威力を失う。また，下げた価格を元の価格に戻すことは難しい。価格戦略導入に当たっては，コストを下げるシステムづくりが必要である。

❷ 非価格戦略（non-price competition strategy）

価格戦略が，価格を下げて他者との競争に勝っていこうとするマーケティング戦略であるのに対し，品質，デザイン，サービスなど価格以外の要素によって，他者との差別化を図り，競争に勝っていこうとするマーケティング戦略である。

❸ エリア・マーケティング（area marketing）

全国一律ではなく，対象とする地域と市場を決め，それぞれの地域の特性を捉えた上で個別集中的なマーケティング活動を行う戦略である。

❹ ブランディング（branding）

商品・サービスを他者のものと識別するため，**ブランド化**をすることをいう。給食市場においても，給食施設に店名をつけ，ほかの給食施設と差別化した独自の名前をつけたメニューを導入するなど，ブランディングの動きが見られる。

❺ プロダクト・ポートフォリオ・マネジメント（PPM；products portfolio management）

ボストン・コンサルティンググループが開発した手法であり，横軸（自社商品のマーケットシェア），縦軸（商品のマーケットの成長率）の座標軸の 4 象限に自社商品を置き，最も効果的・効率的な商品の組み合わせ（ポートフォリオ）を決定する経営分析・管理手法である。

❻ アイドマ（AIDMA）

消費者が商品・サービスを購入する場合に attention（注意）→ interest（興味・関心）→ desire（欲求）→ memory（記憶）→ action（行動・購入）という過程を示すという考え方である。インターネットが普及した今日では，消費者の購買過程は，attention（注意）→ interest（興味・関心）→ search（検索）→ action（行動・購入）→ share（商品評価をインターネット上で共有する）とするアイサス（AISAS）という考え方もある。

ブランド化：名前，デザイン，マーク，シンボル，カラー，キャッチフレーズ，パッケージなどで特徴を表すこと。

❼ ダイレクトマーケティング（direct marketing）

テレビ，新聞，ラジオ，雑誌など，不特定多数を対象とした「マスマーケティング」に対し，特定の集団や個人を対象にニーズを探索し，ダイレクトメールやWEBサイト，メールマガジンなどの媒体を利用して，直接的に商品・サービスを売り込むマーケティング戦略である。

❽ 細分化（segmentation）戦略

市場を細分化し，既存の市場とは別の市場を作る戦略。競合他社と同じ市場で戦うことを避ける戦略である。

例えば，チョコレートが売れる市場（チョコレートを買う層）があるとして，市場全体へ売れる場合，または売ろうとする場合には，特徴がなくなってしまい，個性化・差別化が進んだ成熟社会では，かえって受け入れられない（売れない）ため，チョコレートの市場を，世代別，季節別，男女別，食べるシーン別，年齢別，機能別のように，いくつもの切り口で細分化し，細分化した市場をねらって商品を開発，プロモーションしていく。

❾ BSA分析（benefit structure analysis；価値構造分析）戦略

人によって，期待することや程度は異なり，中には何も期待しないという人もいるであろうが，一般的に人は，給食施設などの飲食施設を利用する場合，味，料理提供の速さ，料理の種類，料理のボリューム，食材料の質，価格，栄養，従業員のマナー・サービス，店の整理・整頓・清潔，トイレの清潔などの項目に対して期待する。

BSA分析調査は，アメリカ等で考案され実施されている調査である。日本でもアメリカ系のホテル等で導入されている。この調査の目的は，下記の点を知ることで，現状の商品・サービスの改善を図ることである。

①顧客がどのようなことに価値を感じており，何に対してどの程度期待しているのか。

②顧客の期待していることに対して，提供した商品（メニュー）・サービスはどの程度満足を与えたか。

③期待と満足の差はどの程度か。

一般の調査では，商品（メニュー）・サービスの満足度のみを調べ，その顧客が何に対し，どの程度期待しているのかは分からない。BSA分析調査では，各項目について回答者に期待度と満足度を記入してもらうことで，期待度（wants），満足度（gots）の両方を把握し，さらに期待度と満足度の差（needs gap；ニーズ・ギャップ）を捉えることができる。

◆ BSA分析の例

表11.5 は食堂Aと食堂BのBSA分析調査結果（調査項目は10項目，調査の回答サンプル数はともに100サンプル）を表したものである。表中の数値は回答者100人が10点満点で回答した数値の平均点である。

表の一番下の平均点は，調査項目10項目の平均得点である。食堂Aは，期待度（W）が7.6，満足度（G）が4.6，ニーズ・ギャップ（NG，期待度－満足度）が3.0であり，食堂Bは，期待度が6.0，満足度が5.6，ニーズ・ギャップが0.4となっている。一般の調査では，満足度だけしか測定しないため，食堂Bの方が食堂Aよりも満足度が高い良い店と結論づけられる。

BSA分析調査では，期待度の高さも問題にする。食堂Bは食堂Aに比べると，期待度が1.6

表11.5 BSA分析調査結果（例）

項目	食堂A			食堂B		
	W	G	NG	W	G	NG
味	8	5	3	5	8	－3
料理提供の速さ	6	5	1	5	9	－4
料理の種類	8	5	3	5	8	－3
料理のボリューム	6	5	1	6	8	－2
食材料の質	9	5	4	7	5	2
価格	6	5	1	5	6	－1
栄養	9	5	4	8	3	5
従業員のマナー・サービス	8	4	4	5	4	1
店の整理・整頓・清潔	8	4	4	7	3	4
トイレの清潔	8	3	5	7	2	5
合計点	76	46	30	60	56	4
平均点	7.6	4.6	3.0	6.0	5.6	0.4

注）W：期待度，G：満足度，NG：ニーズ・ギャップ
数字は10点満点の得点。各項目の得点数値は食堂A，Bとも100サンプルの平均点。
原表）髙城孝助

ポイント低い結果となっている。期待度の低い店の問題点は，新規の顧客の獲得が難しいということである。入口周りやサンプルケースが汚れている店は期待度が低いために新規客の獲得が難しくなる。

ニーズ・ギャップの大きい項目（BSA分析では，NGの数値のプラス，マイナスは無視する）をあげると，食堂Aでは，トイレの清潔，食材料の質，栄養，従業員のマナー・サービス，店の整理・整頓・清潔，食堂Bでは，栄養，トイレの清潔，料理提供の速さ，店の整理・整頓・清潔となっている。これらの項目を優先して見直し，改善を図っていくことが必要となる。そして次に，期待度，満足度の低い項目の改善を進めていく。

5 給食におけるマーケティングの活用

1 給食市場の関与者

給食市場におけるマーケティングを実施するに当たっては，まず，給食市場の関与者を把握しなければならない。なぜなら，マーケティングとは給食利用者の好意と満足に焦点を置き，これら関与者の役割・機能を統合し，売上・利益を上げることであるためである。

表11.6に，委託化給食市場の関与者をあげる。

2 給食におけるマーケティング

給食施設におけるマーケティングを実施するに当たっては，最初に表11.6の市場の関与者を自分の施設に当てはめて，競合先はどこか，官公庁の法規制の現状はどのようになっているか，事業主の契約決定権者は誰かなどを，できる限り固有名詞で書き出してみる。次に，表11.7に示した9Fの各項目について，給食施設で行っている内容を書き出してみる。未実施

表 11.6 委託化給食市場の関与者

関与者	内　訳	機能・役割
①食資材供給者	生産者，食品メーカー，資材メーカー，問屋	給食会社に食資材を提供する。
②調理設備・機器・サービス関連用品提供者	厨房設備・機器メーカー，食器・什器・家具メーカー，調理器具メーカー，衛生設備・機器メーカー，厨房・ダイニング設計・施工業者	給食施設の厨房・ダイニングの開設・運営に関わるハード・ソフトを提供する。
③給食運営者	給食会社	給食施設所有者との契約をベースに，フードサービスを提供する。
④給食施設所有者（事業主）	契約決定権者	委託給食会社を決定する。
	給食管理担当者	委託給食会社を管理する。
	給食利用者	当該給食会社の給食サービスを受ける。
⑤競合先	当該給食会社の同業他社（弁当給食会社，近隣の外食・惣菜店，コンビニエンスストアほか小売店，デリバリーサービス業者）	当該事業主と給食会社との契約の切り替えを図る。当該給食施設の利用者の給食施設以外での喫食を図る。
⑥影響者	テレビ，新聞，雑誌，書籍，広告，オピニオンリーダー，キーパーソン	利用者の食行動に影響を与える。
⑦官公庁	食関連の法規の制定・施行者	事業主および給食会社の給食運営に影響を与える。

原表）高城孝助

表 11.7 給食施設における 9F

9F	内　容
①リサーチ	利用者調査，契約先担当者調査，競合他社調査，給食施設商圏調査，市場動向の把握，消費動向を把握する。 （リサーチの詳細については，p.200，「**3** マーケティングリサーチの実際」参照）
②商品・サービス	上記リサーチの結果に基づく提供商品（料理・弁当など）の新規開発と見直し，契約先担当者・利用者へのサービスの見直しを行う。
③流通	ここでいう流通とは，利用者への商品（料理・弁当など）の提供方法である。現在の流通が利用者の満足をどの程度得られているのかという観点から，オペレーションのハード・ソフト両面の見直しを図る。
④広告	ホームページなどで企業 PR を行う事例が増えている。ホームページへのアクセス数増加へ向けて，ビジュアル面とコンテンツの見直しを図る。
⑤販売促進	チラシ，ポスター，メニューサンプル，装飾，イベント，値引きなど，商品（料理･弁当など）の販売促進が効果的に行われているかという観点から見直しを図る。
⑥営業	営業担当者による新規契約先の受託活動がどの程度受託につながっているかという観点から，営業活動の見直しを図る。
⑦情報	メニュー作成，栄養管理，食資材の受発注，在庫管理，契約先・顧客情報，オペレーション上の帳票管理，勤怠管理等，社内情報の伝達に IT 技術が十分活用されているかどうかの観点から見直しを図る。
⑧物流	現在の物流体制について時間削減・コストダウンを行う。品質向上の観点から見直しを図る。
⑨価格	給食市場においても高品質と低価格の両立が求められている。このニーズに対し，現在の価格のまま品質を上げる，現在の品質のまま価格を下げる，特別メニュー・イベントメニューなど高価格商品を導入するなど，価格戦略を決める。

原表）高城孝助

表11.8 リサーチの計画

手　順	内　容
①テーマ・課題の設定	リサーチによって導き出したいことを明確にする。
②リサーチの設計	質問紙を作成する。
③事前承認	給食利用者を対象にした場合に必要となる。
④リサーチ実施計画書の作成	目的，対象，実施者，実施時期，質問紙見本，予算，報告時期などを盛り込む。
⑤リサーチの実施	
⑥集計・分析	
⑦課題の抽出	
⑧対策の確定	
⑨報告会の実施	給食利用者を対象にした場合は，給食施設担当者に報告，また，利用者にも集計結果と対策を情報として提供する。

原表）髙城孝助

表11.9 リサーチ対象となる項目

①顧客はどのような人々か（性別・年齢層・職場など，顧客特性）。
②顧客は商品・メニュー・サービスに対して何をどの程度，期待しているのか。その期待にどの程度応えられているのか（期待度，満足度）。
③顧客は何にどの程度，不満を抱いているのか（不満足点，不満足度）。
④顧客はどのくらいの頻度で来店してくれているか，またリピーターはどのくらいいるのか（来店頻度，リピーター率）。
⑤業績を伸ばしている企業・店（同業および異業種）の商品・サービス。
⑥商圏内の競合店の状況。

原表）髙城孝助

であったり，把握が十分でない項目については実施，把握に努める。また実施，把握している項目についても改善に向けて検討する。

3 マーケティングリサーチの実際

リサーチを行う目的は， 現在提供している給食サービスの改善策を見出すことである。リサーチの実施には事前の許可と費用が伴うため，リサーチ実施は計画（表11.8）に基づき行われ，結果については報告の義務があり，また，改善策の実施につながるものでなければならない。

リサーチを行うに当たって重要なことは，そのリサーチを実施することによって，「何を知りたいのか」をあらかじめ決めることである（表11.9）。また，改善できない点は調査項目に入れないということも，リサーチの基本である。例えば，「食堂の雰囲気」を調査項目に入れ，「悪い」という回答が多かった場合，何も対策を講じることができないことも考えられる。なお，料理の味・適温などを聞く場合には，その顧客がその日に食べた料理名を記入してもらわなければ，具体的な料理改善につなげることはできない。

第 12 章
顧客管理

髙城孝助

顧客管理とは，顧客との良好な関係を維持することである。その意義・目的や，顧客管理に欠かせない顧客満足について理解する。

1 顧客管理の意義・目的

1 顧客とは

世の中には数えきれないほどの「消費者（consumer）」が存在している。しかし，すべての消費者が，自社・自店の商品やサービスを購入し，利用することはない。「消費者」の中で，自社・自店の商品やサービスを購入し，利用してくれる人が「顧客（customer）」である。顧客とは，下記のような人をいう。

①商品やサービスを購入，利用してくれる人

②商品やサービスを購入，利用してくれる可能性のある人（潜在顧客）

③コストを負担してくれる人（食材料費も人件費（労務費）も経費も，顧客が負担している）

④商品やサービスの価値をほかの人に伝えてくれる人

⑤クレーム（苦情），要望や提案を寄せてくれる人

業種・業態によって顧客は異なる。食品メーカーにとっては，2種類の顧客がいる。商品を仕入れ，販売してくれる「流通の顧客」と，店で自社商品を「購入してくれる顧客」である。直営の給食施設では，顧客とは「利用者」であるが，受託給食会社にとっては，契約先の「食堂管理者や契約担当者」と「利用者」の2種類の顧客がいる。

2 顧客管理の意義・目的

顧客管理という言葉は，英語のCRM（customer relationship management）の訳語である。その意味は単に「顧客の情報や履歴を管理すること」ではなく，「顧客情報を管理し，分析し，顧客との良好な関係を長期的に維持すること」である。この顧客との良好な関係を維持するためには，顧客満足を上げていかなければならない。

3 顧客満足

顧客満足は，CS（customer satisfaction）と略称されているが，医療機関においては，患者満足（PS；patient satisfaction）という言葉が使われる場合もある。顧客満足を上げていくためには，図10.1（p.182）に示したとおり，関連する満足も高めていくことが必要となる。

① CS（customer satisfaction；顧客満足）

② CS（client satisfaction；契約先満足）：顧客管理において，clientは「契約先」を指す。

③ ES（employee satisfaction；従業員満足）

④ SS（stakeholder satisfaction；利害関係者満足）

⑤ CS（company satisfaction；経営組織満足）：顧客管理において，companyは「経営組織」を指す。上記の4つの満足に加え，経営組織に適正な利益をもたらし，経営を継続させるという意味から，経営組織満足という考えも必要である。

2 給食における顧客サービス

レストランなどの営業給食が不特定多数の顧客に対して行われる給食サービスであるのに対し，事業所，病院，学校などの給食は，特定多数の顧客に対して継続的に，長期にわたって

表 12.1 給食施設における顧客サービス

サービスの種類	内　容
①栄養管理サービス	利用者の健康増進に配慮した料理の提供
②食材料管理サービス	安全な食材料の安定的な確保
③調理・メニューサービス	プロとしての味と適温，利用者のニーズに合った料理の提供
④安全・衛生管理サービス	給食従事者，食材料，給食施設の安全・衛生管理
⑤コスト管理サービス	食材料費，人件費（労務費），経費の適正な管理
⑥情報提供サービス	利用者への料理情報，契約先担当者への喫食状況情報の提供

原表）髙城孝助

行われる給食サービスである。こうした施設においては，表 12.1 に示したような，多様な顧客サービスが求められる。

3 顧客満足度の把握と評価・改善

1 顧客満足度の把握

顧客満足度とは，商品（料理）とサービスについて，顧客がどの程度満足しているのかを100 点満点または 10 点満点，5 点満点で数値化したものであり，顧客満足度の把握は，顧客アンケートを通して行われる。調査の目的は，現在の運営の改善・改良である。したがって，すぐには改善・改良できない項目や店の努力では改善・改良できない項目は調査項目に入れるべきではない。調査に回答した顧客が再来店し，自分が指摘したことが改善・改良されていなければ，この店は改善・改良する気もないのになぜ調査などやるのかと疑問に感じ，信頼を失うことにもなりかねないためである。

調査は，半年に 1 回や 3 ヵ月に 1 回程度の頻度で行い，前回と比較して満足度がどのように変化したのかを把握する。調査を実施する場合には調査項目が適正であるかを事前に検討することが求められる。

表 12.2 に，給食施設でよく見られる顧客満足度調査の例を示した。この調査例では，料理に関していろいろと質問しているが，この調査内容では，顧客がどの料理を食べたのか分からない。料理について質問するならば，「本日召し上がった料理名をご記入下さい」という項目を入れておかなければ，具体的な改善・改良にはつなげられない。

2 顧客満足度の評価・改善

顧客満足度調査では，質問項目に対し，「大変良い」，「良い」，「普通」，「やや悪い」，「大変悪い」の「5択式」で顧客に評価してもらうのが一般的であるが，この 5 択式で回答を求めると，「普通」と回答する者が比較的多くなる。この際，「普通」が示す意味が問題となる。「良くも悪くもない，中間的な評価である」とされることがあるが，異なる評価を表す場合も考えられる。例えば，味について「普通」という評価は，「この施設でなくても出せる味」，「どこでも食べられる味」ということであり，お金をいただいて料理を提供しているプロの給食施設としては，「普通」は中間的な評価でなく，マイナスの評価だということを知らなければならない。「5択式」で調査をしても構わないが，回答を集計するに当たっては，「普通」を「悪い」

表 12.2 給食施設における顧客満足度調査（例）

お客様の声をお聞かせ下さい

当食堂ではお客様の声を参考にし，より良い料理とサービスの提供に努めていきたいと考えております。お手数ですが，是非，以下のアンケートにお答えいただきたく何卒宜しくお願い申し上げます。（該当する項目の□に✓印を入れて下さい）

1．料理					
料理の味	□大変良い	□良い	□普通	□やや悪い	□大変悪い
料理の適温	□大変良い	□良い	□普通	□やや悪い	□大変悪い
料理提供の速さ	□大変良い	□良い	□普通	□やや悪い	□大変悪い
料理のボリューム	□大変良い	□良い	□普通	□やや悪い	□大変悪い
2．従業員のサービス					
従業員の接客態度	□大変良い	□良い	□普通	□やや悪い	□大変悪い
従業員の身だしなみ	□大変良い	□良い	□普通	□やや悪い	□大変悪い
店内の整理・整頓・清掃	□大変良い	□良い	□普通	□やや悪い	□大変悪い

以上のほか，お気づきの点がございましたら，どうぞお聞かせ下さい。

ご協力誠にありがとうございました。　　　令和　　年　　月

原表）高城孝助

に含めて扱う必要がある。

アメリカの給食施設などの調査の回答欄は，Yes（はい），No（いいえ）または，very good（大変良い），good（良い），needs improvement（要改善）などとなっており，needs improvement（要改善）の回答欄には，「何を改善すべきだとお考えですか？」という自由記入欄が加えられている。日本のように「普通」といったあいまいな項目は見当たらない。

第 13 章

人事・労務管理

髙城孝助

人事・労務管理とは，経営資源（人・物・金・技術・情報など）のうち，人（社員，職員，パート・アルバイトなどの従業員）を対象とする管理活動である。「人」という資源は，ほかの経営資源とは異なり，経営活動の主軸となる機能を担っている。組織を円滑に運営し，組織の目的・目標を達成するために，「人」を効率的に活用すること，また，「人」の能力を最大限に引き出すことを目的とする人事・労務管理を理解する。

1 人事・労務管理の目的

1 人事・労務管理とは

人事・労務管理とは，経営資源（人・物・金・技術・情報など）のうち，人（社員，職員，パート・アルバイトなどの従業員）を対象とする管理活動である。

人事・労務は，下記の4つの視点から考える必要がある。

①従業員は経営活動の主軸を担っている。

②従業員は意思，感情，創造力をもっている。

③従業員は売上・利益を生む資源であるとともに，コストでもある。

④企業は従業員に働く場を提供する社会的な役割がある。

2 人事管理と労務管理の違い

「人事」と「労務」とは，言葉も意味も異なるが，組織によっては人事と労務が同じ部署でまとめて扱われるため，その違いが明確になっていない場合がある。

人事管理とは，組織の運営・経営のため，組織の個々人の採用・処遇（配置・賃金などの報酬）・研修・異動・考課・任命・解命・退職といった，一連のプロセスを管理することである。

一方，労務管理は，組織全体を対象に，労働条件と労働環境を設営・維持・保全・改善することである。

3 人事・労務管理の目的

人事・労務管理の目的は，組織を円滑に運営し，組織の目的・目標を達成するために，「人」を効率的に活用すること，「人」の能力を最大限に引き出すことである。組織を円滑に効率良く運営するためには，組織の**モラール**と組織に属する個々人の**モチベーション**が重要である。また，モラールとモチベーションを高めるためには，組織の**リーダーシップ**が不可欠である。

2 人事・労務管理の範囲

給食の業務は製造業のような機械化・システム化が難しい**労働集約的**業務である。したがっ

モラール（morale）：勤労意欲，目標を達成しようという意欲や態度を指す。労働条件や労働環境，人間関係や帰属意識などに影響されて生じる，組織全体の意識や感情である。

モチベーション（motivation）：動機（個人が行動を起こすときの原因）を指す。組織の中では仕事への意欲（やる気）を指す言葉であり，意欲をもつことや引き出すことは，動機づけと呼ばれる。モラールが集団的な意識や感情に対して使われる概念であるのに対して，モチベーションは，組織の個々人の意識や感情に関する概念である。モチベーションの高い人が入社してきても，職場のモラールが低いと，その影響を受けてモチベーションが低下してしまう傾向が見られる。組織の個々人のモチベーションを高めることも大切であるが，それ以上に，組織全体や職場のモラールを高めることが大切である。

リーダーシップ（leadership）：組織をまとめながら，その目標・目的に向かって組織の個々人を導いていく機能のことである。もともとはリーダーの立場にある個人が有する能力と考えられていたが，実際には，ある組織でリーダーシップを発揮できたリーダーが，別の組織ではリーダーシップが発揮できないということがある。こうしたことから，現在は，リーダーシップとは個人の能力ではなく，組織がもつ機能を指すという考え方が主流になっている。

労働集約的：生産が人間の労働に頼る部分が多いことをいう。農林業，機械組立業，サービス業などは労働集約型産業といわれる。

表 13.1 人事・労務管理の範囲

業　務	業務内容
雇用管理	採用，配属，人事分析，人事考課など，良質な人材の確保，適材適所の配置を行う。
作業管理	効率的な作業の時間配分・動作研究・職務再設計などを行う。
時間管理	労働時間制度や休業・休暇のシステムを構築する。
賃金管理	職能給，出来高給，年俸制，退職金，各種手当など，賃金制度に関する管理を行う。
安全・衛生管理	職場の労働環境の改善や，従業員の健康管理を行う。
教育訓練	OJT，OFF-JT（p.126 参照），資格取得勧奨などを通して従業員の能力向上を図る。
労使関係管理	労働組合対策（団体交渉，労働協約など），労使協調体制の構築を図る。
従業員対策	福利厚生，苦情処理制度など，従業員個々人の対策を行う。

原表）髙城孝助

て，人の効率的な作業を図るための人事・労務管理が重要となる。

人事・労務管理という仕事は，経営戦略に基づき経営の目標を達成するため，人の確保・教育・活用，作業の効率化，労働条件の明確化，組織の活性化，安全衛生や福利厚生の確立など，表 13.1 に示したとおり広範囲にわたる。

3 人材育成

1 人材育成・社員教育（研修）の目的

企業が社員の人材育成を行う目的は，業務を効果的・効率的に遂行できる人材を育成することである。

◆1　人材の調達方法

人材を調達するには，下記の 2 つの方法がある。

❶ 採用による企業外部からの人材の調達

採用に関わる費用はかかるが，育成に関わる費用はかからない。

❷ 社員の人材育成

能力開発の場を提供して，企業にとって必要な人材を育成していく方法。人材育成にかかるコストは大きいが，一度に複数の人材育成が可能であり，育成に関するノウハウが企業内に蓄積できるなどのメリットもある。

＊

近年は経営が多角化し，また，速さも求められるようになってきていることから，契約社員など，必要な人材をすぐに獲得できる外部調達（❶）を行う企業が増えている。しかし，それらは新規事業などのための人材調達が主で，本業のための人材は，現在でも内部育成（❷）を主とする企業が多い。

◆2　人材育成・社員教育（研修）のメリット

企業が社員の人材育成，能力開発を行うことは，企業にとって次のようなメリットがある。

❶ 企業特有の人材育成

社員に必要とされる能力には，経営理念や経営方針の理解，経営戦略の徹底，企業が培ってきた専門性や独自ノウハウの習得，業務に必要な技能など，その企業特有のものがある。

表13.2 従業員の雇用形態

雇用形態	内　容
正社員	正規雇用者として，企業が直接雇用契約を結んでいる従業員。賃金支払い形態は月給制。
非正社員	①パートタイマー：法律上，短期労働者といわれ，所定の労働時間，稼働日数が社員よりも短い従業員。賃金支払い形態は，一般的に時給制。 ②アルバイター：一般に所定労働時間はパートタイマーと同程度かそれ以下。賃金支払い形態は，一般的に時給制。 ③契約社員：ある一定期間，雇用される従業員。専門的な技術や技能をもち，賃金は正社員より高い場合もある。 ④嘱託社員：一般的には定年退職した社員を引き続き雇用する場合が多い。賃金支払い形態は，一般的に日給制か月給制。
派遣社員	労働者派遣法*に基づき，派遣会社が採用し，派遣会社が契約した企業に従業員として派遣する労働者。賃金は派遣会社が支払う。
委託先従業員	給食運営業務の全部または一部を給食会社に委託する場合，給食会社が雇用した正社員やパートタイマー，アルバイター等が同一の職場内で働くことになる。賃金は給食会社が支払う。

注）*労働者派遣事業の適正な運営の確保及び派遣労働者の保護等に関する法律（昭和60年7月5日法律第88号，最終改正：令和4年6月17日法律第68号）
原表）高城孝助

これらを習得するには，教育・訓練が不可欠であり，人材育成を実施することにより習得が可能となる。

❷ 社員のモチベーション向上，意識改革

近年，ITの普及によって，ある企業にとっての**競争優位の源泉**である商品・メニューやサービスは，すぐに他社に模倣され，競争優位も陳腐化してしまう傾向にある。一方，従業員によって築き上げられた価値観や企業文化・風土は，他社がいくら真似しようとしても，短期間で真似ることは困難で，他社に対する「大きな競争優位の源泉」となる。

競争優位を築くには，従業員一人ひとりの力が組織の競争力に結びつくことが必要であり，企業が市場の変化に柔軟に対応していくためには，社員一人ひとりが自律的に考え行動することが不可欠である。このような行動を促進するには，社員一人ひとりの意識，モチベーションを高めることが求められる。

人材育成・社員教育によって，社員に自律的な行動を促し，惰性から脱却し，自分が成長しなければならないという危機感・向上心をもたせることができる。

❸ 能力開発の効率化，自己啓発への動機づけ

仕事に必要な能力を育成する際に，すべての従業員が意欲をもっているわけではない。また，能力を向上させ続けるには強い意志が必要である。

企業が，従業員の自己啓発に対する動機づけや，その取り組みに対するフィードバックを行うことにより，従業員が自ら能力を高めていくことを支援できる。

2 さまざまな雇用形態の従業員

給食の組織においては，表13.2に示したとおり，さまざまな雇用形態の従業員が働いてい

競争優位の源泉：他社との競争において，自社が優位な立場に立つための強みとなる要因。

る。これらの従業員を，経営の目標を達成するための人材として育成していくことが求められる。給食運営では集中的に労働力を必要とする性質上，パートタイマーの雇用が多いため，特にパートタイマーの戦力化が大切となる。

3 パートタイマーの人材育成

パートタイマーを経営目標達成に資する人材に育成していくためには以下のような取り組みが必要である。

❶ 経営理念・方針の共有化

パートタイマーに会社・組織の方針・理念を伝え，理解してもらう。

❷ 多様な働き方への対応

同じパートタイマーであっても，家事などとの両立のため短時間だけ働きたい人もいれば，長時間労働が可能で，フルタイマーの契約社員への登用，さらに能力があれば社員として登用可能な人材もいる。多様な働き方への対応，社員とパートタイマーとの垣根を除く考え方が必要である。

❸ 人事システムの整備

パートタイマーの人材育成を行うためには,「資格制度」,「評価制度」,「報酬制度」などの「人事システム」の整備が必要である。

● 資格制度

平成 20（2008）年 4 月 1 日施行の「**短時間労働者の雇用管理の改善等に関する法律**（パートタイム労働法）」の改正後，パートタイマーの正社員登用制度を導入する企業が増えているが，待遇改善も併せ，中・長期的に正社員登用制度を導入することが必要である。

● 評価制度

調理技能，商品知識，顧客対応能力，クレーム処理能力など，資格ごとに求められる仕事のレベルや行動を明確にするため，評価基準を設定する。作業ごとに仕事のレベルをマニュアル化し，チェックリスト形式の評価表を用意して，「この仕事ができれば，時間給はこのくらい上がる」などと，仕事と待遇との関係を明確にする。

● 報酬制度

期待する「仕事の役割」を明示し，「任せた仕事をどれだけやってくれたか」に対して賃金を払うという，「役割責任」と「役割責任に対する貢献」の 2 つの観点から賃金を決定する制度である。

短時間労働者の雇用管理の改善等に関する法律：平成5年6月18日法律第76号，最終改正：令和元年6月5日法律第24号

第 14 章
給食運営の委託

高城孝助

各種給食施設の委託状況，委託に当たっての制度，委託・受託の役割と要点について理解する。

1 委託の目的

さまざまな給食施設（組織体）が給食を管理・運営するためには，自らの従業員を使って給食業務を運営する方法と，子会社または系列会社，あるいは給食運営を業とする受託給食会社に運営を任せる方式の２つがある。前者を「**直営給食**」，後者を「**委託給食**」という。

組織体の業務の全体や一部を外部の組織体（企業）に委託することをアウトソーシング（outsourcing）といい，給食においても事業所だけでなく病院，福祉施設，学校などで急速に進められている。受託給食は**コントラクトフードサービス**（contract food service）と呼ばれ，給食の受託を主たる業務とする給食会社をアメリカではコントラクター（contractor）と呼んでいる。受託業務は食事サービスのみでなく，クリーニングや施設の清掃・メンテナンス業務などの関連業務まで幅広く受託したり，保養所，研修所，社員寮などの全館管理業務全体を受託する場合もある。さらに，大規模の学校給食センターや病院等，**PFI方式**という民間の活動を活用する方式が導入されている（下記，コラム PFI）。

委託は，給食施設の設置者である組織体の合理化や労務対策上からなされる場合が多い。委託化が進んでいる要因としては次の利点が考えられる。

①主に組織体本来の業務に関する委託化の利点

- 経営資源の本来業務への集中化
- 本来業務に関わる従業員のモチベーションの向上
- 給食に関わる業務の省力化　など

②主に給食業務に関する委託化の利点

- 運営コストの削減
- 専門化による運営・運営管理能力の向上
- 食堂利用者の満足度の向上　など

給食の委託化については，導入する給食施設が増加する傾向にあるが，委託時の契約方法や契約内容，給食会社の運営能力などにより，問題が発生するケースもある。したがって，給食の委託に際しては，委託側で業務内容や条件を整えた上で，施設の規模や給食方針に合った受託給食会社を選定する。また，業務と責任の分担，契約時候のチェックシステム，問題発生時の処理方法などを，あらかじめ検討することが必要である。

PFI　　**Column**

private finance initiative の略で，社会福祉施設，医療施設，教育文化施設，廃棄物処理施設などの公益施設や，道路，鉄道，港湾，空港，河川，公園などの公共施設の設計・建設・運営管理・改修といった公共事業を，民間の資金・経営ノウハウ・技術などを活用して行うこと。国や地方公共団体の事業コストの削減や，より質の高い公共サービスの提供が目的である。

給食では，公立病院，学校給食における共同調理場の建設および運営に採用されている。

2 委託の形態および方法

1 委託の形態

給食の委託には，給食運営全体を委託する方法（全面委託，経営委託）と食材料管理，調理・清掃・洗浄業務など，業務の一部を委託する方法（部分委託）がある。委託先としては，給食の受託運営を主たる業務とする専門の企業に運営を任せる方法のほか，子会社や系列会社で運営する準委託，自治体と民間会社で第３セクターをつくって運営する方法がある。福祉施設等では，公設民営といって，自治体が施設をつくり，運営全体を民間に委託する方法もとられている。

委託の契約方法には，主に食単価契約，管理費契約があるが，景気の変動や新しい時代における福利厚生のあり方の変化などにより，契約の方法にも変化が見られる。

❶ 食単価契約

食事の単価（主として販売価格）で契約する方法。食単価には，材料費，人件費（労務費），経費など一切の費用が含まれる。販売品目全体の価格を定める方法と，主要品目のみ定める方法がある。大規模で食数変動の少ない施設に多い。

❷ 管理費契約

管理費（食材料費以外の経費）を，委託する組織体が給食会社に支払い，食材料費を販売価格として利用者が支払う方法。管理費は組織体が負担するため，中・小規模施設や寮給食などに多く見られる。

＊

上記のほかに，❶，❷の応用や，委託する組織体が補助金を負担する方法（補助金契約）がある。いずれの場合も，予想食数，給食方法などから運営計画を立て，採算性を検討しながら，契約の方法や金額が決められる。

2 委託の方法

◆1　委託化の検討

委託化検討のきっかけとしては，新たな給食施設の設置，直営給食から委託給食への経営方針の変更などがあげられる。また，委託先の見直し検討の時期としては，契約上のトラブル，顧客満足度の低下，委託コストの問題が発生した際などがある。

◆2　委託の内容

図 14.1 に契約書の一例を，図 14.2 に委託給食運営時の組織の関連を示す。

委託契約書として取り交わす，一般的な契約内容を下記に示す。

①委託業務の内容，範囲
②貸与設備の内容と管理状況
③経費の負担区分
④衛生管理と事故責任
⑤食事の種別，内容，金額，時間
⑥従業員の構成，管理状況
⑦検査，報告業務
⑧契約の期間，解除　など

上記の項目は委託側と受託側双方の話し合いにより決められ，契約書として取り交わされる。詳細は覚書に記されるが，契約時の打ち合わせ事項や確認事項なども文書にして保存しておくことが大切である。

契　約　書

A株式会社T工場（以下「甲」という）とB給食会社（以下「乙」という）とは，甲の工場給食に関し，次の条項のとおり契約を締結する。

（業務の内容）

第1条　乙は，工場の食堂において，食事供給業務を行うものとする。

2. 前項の食事供給業務には，食事に付随する物の供給，食堂内における湯茶及び調味料の供給を含むものとする。

（設備の貸与）

第2条　甲は，乙に前条の業務を行わせるため，別表（略）に掲げる施設及び備品（以下「設備」という）を無償で貸与する。

（設備の管理等）

第3条　乙は，善良な管理者の注意をもって，設備を管理しなければならない。

2. 乙は，みずからの責に帰すべき事由により設備を滅失または棄損した時は，甲の請求するところに従い，ただちに損害を賠償しなければならない。

（再委任等の禁止）

第4条　乙は，委任された業務のいかなる部分をも第三者に下請けさせ，もしくは委任し，または設備を使用させ，もしくは利用させ，または第1条の目的以外に使用することはできない。

（設備の変更・補修）

第5条　乙は，その業務を行うため設備に変更を加える必要がある時は，その理由を付して甲に申請しなければならない。

2. 甲は，前項の申請を適当と認めた時は，変更を許可するものとする。

3. 甲は，第1項の申請について，その費用を負担することを適当と認めた時は，みずからこれを行う。

4. 甲は，その目的に従う通常の使用において消耗した設備の補修費を負担する。

（費用の負担）

第6条　甲は，その業務に伴う費用を負担する。

（1）水光熱費

（2）食材料費

（3）電話料

2. 乙は，その業務に伴う次の費用を負担する。

（1）人件費

（2）甲の設備以外の器物備品費

（3）被服費

（4）保健衛生費

（5）消耗品費

（6）公租公課

（7）その他業務に必要な費用

（衛生管理）

第7条　乙は，その業務を行うに当たって，法令に定める衛生基準を守ることはもちろん，高度の衛生状態を維持しなければならない。

（事故責任等）

第8条　利用者が乙の過失により，その供給する食事のために中毒または伝染病等の被害を受けた時は，乙は利用者にその損害を賠償しなければならない。

（食事の種別・内容）

第9条　乙が供給する食事の種別は，朝食，昼食及び夕食とし，その内容は1日の栄養量が，別表（略）に定める栄養量を越えるものでなければならない。

2. 乙は，前項に定める内容に従った献立を作成し，週間予定献立表を1週間前に甲に提出し，決定次第食堂内に掲示するものとする。

図14.1 給食委託契約書（事業所の例）

資料）太田和枝，平澤マキ：経営管理，給食管理 / 鈴木久乃，太田和枝，殿塚婦美子編著，p.42，43（2007）第一出版を一部改変

（食事時間）

第 10 条　乙が食事の供給を行う時間は，次のとおりとする。

（1）朝食　午前 7 時から午前 8 時 30 分まで

（2）昼食　午前 11 時 30 分から午後 1 時 30 分まで

（3）夕食　午後 5 時から午後 7 時 30 分まで

（作業従事者）

第 11 条　乙の作業従事者は，次の人員を下まわらないように常時配置しなければならない。

（1）栄養士　　　　名

（2）調理師　　　　名

（3）調理作業員　　名

（食事料金）

第 12 条　乙が供給する食事の料金は，おおむね朝食＿＿＿円，昼食＿＿＿円，夕食＿＿＿円とし，利用者から毎月 1 回，前月分を甲が徴収するものとする。ただし，1 か月以上にわたって喫食数または食材料費等に著しい変化があった場合は，甲乙協議の上，料金の改定を行うことができる。

（報酬等）

第 13 条　甲は，乙に対してこの契約に関し，なんら報酬その他これに類するものを支払わない。

（検査・報告等）

第 14 条　甲は，乙の業務に関して随時経理内容及び品質，分量，衛生等の検査を行い，または報告を求め，必要がある時は，その改善を指示することができる。

（栄養指導）

第 15 条　乙は，給食効果を高めるため，甲と協議の上，利用者に対し必要な給食関係調査及び栄養指導を行うものとする。

（契約期間）

第 16 条　この契約の期間は令和＿＿＿年＿＿＿月＿＿＿日から令和＿＿＿年＿＿＿月＿＿＿日までとする。

2. 甲及び乙は，この契約について前項の期間満了 1 か月前までに，双方いずれも異議がない時は，さらに 1 ヵ年間契約を延長したものとみなす。

（契約の解除等）

第 17 条　甲は，契約期間中であっても，特別の必要がある時は無償で業務を休止させ，または契約を解除することができる。

2. 甲は次の場合において，少なくとも 1 か月前に予告をし無償でこの契約を解除することができる。

（1）乙の供給する物の品質，衛生及びサービス等の不良または経理の放慢等により，甲が乙に業務を継続させることを不適当と認めた時。

（2）乙がこの契約に違反した時。

（貸付物件の返還等）

第 18 条　この契約の期間満了または解約の場合においては，乙は，当該期間満了の日または解約の日から 10 日以内に，その所有する物件を乙の費用負担において撤去し，設備を甲に返還しなければならない。

2. 前項の場合，乙は，権利の主張，金銭の要求等はいっさい行わない。

（疑義の決定等）

第 19 条　この契約の解釈について疑義が生じた時は，甲乙協議して定めるところに従う。

2. 前各条のほか，この契約の細部については覚書をもって定める。

この契約の成立を証するため，本書を 2 通作成し甲乙各 1 通保有する。

令和　　年　　月　　日

甲　○　○　○　○　㊞

乙　○　○　○　○　㊞

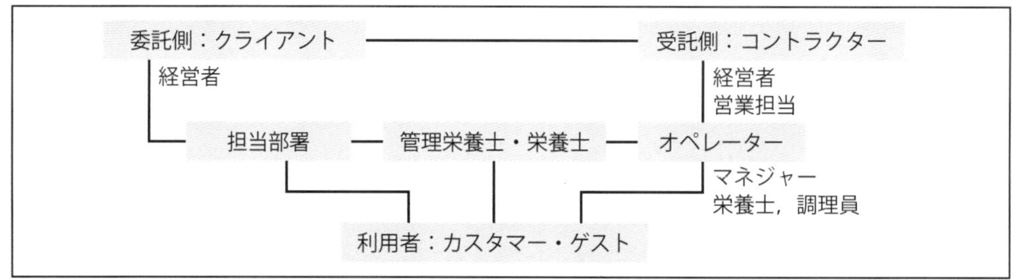

図14.2 委託給食運営時の関連図

資料）太田和枝，平澤マキ：経営管理，給食管理 / 鈴木久乃，太田和枝，殿塚婦美子編著，p.41（2007）第一出版

◆3　受託給食会社

給食を受託する会社は，給食を専門とする会社・個人企業・他業種との兼業会社などと幅広く，経歴，規模，経営内容はさまざまである。その中で，給食を専門とする会社により，昭和49（1974）年に日本給食サービス協会（会員213社，支部構成員85社，協賛会社86社。令和5（2023）年現在）が設立され，情報交換，調査研究，教育研修，食資材および関連物資の共同購入（カミサリー）を行っている。給食会社には，それぞれの設立条件，社歴，会社規模，地域性などによる特徴が見られる。そのほか，医療関係施設の受託専門給食会社の協会には，日本メディカル給食協会がある。

◆4　委託先の選定方法

現在，委託に際しては組織体が施設・設備を整備し，受託側に貸与の形で提供している場合が多い。したがって，委託する組織体側は必要な条件を明確にし，給食利用者の状況を把握し，給食方針を立て，それに沿った設備を整理しておくことが必要である。その上で，受託業界の実情を調査し，給食方針や規模に合った給食会社を選定する。

選定に当たっては，以下の項目について検討する。これにより，受託会社の姿勢や経営内容とともに，管理栄養士・栄養士の配置と採用状況，従業員のキャリアプラン，調理技術，食材料の調達能力，衛生管理体制，ほかの受託施設の利用状況などを知ることができる。

①経歴書，会社概要，受託先一覧表など関係資料
②見学会，試食会などの実態調査
③受託先，保健所等関係機関による調査
④経営者・責任者・栄養士など関係者との面談
⑤その他業界関係資料の分析
⑥運営計画書・見積書・献立表など

3　委託に関する法規

1 保育所

保育所給食における業務委託については，平成10（1998）年の「**保育所における調理業務の委託について**」で，給食の安全・衛生や栄養等の質の確保が図られていることを前提に，保

保育所における調理業務の委託について：平成10年2月18日児発第86号

育所本来の事業の円滑な運営を阻害しない限り，調理業務の委託が認められ，平成10年4月1日から適用された。民間委託に際して守るべき留意点として，下記の内容が示されている。

①調理業務の委託についての基本的な考え方

②調理室について

③栄養面での配慮について

④施設の行う業務について

⑤受託業者について

⑥業務の委託契約について　など

さらに，平成22（2010）年の「**児童福祉施設最低基準等の一部を改正する省令**」で満3歳以上の児童に対する食事の提供に限り，公立・私立を問わず外部搬入が認められている。満3歳に満たない児童に対する食事の提供については，特区の認定を申請して認定を受けた場合に限り外部搬入が認められることとなった。

2 学校給食

学校給食における業務委託は，昭和60（1985）年の「**学校給食業務の運営の合理化について**」で学校給食業務の合理化を目的に，下記の3項目について実施されることとなった。

①パートタイム職員の活用

②共同調理場方式の採用

③民間委託の実施

民間委託実施の際の留意点として次の項目があげられている。

①献立の作成は，設置者が直接責任をもって実施すべきものであるから，委託の対象にしないこと。

②物資の購入，調理業務等における衛生，安全の確保については，設置者の意向を十分反映できるような管理体制を設けること。

③設置者が必要と認めた場合，受託者に対して資料の提出を求めたり立入検査をする等，運営改善のための措置がとれるよう契約書に明記すること。

④受託者の選定は，学校給食の趣旨を十分理解し，円滑な実施に協力する者であることの確認を得て行うこと。

3 病院給食

病院給食における業務委託については昭和61（1986）年に外部委託が認められ，現在は院外調理が可能となっている。外部委託については，平成5（1993）年の「**医療法の一部を改正する法律の一部の施行について**」の「患者等の食事の提供の業務」の中で，「患者等の食事の提供の業務の範囲及び委託方法に関する事項」として，患者等給食業務の範囲，病院が自ら実

児童福祉施設最低基準等の一部を改正する省令：平成 22 年 6 月 1 日厚生労働省令第 75 号，最終改正：平成 23 年 6 月 17 日厚生労働省第 71 号

学校給食業務の運営の合理化について：昭和 60 年 1 月 21 日文体給第 57 号

医療法の一部を改正する法律の一部の施行について：平成 5 年 2 月 15 日健政発第 98 号，最終改正：令和 2 年 8 月 5 日医政発 0805 第 8 号

表14.1 病院が自ら実施すべき業務

区　分	業務内容（備考）
栄養管理	病院給食運営の総括 栄養管理委員会の開催，運営（受託責任者等の参加を求める） 院内関係部門との連絡・調整 献立表作成基準の作成（治療食等を含む） 献立表の確認（受託責任者等の参加を求める） 食数の注文・管理 食事せんの管理 嗜好調査・喫食調査等の企画・実施 検食の実施・評価 関係官庁等に提出する給食関係の書類等の確認・提出・保管管理
調理管理	作業仕様書の確認（治療食の調理に対する指示を含む） 作業実施状況の確認 管理点検記録の確認
材料管理	食材料の点検（病院外の調理加工施設を用いて調理する場合を除く） 食材料の使用状況の確認
施設等管理	調理加工施設，主要な設備の設置・改修（病院内の施設，設備に限る） 使用食器の確認
業務管理	業務分担・従事者配置表の確認
衛生管理	衛生面の遵守事項の作成 衛生管理簿の点検・確認 緊急対応を要する場合の指示
労働衛生管理	健康診断実施状況等の確認

資料）医療法の一部を改正する法律の一部の施行について（平成5年2月15日健政発第98号，最終改正：令和2年8月5日医政発0805第8号）

施しなければならない業務の範囲（表14.1），院外調理，複数業者への委託，受託業務を行う場所，調理方式などが明記されている。

また，「病院，診療所等の業務委託について」の中で，受託者の選定など，より留意すべき受託者業務の実施方法や院外調理について示されている。食事の提供業務に関しては，下記の項目があげられ，それぞれの業務と責任，実施方法，備えるべき帳票類，調理方式の選定，従事者研修などについて示されている。

①受託者の業務の一般的な実施方法　③病院の対応
②院外調理における衛生管理　④病院との契約

院外調理に関しては受託責任者の設置，整えるべき帳票類，運搬の際の衛生に関する留意事項などが明記されている。

調理に関してはクックチル，クックフリーズ，真空調理のいずれかの調理方式を原則とし，HACCPの概念に基づいた施設・設備・管理のもとで行うこととされている。

4 給食の外部委託の状況

保育所，学校，病院，高齢者福祉施設の給食など，各特定給食施設の特性により委託契約の形はさまざまであるが，どの分野においても委託化は進む傾向にある。特に事業所給食においては，直営給食は非常に少ない状況にある。

保育所と学校，病院の委託状況を図 14.3，表 14.2, 3 に示す。

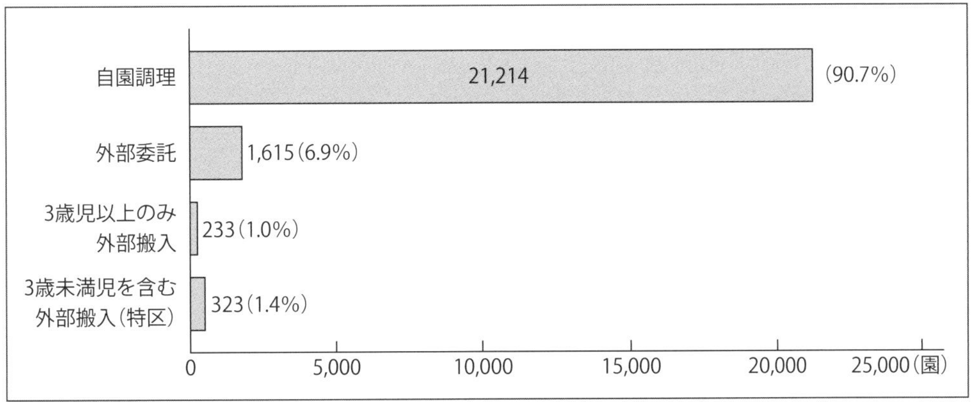

図 14.3 保育所給食における外部委託状況

資料）厚生労働省：保育所における食事の提供ガイドライン（平成 24 年 3 月）

表 14.2 学校給食における外部委託状況（委託業務別）

委託業務別	単独調理場				共同調理場		計	
	小学校数	中学校数	義務教育学校数	中等教育学校数(前期課程)	調理場数	学校数	学校数	委託比率
調理	4,129	1,291	24	7	1,349	9,705	15,156	54.7%
運搬	862	291	6	2	1,759	11,944	13,105	47.3%
物資購入・管理	953	197	1	0	300	2,464	3,615	13.0%
食器洗浄	3,927	1,257	24	7	1,276	9,279	14,494	52.3%
ボイラー管理	391	113	2	1	886	7,325	7,832	28.3%
その他の業務	1,859	522	23	3	1,031	7,380	9,787	35.3%

注）公立学校。令和 3 年 5 月 1 日現在。
「計」の欄の委託比率は，完全給食および補食給食を実施している学校数に対する外部委託学校数の比率。
<参考>　平成 24 年の委託比率は，調理 35.8%，運搬 41.2%，物資購入・管理 8.7%，食器洗浄 34.3%，ボイラー管理 19.4%。
資料）文部科学省：学校給食実施状況等調査（令和 3 年度）

表 14.3 医療関連サービス委託率の推移

（年度）

委託業務内容	平成 12 (n=1,111)	平成 15 (n=714)	平成 18 (n=697)	平成 21 (n=960)	平成 24 (n=1,137)	平成 27 (n=920)	平成 30 (n=1,006)	令和 3 (n=972)
寝具類洗濯	98.5%	98.2%	98.3%	97.4%	97.5%	96.6%	98.4%	98.5%
検体検査	95.7%	95.0%	96.1%	95.5%	95.9%	97.3%	97.3%	96.5%
院内清掃	79.8%	83.9%	81.5%	81.7%	83.8%	86.1%	87.5%	87.4%
患者等給食	44.5%	53.8%	60.5%	62.3%	67.9%	70.3%	70.3%	72.4%
医療事務	39.0%	41.9%	38.3%	31.8%	35.7%	35.7%	35.9%	37.2%

資料）医療関連サービス振興会：医療関連サービス実態調査報告書（病院調査編）

第 15 章

原価管理

高城孝助

原価管理の意義，目的を理解する。さらに，費用の基準（標準原価）を設定する方法，実際にかかった費用（実際原価）と比較し，差異を分析する方法，その対策を講じる方法を学ぶ。

1 原価管理の意義・目的

合理的な経営活動を目的として，数理統計の手法を用いて組織体の経営活動を計数的に掌握することを計数管理という。計数管理のうち，原価を中心として計算し，それを基礎に原価の引き下げ（cost reduction）および原価の維持・統制（cost control）を図り，利益を確保することを原価管理という。給食においても食材料費，人件費（労務費），諸経費が上昇する中で給食内容を維持し，向上させるためには各原価の節減を図り，コントロールすることが必要である。さらに，経営状態を分析し，経営を改善していくことが原価管理の目的である。

従来，給食は営利を目的とする一般企業と比較して採算性の追求や運営全般を経営的に考えることが少なかった。また，経験や勘に頼り発生的に物事を処理する傾向が強く，計画的な管理がなされていないところも多い。さらに，管理栄養士・栄養士が献立を作成する際には，人件費（労務費）や経費を念頭に置かずに食材料費のみを計算するなど，総合的な原価の把握がなされていないこともある。

しかし現実には，大量の食材料を扱い，多くの労働力と多額の経費が使用されている。管理栄養士・栄養士はじめ給食関係者は，常に原価管理の意識をもって，収入(給食売上)と支出(各原価)のバランスを考え，あらかじめ綿密に計画された予算計画とすりあわせて計画的な原価管理を進めていくことが重要である。

また，給食産業が社会的にも広く認知され，産業として経済成長を遂げるにつれ，原価管理の目的として，組織体の中でのコントロールだけでなく，外部利害関係者に向けてのアプローチも重要になっている。

2 給食の原価管理

1 原価の構成

製品の製造や販売など，経済的行為のために消費される財貨や労働力を金額で表したものを原価（cost）という。一般的な原価の構成を図15.1に示す。

原価の三要素は材料費・人件費（労務費）・経費で，給食においては食事をつくり，提供（販売）するために必要な食材料費・人件費（労務費）・経費が原価となる。直接生産（製造）に当たって消費される材料費や人件費（労務費），経費を**直接費**といい，間接的にかかる費用を**間接費**という。また，給食をつくるために必要な食材料費・人件費（労務費）・経費を**製造原価**（料理の原価），提供または販売するための費用を**販売費**という。製造原価に販売費を加え，一般管理費を加えたものが**総原価**（total food cost），すなわち給食原価となる。総原価に利益を加えて販売価格を設定する。

原価の三要素である材料費・人件費（労務費）・経費は一般的に，次のように分かれる。

◆1 材料費

生産に当たって物品を消費したために生じた原価で，給食では料理を製造するための食材料

間接費：給食の実施に間接的な関わりのある費用。食事の配送や洗浄作業の人件費（労務費）などを間接人件費（労務費），調理作業員の検便費，手洗い消毒剤や清掃費用などを間接費用として区分する場合がある。

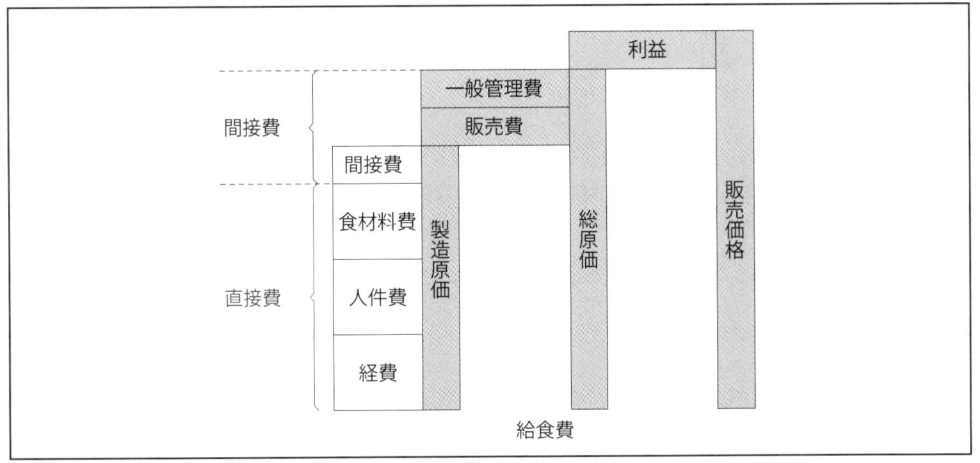

図 15.1 原価の構成

資料）日本給食経営管理学会監修：給食経営管理用語辞典，p.38（2020）第一出版を一部改変

費を指す。食品原価（food cost）ともいい，給食に用いられる飲食材料費が含まれる。

①主食費：米，麺類，パンなどの主食品

②生鮮食料品費：魚類，肉類，野菜，果物などの生鮮物

③加工品費：缶詰，乾物，漬物，調味料，そのほかの加工品

④飲料費：コーヒー，紅茶，ジュースなどの嗜好飲料

⑤そのほかの費用：外注加工品（おにぎり・サンドイッチ）など

◆2　人件費（労務費）

労働力の消費によって生じる原価で，次のものが含まれる。

①賃金

②賞与および退職金の引当金

③諸手当：住宅手当，家族手当，役職手当

④福利厚生費：社会保険，レクリエーション費など

なお，直接現場で働く者の人件費（労務費）（直接人件費（労務費））と本部などで間接的に働く者の人件費（労務費）（間接人件費（労務費））に分けられる。

◆3　経費

材料費と人件費（労務費）以外に使用される費用で，直接費と間接費に分けられる。

給食に用いられる経費の内訳は，次のようになる。

①水光熱費：ガス，電気，水道代など

②**減価償却費**：建物，設備・機器類などの償却費

③消耗品費：洗剤，文房具，雑品費など

④修繕費：建物，設備・機器類などの修繕費

減価償却費：経営活動に使用する建物や設備・機器類等の固定資産は年々消耗し，価値が減る。価値が減る分（減価）を一定の方式により計算し，費用として計上（償却），使用年度に配分したもの。計算方法には定額法（毎年，均等になるように費用配分する方法），定率法（価値が急に落ちやすい資産に対して用いることが多く，はじめに多くを償却し年々償却額を減らしていく方法）などがある。

表15.1 原価計算の分類

標準原価計算	原価管理や原価低減の標準になる原価。 目標原価，または標準原価ともいう。
実際原価計算	標準原価＋レシピで定めた量よりも多く使用した量－レシピで定めた量よりも少なく使用した量＋ロス（仕入れロス，調理ロス，在庫ロスなど）で計算した実際の原価 原価管理は，標準原価と実際原価の差異を分析する。 費目別計算→部門別計算→製品別計算のステップで計算する。
直接原価計算	原価を固定費と変動費に分けて計算する。 製品を実際に販売したときの採算性の評価に適する。

原表）髙城孝助

⑤衛生費：検便，健康診断，衛生検査，クリーニング代など

⑥旅費，交通費，通信費

⑦会議，教養，教育・訓練費

⑧そのほかの費用：販売に必要な広告宣伝費，委託給食の場合の受託会社本部の管理費（本社経費の分担費，スタッフによる商品開発費）など

2 原価の管理

◆1　原価計算

原価計算とは，原価を明らかにするための計算手続きをいう。すなわち，一定の製品を製造し販売するために要した材料，労働力など，すべての経費を分類し，正確に計算することである。原価計算によって算出された数値は，原価管理に必要な基礎データはもとより，損益計算や予算計画など，給食の経営活動全般のデータとしても利用される。

最近では多くの施設でIT化が推進されており，日々の原価管理のための数値を決められた管理フォーマットに入力することにより，随時，数値データを確認できる環境が整っている。

◆2　原価計算の分類

原価計算は使用目的に応じて算出されているが，非常に種類が多く複雑である。原価計算は表15.1のように分類されるが，給食施設における実際原価計算は費目別・部門別・製品別などに分けて計算がなされることがある。

◆3　原価計算の期間

通常1か月とされているが，3か月・6か月・1年の場合もある。現在では，コンピュータの活用により，週別・日別などで計算することも可能となり，天候の変化等による仕入金額の急増への対応など，応急的な対策にも役立っている。

◆4　原価数値の扱い方

原価計算で扱われる数値は，給食運営の計画および実施の検討に用いられるとともに，経営指標として，組織体の経営にまで影響する。目的に合った正しい扱いが必要である。

①数値の入手は，定期的な記録（日，週，月報など）はもとより，必要に応じて発生の都度，発生部署で正確に把握し，報告する体制を整えておく。

②①の実施のためには記載責任者，記載方法を明確にしておく。

③計算書作成に当たっては，目的に沿っていること，間違いやごまかしのないこと，明確に表現されていることが必要である。

表 15.2 事業所給食費の内訳

区　分	1食当たりの総原価[*1]				費用の内訳	
	合　計（円）	会社負担[*2]（円）	本人負担[*3]（円）	会社負担率（%）	食材料費（円）	その他の費用[*4]（円）
平均	605	215	390	35.5	328	277
～299食	580	203	377	35.0	306	274
300～499食	570	173	397	30.4	300	270
500～999食	727	294	433	40.4	446	281
1,000～　食	614	218	396	35.5	326	288
直営給食	576	295	281	51.2	267	309
委託給食	606	200	406	33.0	333	273

注）令和4（2022）年，民間 70 事業所，昼食。
　*1：給食に必要なすべての費用，*2：企業が負担する金額，*3：本人が支払う金額，
　*4：光熱費・人件費など，総原価から食材料費を除いたもの

資料）旬刊福利厚生 No.2353（'2210 月上旬），p.7，労務研究所を一部改編

④数値の表現には，実数（原価額，食数，人数，作業時間など），比率（原価比率，パート比率など），比較（目標との比較，時間別，部門別などの比較）などが用いられ，必要に応じて平均，偏差，変動係数，最頻値などによる検討も行う。

◆5　原価計算の様式

原価計算の様式や帳票名は施設によって異なる。原価管理に関係する帳票類として「販売食数表」,「発注・納品書」,「食品受払簿」,「食材料費日計表」などがある。

3 給食費

◆1　給食費とその現状

原価管理をするためには，収入となる給食費の実態把握が必要となる。

給食費（食費ともいう）とは，食事にかかる費用のことで，一般には給食利用者が食事に対して支払う額を指す。給食では，国や地方自治体，あるいは給食施設をもつ組織体が経費の一部を負担する場合がある。したがって，食事にかかる費用をすべて利用者が支払っているわけではなく，給食の種類や施設の条件によって給食費の扱い方が異なってくる。

◆2　各施設の給食費

事業所・学校・病院の給食費は，次のとおりである。

❶事業所の給食費

事業所給食の総原価，企業および利用者の負担金額の実態を，表 15.2 に示す。

❷学校の給食費

保護者が負担する給食費の実態を，表 15.3 に示す。

❸病院の給食費

●入院時食事療養費

病院の入院患者の食事療養費は，次のように算定される。

①入院時食事療養（Ⅰ）：厚生労働大臣が定める基準に適合しているものとして，地方厚生局長等に届け出て当該基準による食事療養を行う保険医療機関で算定される。1日3食を限度として 640 円 / 食（市販の流動食のみを提供する場合は 575 円 / 食。標準自

表 15.3 学校給食における保護者が負担する金額

（円 / 月）

区 分	小学校			中学校	夜間定時制高等学校
	低学年	中学年	高学年		
平成元年	3,283	3,297	3,308	3,821	3,245
10年	3,777	3,794	3,807	4,326	3,737
20年	4,004	4,022	4,033	4,577	4,400
25年	4,145	4,165	4,171	4,771	4,539
30年	4,343			4,941	4,822
令和3年	4,477			5,121	4,977

注）調査対象は完全給食を実施する公立学校。
資料）文部科学省：学校給食費調査

己負担額は 460 円 / 食）

・特別食加算：1 日 3 食を限度として 76 円 / 食（市販の流動食のみを提供する場合は算定できない）

・食堂加算：50 円 / 日

②**入院時食事療養（II）**：①を算定しない保険医療機関で算定される。1 日 3 食を限度として 506 円 / 食（市販の流動食のみを提供する場合は 460 円 / 食。標準自己負担額は 460 円 / 食）

● **入院時生活療養費**

療養病床に入院する 65 歳以上の患者については，入院時食事療養費ではなく入院時生活療養費が算定される（p.281，図 18.2）。

①**入院時生活療養（I）**：厚生労働大臣が定める基準に適合しているものとして，地方厚生局長等に届け出て当該基準による生活療養を行う保険医療機関で算定される。

・食事の提供に関わる療養費：1 日 3 食を限度として 554 円 / 食（流動食のみを提供する場合は 500 円 / 食。標準自己負担額は 460 円 / 食）

・適切な療養環境の形成に関わる療養（水光熱費）：398 円 / 日

②**入院時生活療養（II）**：①を算定しない保険医療機関で算定される。

・食事の提供に関わる療養費：1 日 3 食を限度として 420 円 / 食。標準自己負担額は 420 円 / 食

・適切な療養環境の形成に関わる療養（水光熱費）：398 円 / 日

3 給食の会計管理

■財務諸表

財務諸表とは，組織体や企業が売上や利益・経費などの状態を記録し，公表するための書類である。株式会社では，経営活動の結果を株主や債権者に公表するため，提出が法律で定められている。

代表的な会計報告書（一般的には決算書と呼ばれる）として，「貸借対照表（B/S）」，「損益計算書（P/L）」，「キャッシュフロー計算書（C/F）」があり，財務三表といわれる。

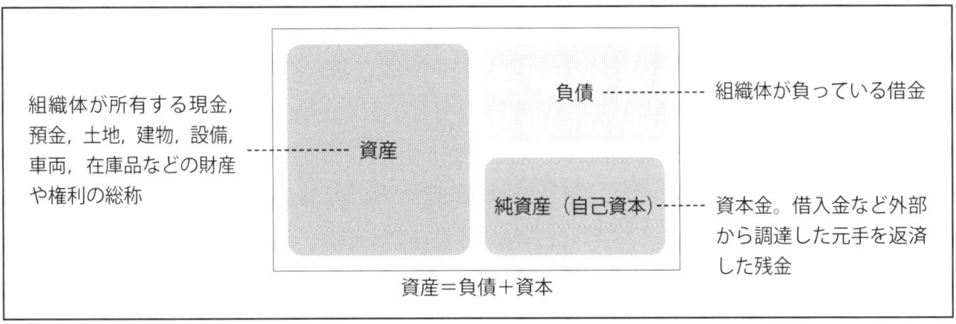

図 15.2 貸借対照表

注）決算期における企業の財政状態を明らかにするために「資産」，「負債」，「純資産（自己資本）」を記載した書類である。
原表）髙城孝助

また，経営者および株主，債権者などに対して会計情報を提供するための管理業務を会計管理といい，会計管理は管理会計と財務会計に分かれる。

管理会計

内部利用する目的で作成され，経営者が戦略立案や経営計画の策定，組織や人の業績評価などを行うための材料として使われる。

財務会計

株主や債権者など外部の利害関係者に対して「決算書」として作成し公表されるもので，信用分析や投資分析などに利用される。

◆1　貸借対照表（B/S；balance sheet）

貸借対照表（バランスシートともいわれる）は組織体や企業の決算期における財政状態を明らかにするために，左側に資産（借方）を，右側に負債，純資産（貸方）の３つの要素を配置し，資産＝負債＋資本のバランスを見て財政状態を判断する（**図 15.2**）。

- **資産**：組織体や企業が所有する財産や権利のこと。預金，販売商品の在庫や土地などの有形なもの，ソフトウェアなど無形なものがある。資産は流動資産，固定資産，繰延資産の３つに分けられ，計上される。
- **負債**：借入金や買掛金など，組織体や企業が負う債務の内容を計上する。
- **純資産（自己資本）**：資産の総額から負債総額を引いたもの。

◆2　損益計算書（P/L；profit and loss statement）

1 年間に発生した収益と費用を対比させ，組織体や企業の損益状態を見るための決算書である。段階的に利益を計算していく手法を用い，下記の順に５つの利益を算出する（コラム 用語，p.228）。

①**売上総利益（粗利）**：売上高－売上原価（製造原価）

②**営業利益**：売上総利益－販売費および一般管理費

③**経常利益**：営業利益＋（営業外収益－営業外費用）

④**税引前当期純利益**：経常利益＋（特別利益－特別損失）

⑤**当期純利益**：税引前当期純利益－税金（法人税など）

◆3 キャッシュフロー計算書（C/F；cash flow statement）

1年間に出入りした現金の増減金額を示す表で，企業の現金（手元現金と，普通預金・当座預金などの**要求払い預金**）と同等物（すぐ換金できる短期投資，例えば3か月の定期預金，譲渡性の預金など）の金額の増減を表す計算書である。現金の増減要因は，営業活動キャッシュフロー，投資活動キャッシュフロー，財務活動キャッシュフローの3つに区分にして表される。いずれも，現金での決済に伴う経済行為を測定するものである。

①**営業活動キャッシュフロー**：営業活動によって生じる現金で，本業で稼いだ資金を見るもの。売上，仕入，経費などの収支を示す。

②**投資活動キャッシュフロー**：将来のための投資活動で，現金を使ったり，生み出している状況を示すもの。土地や設備の購入，売却の収支を示す。

③**財務活動キャッシュフロー**：営業活動や投資活動以外の資金調達や返済に関わる現金の増減を示すもの。借入金，社債発行などの収支を示す。

4 原価管理の評価

原価管理を適切に行うためには，食材料費・人件費（労務費）・経費などについて原価計算の数値を基に検討し，計画との差異が生じた場合は原因を分析して早期に対策を講じることが必要である。原価計算の結果から分析する方法として，各原価の比率を基に経費のバランスや，予算との違いを検討する。

そのほか，計数分析評価に用いる主な手法を次にあげる。

1 労働生産性

労働の能率の検討に用いられるもので，投入した労働量と生産量（または付加価値）の関係を表す。

用語 Column

- 売上高：組織体が商品や販売サービスの提供で得た本業の収入の合計
- 売上原価：売上高に対応する商品・サービスの仕入原価・製造原価
- 売上総利益：売上高から売上原価を差し引いた金額
- 販売費：販売業務に関連して発生した費用。給料・手当，広告宣伝費，荷造り費・運搬料など
- 一般管理費：一般管理業務に要した費用の総称
- 営業利益：組織体が主たる事業（本業）から得た利益
- 営業外収益：組織体の主たる事業（本業）以外の事業から発生する収益
- 営業外費用：組織体の主たる事業（本業）以外の事業により生じる費用
- 経常利益：営業活動と営業外活動からあがる収益の合計
- 特別損益：損益計算書に計上する利益・損失のうち特別，臨時のもの

要求払い預金：金融機関に預けたお金のうち，預金者が請求した場合にはすぐ支払われるお金。

労働生産性の算出式

労働生産性＝生産量÷従業員数（または労働時間数）

付加価値労働生産性＝付加価値（粗利益）÷従業員数（または労働時間数）

給食の場合は，生産量は給食数（売上高の場合もある），従業員数はパートタイマーや超過勤務時間の関係から8時間に換算し，1人当たり何食生産できたかを調べ，能率の良否を計るものである。このほかに生産性を計る方法として，1食または100食当たりの労働時間や人件費（労務費）を計算することもできる。

2 ABC分析

在庫管理を目的に開発された分析方法であるが，給食では売上高や食材料原価の分析，メニュー分析，品質管理，人事管理などにも活用されている。

ABC分析による分析方法（食材料管理の場合）

一定期間の食材料の使用金額を計算し，食材料費全体に占める割合によって，食材料を下記のABCの3段階に分類して分析し，Aグループを重点的に管理して食材料費を下げる方法である（p.114参照）。

・使用金額の累積比率が大きいグループ（70～75%まで）…A
・使用金額の累積比率が中間のグループ（75～95%まで）…B
・使用金額の累積比率が小さいグループ（95～100%）…C

3 損益分岐点

損益計算は一期間の営業成績を知るためのもので，売上高（収入）と経費（支出）から計算する。その中で，損益分岐点は利益も損失もない点を指す（図15.3）。

損益分岐点の計算式

損益分岐点売上高＝固定費÷(1－変動費/売上高)

損益分岐点比率＝損益分岐点売上高÷売上高×100

損益分岐図の作成

・正方形を描き，縦軸には収益・費用の金額目盛をとる。横軸には売上高の金額目盛をとる。
・左下隅の0点から右上隅に対角線を引く(売上高線，図15.3 ①)。
・縦軸に固定費の目盛をとり，横軸に水平になるように固定費線を引く（同②)。
・売上高に対応する金額のところに縦軸に平行に線を引く。
・この垂直線上の固定費に積み上げるように変動費の点をとる（同③)。
・この変動費の点から売上高0の固定費線に向けて直線を引く（総費用線，同④)。
・この総費用線と売上高線の交点が損益分岐点となる（同⑤)。

損益分岐点比率が低いほど収益率が高いことになり，売上げ計画や経費節減計画に用いられる。参考に，事業所給食の経営指標を表15.4に示した。

固定費：売上高の増減にかかわらず，固定的に発生する費用。施設・設備費，人件費（労務費。正規職員），水光熱費（基本料金），減価償却費など。なお，水光熱費は，使用量に対する料金を指す。
変動費：食材料費，人件費（労務費。パートタイマー・アルバイター）など。

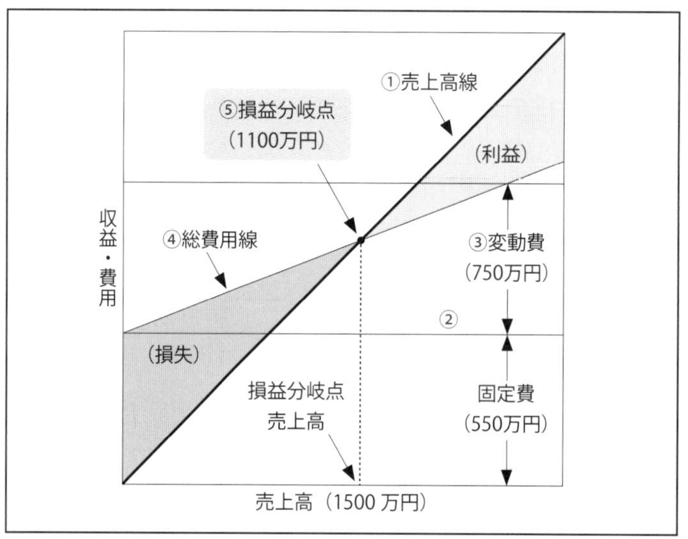

図 15.3 損益分岐図

注）①～⑤：p.229 参照
資料）太田和枝，平澤マキ：原価管理と原価計算，給食管理 / 鈴木久乃，太田和枝，殿塚婦美子編著，p.57（2007）第一出版より一部改変

表 15.4 事業所給食の経営指標〔令和 4（2022）年〕

区分		指標			
		平成22(2010)年	令和2(2020)年	令和3(2021)年	令和4(2022)年
経営形態(%)	委託	96.8	94.4	90.1	88.6
	直営	3.2	5.6	9.9	11.4
委託給食の契約方式(%)	単価制	55.9	49.3	47.6	44.4
	単価制と補助金の併用	3.9	−	−	1.6
	管理費制	39.5	46.4	49.2	49.2
	施設賃貸のみ	0.7	4.3	3.2	4.8
給食形態(%)	カフェテリア方式	47.4	41.7	32.4	47.1
	定食中心方式	47.4	50.0	54.9	40.0
	弁当給食	5.1	8.3	12.7	12.9
1 日当たり総供給数別食堂従事員数(人)	平均	26.0	19.5	14.0	11.7
	299 食以下	6.8	7.4	5.5	5.5
	300 ～ 499 食	12.6	15.2	11.3	13.2
	500 ～ 999 食	19.0	25.2	26.0	19.2
	1,000 食～	50.3	43.6	44.0	35.2
1 日当たり総供給数別食堂従事員 1人当たり持ち食数(食)	平均	42.7	34.6	35.3	34.9
	299 食以下	27.3	22.2	25.8	27.9
	300 ～ 499 食	31.4	25.2	33.7	28.0
	500 ～ 999 食	37.3	27.4	27.9	36.8
	1,000 食～	47.0	46.7	42.5	44.6
喫食率(%)	昼食数 / 利用者数	45.3	35.5	37.1	35.7
回転率(回)	昼食数 / 席数	1.8	1.3	1.2	1.2

注）集計時期：令和 4（2022）年，集計対象：民間 70 事業所
資料）旬刊福利厚生 No.2353（'22.10 月上旬），p.6，労務研究所

第 16 章

危機管理

水野文夫

給食で想定される災害・事故に対して，被害の予防策，被害拡大の防止策，事故後の対策等の実際について理解する。

1 危機管理の目的

危機管理は，大地震などの自然災害や不測の事態に迅速・的確に対応できるよう事前に準備しておく諸政策（crisis management；クライシスマネジメント）と，経営活動に生じるさまざまな危険を最小の費用で最小限に抑えようとする管理手法（risk management；リスクマネジメント）に分けられる。最近では，いろいろな分野において危機管理という言葉を聞くことが多くなった。

医療における危機管理は，安全な医療を提供することであり，食事提供に関するさまざまな危険を未然に防ぐための対策はもとより，医療安全（MRM；medical risk management）委員会，院内感染対策委員会，防災管理委員会等があり，事故を未然に防止，または最小限にとどめるような対策を講じている（図16.1）。

給食における危機管理には，火災，地震，台風などの災害対策，食中毒，異物混入，アレルギー患者へのアレルゲン物質混入や誤配膳などに対する安全衛生管理対策が含まれる。特に，食中毒，異物混入，アレルギー中毒や労働安全上の問題に対しては，行政処分や利用者，従業員等への治療費，慰謝料，休業補償など，損害賠償を負わなければならないほか，社会的信頼を失墜することによる被害総額は計り知れないことになる。このような事故は本来起きてはならないことであるが，万一に備えるためにも日頃からどのような危機が起きるか予測し，その

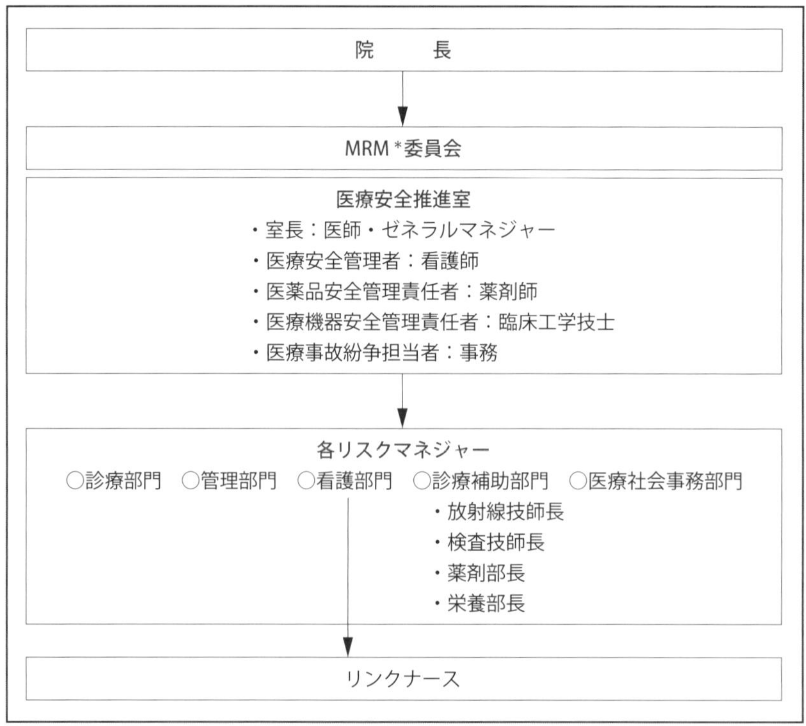

図16.1 医療安全（MRM）委員会組織図（例）

注）*MRM：medical risk management（医療における危機管理）の略。

資料）日本赤十字社医療センター安全管理マニュアルより作成

危機を防ぐための危機管理体制を構築することが責務であり，発生した場合には被害を最小限に食い止めることが重要である。

2 災害・事故の種類と影響

災害には地震・台風・雷・洪水など自然界の現象によって被る自然災害や，火事・事故など人の不注意等により起こる人為的災害によってもたらされる災難がある。

1 災害

自然災害には，異常な自然現象が原因となって起こる大雨・台風・洪水・高潮・地滑り・土石流・冷害・干害・強風・竜巻・雷などの大気中における諸現象により生じる気象災害や，地震・津波・地震火災・火山噴火などを起因とする地震・火山災害がある。いずれも天災と呼び，社会的・経済的な被害が生じる。平成 23（2011）年の東日本大震災，平成 28（2016）年の熊本地震，平成 30（2018）年の西日本豪雨，令和 2（2020）年の熊本県豪雨，令和 5（2023）年の北陸地方の大雪など，各地で大規模な被害が生じる災害が発生している。

「天災は忘れた頃にやってくる」といわれるが，災害は，災害の悲惨さを忘れた頃に再び起こるものである。過去の体験を生かし，準備を念入りに行うことが重要である。

給食において，災害時に大きな問題となるのは，厨房施設が破損した場合である。また，施設の破損はないが電気・ガス・水道などのライフラインが止まったり，食料等の搬入が滞り，日常生活に支障をきたすことである。電気・ガス・水道の工事など，工事の日程があらかじめ公表されている場合は大きな問題とはなりにくいが，予告もなく突然起きる地震・雷などによる建物の崩壊，停電・断水などは，緊迫した状態につながる。このため，災害対応マニュアルの作成や整備，日頃からの心構え，訓練が重要である。

2 事故

事故には，トラックや列車などの事故により食材料の納入が遅れる場合，停電により機械器具が使用できない場合や，故障等により機器類が動かなくなる場合，ガス漏れにより厨房施設が使用できなくなる場合，食中毒事故が発生した場合，異物が混入した食事を提供した場合，食物アレルギーの人に対してアレルゲンである食物を提供した場合など，いろいろな例がある。

特に食中毒の発生は，一度の食事提供により複数の人々に大きな影響を及ぼすことになり，事の重大さは計り知れない。また，食物アレルギーをもつ利用者に対して，誤ってアレルゲンである食品を提供した場合には，アナフィラキシーショックを生じ，死に至る場合もあることを忘れてはならない。過失の状況によっては刑事責任を問われることもある。

3 危機管理対策

リスクマネジメントとは，組織活動において生じるさまざまな事故やトラブルなどの危険をなくすために，組織全体として，事故などの発生を防止し，万が一発生した際には最小限にとどめるための活動をいう。病院においては，医療が医師のみでなく，さまざまな職種が関わりあい，その連携で成り立っていることもあり，医療事故の発生予防のため，組織全体としてのリスクマネジメントの活動が生まれた。

なお，リスクマネジメントは1960年頃からアメリカの産業界や航空運輸業界を中心に事故の発生原因の調査が行われ，個人の研修や意識改革のみでは事故を防ぐことは困難であり，事故はある一定の割合で必ず起こることが明らかになったことから始まったものである。

事故の発生を予防するためには，事故に至らないような対策（使用器具や行動様式などの改善）や，一度のミスで重大な事故に至らないような二重チェック体制が導入されてきた。事故を未然に防ぐために，過去や現在に生じた事例を検討の上，組織全体としての対策を講じ，その内容を職員全体に周知して，事故の発生をなくし，安全に給食を提供していくことが最終目標である。

1 インシデント・アクシデントレポートの活用

事故の再発予防策を講じるためには，「ヒヤリハット」事例（下記）の報告が重要である。過去に起きた事故事例の内容を的確に把握し，事例の種類・発生数，起きた日時・場所，職員の業務内容などから事故原因の分析と対策の協議を行い，再発予防へつなげることが期待されるためである。

給食に関するインシデント・アクシデントレポートには調理ミス，誤配膳，異物混入，期限切れ食品の提供などがある。

◆1　インシデント・アクシデントレポート

インシデントとアクシデントは下記のように分けられる。

❶インシデント

インシデントとは，いわゆる「ヒヤリハット」事例といわれるものである。実際に利用者に提供される前に間違いに気付き，中止した事例をいう。気付いた人が，実施しようとした本人か，ほかの職員か，利用者やその家族かは問わない。その現場にいた人が，事故を未然に防げた事例を報告するものである。

例えば病院で，ある職員が牛乳アレルギーの患者のトレイに牛乳を乗せてしまったが，同僚が間違いに気付いた場合には，インシデントとして取り扱う。

❷アクシデント

アクシデントとは，利用者に予定外のことが行われた事例である。実際に行われた行為が利用者に全く影響を及ぼさなかった事例や，予定のことを忘れて行われなかった事例も含め，未然に防げなかった事例をアクシデントとして取り扱う。

例えば，病院において牛乳アレルギー対応が指示されていた患者に誤って牛乳入りの食パンが配膳され，患者が食べてしまった場合は，アクシデントとして取り扱う。

＊

医療事故発生予防の視点から，結果として未然に防いだか否かを問わず，予定外の行為等の発生をインシデントと呼ぶ場合もある。表16.1に示すように，予定外の行為等による患者への障害の継続性と程度から，0～5のレベルに分類されている。

◆2　インシデント・アクシデントレポートの書き方（例）

インシデント・アクシデントレポート作成方法の例を示す。

表 16.1 インシデントの分類

	傷害の継続性	傷害の程度	内　容
レベル 0	—		エラーや医薬品・医療用具の不具合が見られたが，患者には実施されなかった。
レベル 1	なし		患者への実害はなかった（何らかの影響を与えた可能性は否定できない）。
レベル 2	一過性	軽度	処置や治療は行わなかった（患者観察の強化，バイタルサインの軽度変化，安全確認のための検査などの必要性は生じた）。
レベル 3 a	一過性	中等度	簡単な処置や治療を要した（消毒，湿布，皮膚の縫合，鎮痛剤の投与など）。
レベル 3 b	一過性	高度	予定または予期していなかった濃厚な処置や治療を要した（バイタルサインの高度変化，人工呼吸器の装着，手術，入院日数の延長，外来患者の入院，骨折など）。
レベル 4 a	永続的	軽度～中等度	永続的な障害や後遺症が残ったが，有意な機能障害や美容上の問題は伴わない。
レベル 4 b	永続的	中等度～高度	永続的な障害や後遺症が残り，有意な機能障害や美容上の問題を伴う。
レベル 5	死亡		死亡（原疾患の自然経過によるものを除く）。
その他			

資料）大阪大学医学部附属病院中央クオリティマネジメント部ホームページ

①施設内で事故や事故につながると思われる事例を体験した場合はレポートに記入し，**リスクマネジャー**などに提出する。

②記入者は匿名とする。ただし，事故原因の分析のために，職種と職場，年齢，性別は記入する。

③事例に気付いた人が報告する（当事者に限らず，誰が報告してもよい）。

④問題となった行為の事実関係のみを簡潔に報告する。誰の行動が悪かったとか，ミスをしたなどの内容は不要である。

⑤レポートには個人名は記入しない。登場人物がいる場合には医師 A，看護師 B，栄養士 C などの表記を用いる。

⑥文書はわかりやすく，文字は読みやすくなるよう心がける。特にどのような種類の事例であるかを簡潔に記入する。

⑦このレポートを提出することで，記載者が責任に問われることはない。

様式例を **図 16.2** に示す。

◆3　インシデント・アクシデントレポートの運用管理とチェック機構

インシデント・アクシデントレポートの流れの例を **図 16.3** に示す。

2 危機管理体制

危機管理の対策を行う目的は，リスクを未然に防ぐことである。給食におけるリスクを未然に防ぐための危機管理対策には，次のようなものがあげられる。

❶ 機器類のメンテナンス

業務終了時の点検はもちろん，定期的に使用方法の説明会や専門家による機器のメンテナ

リスクマネジャー：危機管理者ともいう。リスクマネジメントの担当者。

患者名＿＿＿＿＿＿＿＿□男 □女 年齢 歳 □入院 □外来 □その他（職員）
発生日時 令和 年 月 日（ ）午前・午後 時 分
発生場所 □＿＿＿病棟 □外来 □手術室 □ ICU □内視鏡室 □未熟児室 □分娩室 □透析室 □救急部 □放射線部 □検査部 □薬剤部 □栄養部 □その他（ ） 診療科 □＿＿＿＿＿科
発見者 □施行した本人 □他の職員 □患者本人 □患者家族 □他の患者
事象内容 □インシデント □アクシデント 事象レベル □ 0 □ 1 □ 2 □ 3a □ 3b □ 4a □ 4b □ 5
上司への報告 □有 □無
医療行為 □診察 □処置 □放射線撮影・治療 □検査 □採血 □手術 □麻酔 □与薬 □注射・輸液 □輸血 □リハビリ □透析 □患者管理・看護 □療養指導 □その他（ ）
種　類 □指示ミス □手技ミス □適応ミス □診療ミス □指示誤読 □観察不十分 □取り違い（患者・部位・検体） □施行忘れ（処置・検査・採血） □説明不十分 □薬剤（用法用量ミス・投与忘れ・薬剤名ミス・投与法ミス） □機器操作ミス □機器誤動作・材料管理ミス □施工保守管理ミス □スタッフ間連携不備 □患者情報不足 □患者管理不十分（転落・転倒・熱傷・無断外出外泊・自己抜去） □その他（ ）
患者の心身状態 □特記なし □意識障害 □視覚障害 □聴覚障害 □精神障害 □認知症・健忘症 □上腕障害 □下肢障害 □歩行障害 □床上安静 □睡眠中 □せん妄状態 □薬剤の影響下 □麻酔中・麻酔前後 □不明 □その他（ ）
事象発生の経過
事象への対応とその後の経過
その他　本件の原因や対策上でのご意見等がありましたらお書きください

報告者職種 □医師 □看護師 □助産師 □臨床検査技師 □放射線技師 □薬剤師
□管理栄養士 □理学療法士 □臨床工学士 □保育士 □事務系＿＿＿＿＿
□その他
年齢 □ 20 代 □ 30 代 □ 40 代 □ 50 代 □ 60 代 □ 70 代
性別 □男 □女
報告日 令和 年 月 日（リスクマネジャー 氏名＿＿＿＿＿＿＿＿＿＿＿）

図 16.2 インシデント・アクシデントレポート用紙（様式例。病院の場合）

資料）日本赤十字社医療センター安全管理マニュアルより作成

ンス（p.175，表 9.15）を行うことにより，その機器の特徴，部品の寿命等を知ることができ，早期の部品交換や，故障時の速やかな対応につながる。また，停電・故障などでコンピュータが使用できない場合を想定して，紙による運用方法等の対応策を訓練しておくことも必要である。

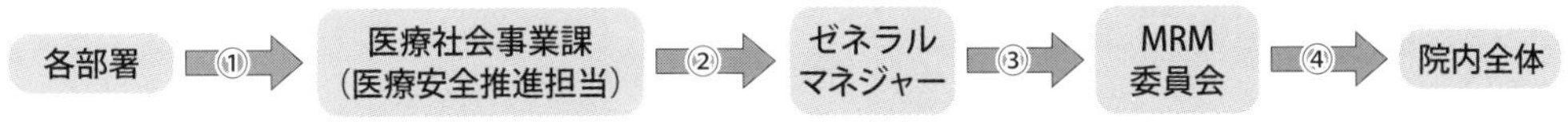

各部署	→①→	医療社会事業課（医療安全推進担当）	→②→	ゼネラルマネジャー	→③→	MRM委員会	→④→	院内全体

①各部署において，インシデント・アクシデントレポートを作成し，リスクマネジャーを通じて医療社会事業課に提出する。
②集まったレポートは定期的に（週１回）ゼネラルマネジャーに提出する。
③定例の MRM（メディカルリスクマネジメント）委員会を開催し（月１回），原因分析・予防策の検討を行う。
④重要な事例については該当部署および院内全体に周知徹底する（管理業務連絡委員会など）。

図 16.3 インシデント・アクシデントレポートの流れ（病院の例）

資料）日本赤十字社医療センター安全管理マニュアルより作成

❷ HACCP システムによる危機管理

HACCP（危害要因分析重要管理点）の考え方によるリスクを特定・分析し，重要管理点における予防策・モニタリングを計画・実施する。重要管理点とは，食品安全の危機要因を排除し，予防策を講じるために行う時期（時点）を意味する。

給食において，事故を未然に防ぐための自主的な衛生管理システムとして，HACCP の概念に基づいた衛生管理の取り決めが重要である。

HACCP システムによる危機管理の流れを下記に示す（詳細は p.125，表 8.2）。

①危機管理に関する要点の特定（実態把握）とリスク分析

②重要管理点の決定

③管理基準の設定

④予防対策の実施

⑤モニタリング（観察・記録）

⑥是正した項目の実施

❸ 事故発生時の対応

事故を未然に防ぐことができず，起こってしまった場合には，その事項について話し合える体制が日常的にとられているかが重要である。いわゆるホウレンソウ（報告・連絡・相談）である。事前に報告・連絡・相談することにより，リスクを回避または最小限にとどめることも可能になる。

万一，給食施設において食中毒が発生してしまった場合には，被害の拡大をくい止め，原因追求，問題解決へとつなげなければならない（p.143）。

緊急時の連絡方法等の例を 図 16.4, 5 に示す。

❹ 災害時の対応

災害時に最も問題となるのは，地震災害等により電気・ガス・水道などのライフラインが止まり，日常生活に支障をきたすことである。前述のようにあらかじめ復旧の工事日程が公表されている場合を除き，地震等による建物の崩壊，停電・断水などは緊迫した状態につながることが予想される。災害は突然，予想外に起こるものであるため，日常からの機器類の点検・準備，非常用食品等の備蓄が重要である。

なお，災害時には，ライフラインの状況により食事の提供方法も変わってくる。以下に，配膳・下膳作業が必要な給食施設の例を示した。

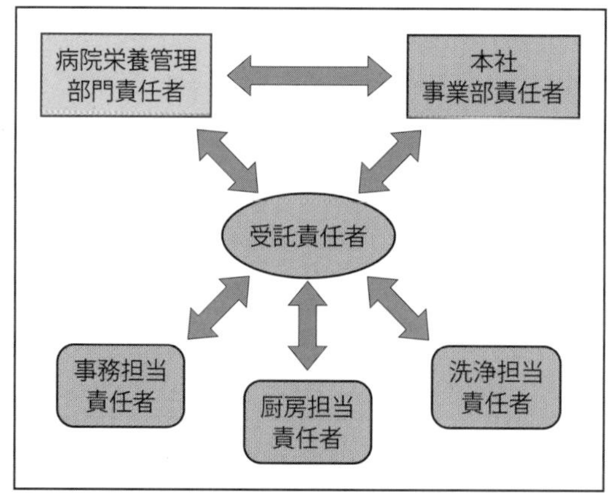

図16.4 栄養管理部門と受託給食会社の緊急時連絡網（病院の例）

原図）水野文夫

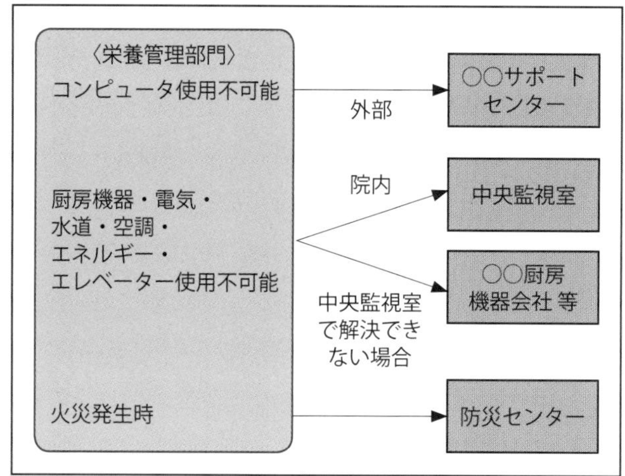

図16.5 緊急時（休日等）のトラブル発生時連絡先等（病院の例）

原図）水野文夫

①ライフラインと厨房機器，エレベーター等が使用可能であれば，通常の食材料を使用して平常時と同様の調理・配膳を行うことが可能である。

②ライフライン等の全部または一部が使用不能で通常の業務が行えない場合は，非常時用備品等を用いて食事提供を行う。また，エレベーターが使用不可能な場合には，配膳・下膳については災害本部等に支援の職員，ボランティア等の派遣を要請する（1病棟当たり35食として5～6人くらいが必要な人員）。

災害が起きた場合の対応マニュアルと報告書の例を示す（表16.2，図16.6～9）。

表 16.2 職員災害時行動チェックリスト（病院の例）

＊チェック項目
1. 現在の被害状況を把握し，栄養管理部門責任者に報告する
2. 栄養指導中の場合は，患者の情報を栄養管理部門責任者に報告する
3. 安全対策を行う

地震発生時
①避難経路のドアを開ける
②患者を避難誘導できるよう準備する
③コンセントプラグを抜く

火災発生時
①火災を発見したら，大声で場所を告げ，防災センターに通報する
②消火器などで初期消火にあたる
③患者を避難誘導できるよう準備する

資料）日本赤十字社医療センター栄養課

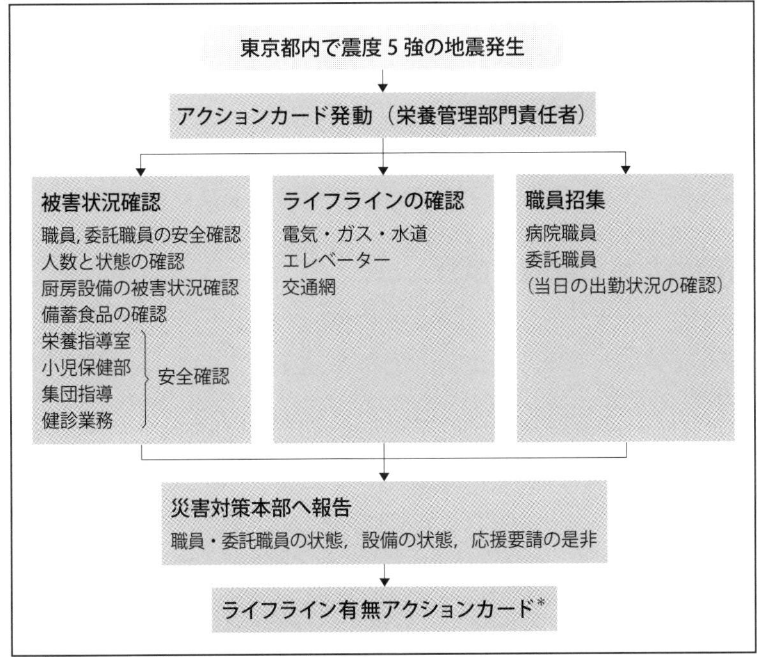

図 16.6 栄養管理部門アクションカード（病院の例）

注）アクションカード：緊急時に集合した職員に配布される行動の指標となるカードであり，病院においては限られた人員と限られた医療資源で，できるだけ効率良く緊急対応を行うことを目的とし，その役割が必要とされる責任範囲と行動がわかるように作成されている。
＊：図 16.7 参照。

資料）日本赤十字社医療センター栄養課

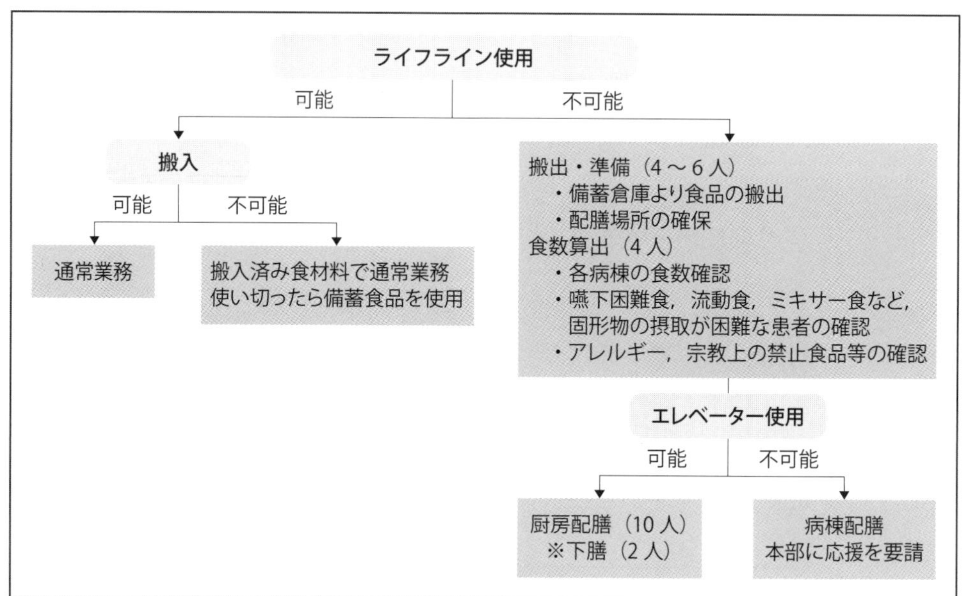

図16.7 ライフライン有無アクションカード（病院の例）

注）アクションカード：図16.6の注参照。

資料）日本赤十字社医療センター栄養課

3 災害時のための貯蔵と献立

非常時における熱源として，大多数の施設では自家発電装置やガスボンベ（プロパンガス），水（飲料水含む）などを備蓄している。災害時，病院において，これらは患者への治療に優先して用いられる。

病院の栄養管理部門の事例を見ると，調理等に自由に使用できるエネルギー量が少ない場合が多いため，もしもの場合に備えて，栄養管理部門で使用可能な総量を確認しておく必要がある。

「備えあれば憂いなし」といわれるが，**非常用食品**の備蓄は習慣的に行わなければならない。非常用食品等の備蓄においては，ライフラインのすべてが止まったことを想定して準備する必要がある。水では使用できず，湯が必要となる食品を用意しても，役に立たない場合もあるため，そのままの状態で食べることが可能な食品を用意することが重要である（表16.3, 4）。

また，横のつながりとして，地域の給食施設，系列の給食施設などと，非常時における相互の応援・協力体制を結んでおくことも必要である。さらに，災害・防災訓練時に，実際の食事提供のシミュレーションを行い，災害時にスムーズな食事提供ができるよう準備を整えておくことも重要となる。

災害時状況報告書
（栄養管理部門）

報告者＿＿＿＿＿＿＿

報告日時　年　月　日（　）　時　分

□人的被害状況

職員	勤務員数（　）人	委託職員	勤務員数（　）人	その他
	重傷（　）人		重傷（　）人	重傷（　）人
	軽傷（　）人		軽傷（　）人	軽傷（　）人

□責任者への連絡状況

	責任者	役職	電話番号	連絡
職員：	＿＿＿＿	（　）	＿＿＿＿	済・未
	＿＿＿＿	（　）	＿＿＿＿	済・未
委託：	＿＿＿＿	（　）	＿＿＿＿	済・未
	＿＿＿＿	（　）	＿＿＿＿	済・未
	＿＿＿＿	（　）	＿＿＿＿	済・未

□避難路，熱源・動力の使用可否

避難路の確保は　（使用不可能・一部使用不可能・使用可能）である。
電気の供給は　（使用不可能・一部使用不可能・使用可能）である。
水道の供給は　（使用不可能・一部使用不可能・使用可能）である。
ガスの供給は　（使用不可能・一部使用不可能・使用可能）である。
蒸気の供給は　（使用不可能・一部使用不可能・使用可能）である。

□調理設備の使用可否

加熱調理機器は　（使用不可能・一部使用不可能・使用可能）である。
冷蔵室等機器は　（使用不可能・一部使用不可能・使用可能）である。
洗浄殺菌機器は　（使用不可能・一部使用不可能・使用可能）である。
調乳用機器は　（使用不可能・一部使用不可能・使用可能）である。

□配膳・下膳状況（エレベーター使用可否）

○号機は　（使用不可能・一部使用不可能・使用可能）である。

・使用不可能な場合，配膳・下膳要員として各病棟に最低限 5 人程度で 17 病棟分，100 人程度の確保が必要と思われます。

□本部への緊急連絡事項（外部からの応援を必要とするもの等）

※被害状況が大きく変化した場合は第 2 報を適宜発伝すること。

図 16.8 災害時状況報告書（病院の事務所の例）

資料）日本赤十字社医療センター栄養課

災害時状況報告書
（栄養管理部門）

報告者＿＿＿＿＿＿＿＿

報告日時　　年　　月　　日（　）　　時　　分

□熱源および調理設備被害状況
蒸気使用状況は　（使用不可能・一部使用不可能・使用可能）である。
加熱調理機器は　（使用不可能・一部使用不可能・使用可能）である。
スチームコンベクションオーブンは
（使用不可能・一部使用不可能・使用可能）である。
冷凍冷蔵室等機器は　（使用不可能・一部使用不可能・使用可能）である。
洗浄殺菌機器は　（使用不可能・一部使用不可能・使用可能）である。
その他　（　　　　　　　　　　　　　　　）

□配膳・下膳状況（エレベーター使用可否）
○号機は　（使用不可能・一部使用不可能・使用可能）である。
・使用不可能な場合，配膳・下膳要員として各病棟に最低限 5 人程度で 17 病棟分，100 人程度の確保が必要と思われます。

□本部への緊急連絡事項（外部からの応援を必要とするもの等）

※被害状況が大きく変化した場合は第 2 報を適宜発伝すること。

図 16.9 災害時状況報告書（病院の厨房の例）

資料）日本赤十字社医療センター栄養課

表 16.3 災害時メニュー表（病院の例）

	1 日目	2 日目	3 日目
朝食	・パン（缶） ・白粥（缶） ・トマトジュース（缶） ・味つきツナ・コーン・にんじん(缶) ・フルーツ（缶）	・パン（缶） ・白粥（缶） ・クラムチャウダー（缶） ・ミネストローネ（缶） ・味つきツナ・コーン（缶） ・フルーツ（缶）	・パン（缶） ・白粥（缶） ・コーンスープ（缶） ・味つきツナ・コーン・じゃがいも（缶） ・フルーツ（缶）
昼食	・白粥（缶） ・緑茶（缶） ・味つきいわし（缶） ・肉大和煮（缶）	・白粥（缶） ・緑茶（缶） ・いわし蒲焼（缶） ・とりそぼろ（缶）	・白粥（缶） ・緑茶（缶） ・まぐろ味つきフレーク（缶） ・ウインナーソーセージ（缶）
夕食	・固形栄養調整食品(箱) ・白粥（缶） ・ロングライフミルク ・ツナフレーク（缶） ・フルーツ（缶）	・白粥（缶） ・ロングライフミルク ・やきとり（缶） ・フルーツ（缶）	・白粥（缶） ・りんごジュース（紙パック） ・さばみそ煮（缶） ・とりささみフレーク（缶）
間食	・ビスケット ・クラッカー	水	・ミネラルウオーター

資料）日本赤十字社医療センター栄養課

表 16.4 災害時用備蓄品一覧（病院の例）

		品　名	規格(g)	数量(個)	保存期間
1日目	朝食	パン(缶)	100	408	3年
		白粥(缶)	295	120	3年
		トマトジュース(缶)	100	540	8か月
		味つきツナ・コーン・にんじん(缶)	80	552	3年
		フルーツ(缶)	110	528	3年
	昼食	白粥(缶)	295	528	3年
		緑茶(缶)	350	528	9か月
		味つきいわし(缶)	100	528	3年
		肉大和煮(缶)	75	528	3年
	夕食	固形栄養調整食品(箱)	40	420	3年
		白粥(缶)	295	528	3年
		ロングライフミルク	200	530	60日
		ツナフレーク(缶)	80	528	3年
		フルーツ(缶)	190	552	3年
2日目	朝食	パン(缶)	100	408	3年
		白粥(缶)	295	120	3年
		クラムチャウダー(缶)	180	300	23か月
		ミネストローネ(缶)	180	300	23か月
		味つきツナ・コーン(缶)	80	552	3年
		フルーツ(缶)	180	528	3年
	昼食	白粥(缶)	280	144	3年
		緑茶(缶)	350	528	9か月
		いわし蒲焼(缶)	100	540	3年
		とりそぼろ(缶)	50	528	3年
	夕食	白粥(缶)	280	528	3年
		ロングライフミルク	200	530	60日
		やきとり(缶)	85	552	3年
		フルーツ(缶)	190	144	3年
3日目	朝食	パン(缶)	100	408	3年
		白粥(缶)	280	144	1年
		コーンスープ(缶)	180	540	20か月
		味つきツナ・コーン・じゃがいも(缶)	80	552	3年
		フルーツ(缶)	190	552	3年
	昼食	白粥(缶)	280	528	3年
		緑茶(缶)	350	552	9か月
		まぐろ味つきフレーク(缶)	75	552	3年
		ウインナーソーセージ(缶)	105	552	3年
	夕食	白粥(缶)	280	528	3年
		りんごジュース(紙パック)	125	540	60日
		さばみそ煮(缶)	160	552	3年
		とりささみフレーク(缶)	80	528	3年
間食		ビスケット	3枚/P	560	1年
		クラッカー	6g/P	540	9か月
水		ミネラルウオーター	500	3,600	5年

	品　名	規　格	数量
食器類	割り箸	袋入り8寸	6,000
	使い捨てスプーン	袋入り16cm	4,000
	使い捨て食器(丼身)	D-30(白)670mL	3,500
	使い捨て食器(丼蓋)	D-30(白)	3,500
	フードボウル(小)	T-160A	7,200
	フードボウル(大)	150SW	2,700
	紙平皿	スーパープレート7インチ	2,000
	耐熱カップ		1,900

備蓄量(650人分)

1. 常食用として400人分
2. 全粥用として130人分
3. 経腸栄養食品20人分(常時在庫)
4. 乳児用ミルク[3ケース:5日分]
50人分(常時在庫)
5. 未熟児用ミルク[3ケース:5日分]
50人分(常時在庫)
6. 精白米5日分

資料）日本赤十字社医療センター栄養課

参考資料・文献

・日本赤十字社医療センター MRM 委員会：安全管理マニュアル（2014）
・君羅満，岩井達，松崎政三編著：N ブックス 給食経営管理論（2017）建帛社

第 17 章

事務・情報管理

水野文夫

給食の運営業務と事務・情報管理の関係，各種情報の流れとそれに伴い発生する事務作業，事務・情報管理の要点について理解する。

1 事務・情報管理の意義・目的

1 事務処理

事務とは，書類・計算などを取り扱う仕事をいう。書類には連絡・指示・命令・報告の情報が組み込まれ，計算には事業内容・経営状況が反映されている。

事務の処理は，基本的に紙の文書を用いて行われているが，最近ではコンピュータを利用しての文書管理が行われていることが多くなってきている。文書の取り扱いでは，下記の原則に従って事務処理を行うことが大切である。

①文書の取り扱いは正確かつ迅速に行う。

②文書は丁寧に取り扱う。

③文書は責任をもって取り扱う。

④文書の処理状況は明らかにしておく。

⑤文書の適正な保管，保存に努める。

組織で仕事を行うためには，1つの仕事に対して，単に自分だけが仕事の内容を理解していればよいのではなく，複数の人が同一の仕事について十分に理解することが必要である。そのためには組織内の連絡を密に行い，決まった事柄については必ず記録をとることである。また，組織外への情報提供では正確に伝達することが重要である。

事務の流れ

事務とは，組織内の情報を，①収集，②作成，③伝達，④変換，⑤保管することである。

病院給食の提供を例にとると次のようになる。

①情報の収集：食事箋を基に食種ごとの食数を集計する。

②情報の作成：総食数を把握し，食種ごとの配膳に必要な書類を作成する。

③情報の伝達：食種ごとの調理数，配膳数を伝達する。

④情報の変換：収集したデータを基に作業工程，個人別配膳表等を作成する。

⑤情報の保管：配膳での使用後は，必要書類を一定期間保管する。

2 事務管理

事務管理とは，目的の仕事が適切に行われるために，適切に事務処理を行い，必要な情報を，必要なときに，必要な所で，必要な量だけ正確に取り出すことができるように，いろいろな手段を講じて管理することであり，ただ単に記録を保存すればよいわけではない。

一般に事務量は増加していくことが予想される。このため事務管理では，事務の効率化や，事務の簡素化，合理化に努める必要があり，事務量の削減に努力することが求められている。

事務の効率化を図るためには，事務分析が必要になる。事務の目的に合う必要な情報を，合理的な方法により，最小限の労力と費用（コスト）で処理することである。つまり，事務の実態を把握し，問題点を洗い出し，検討するとともに，事務内容の標準化，省力化，OA（office automation）化などにより事務の効率化を図ることである。また，日常定型業務のコンピュータ化，事務機器の活用，帳票等の一括同時記入なども省力化につながる。

3 給食における事務管理

給食における事務管理は，大きく分けると下記のように分類できる。

❶ 食事提供に関わる事務管理

食事提供の流れのすべてを把握している管理栄養士・栄養士が主として担当する事務である。実際の食事提供に関わる栄養・食事計画の作成や食材料管理，食事提供・配食管理，食事の評価，安全衛生管理などがある。

なお，食品の納入・消費・在庫等に関わる帳票は，施設の実情に合わせて，可能な限り一本化を図ることが重要である。

❷ 給食経営管理に関わる事務管理

管理栄養士・栄養士が直接行わなくてもよいが，管理・監督することが大切である。食事提供に関わる費用管理，会計管理，人事・労務管理などがある。

❸ そのほかの事務管理

主として一般事務担当者が行う業務であるが，内容は周知しておく必要がある。

2 給食の基礎情報と帳票の種類

食事を提供するに当たっては，利用者の属性を知ることが大切である。給食においては個々の利用者に合った食事を衛生的に提供することを目指している。利用者に適切な食事を提供するためには，利用者の基礎情報として利用者の身体状況，栄養状態，疾患名，生活状況，食習慣，嗜好などを把握することが不可欠である。日常業務において必要な情報の収集，作成，伝達，保管等を行う方法として帳票が用いられるが，食事提供を管理する上では，この帳票類が重要である。

病院における帳票類の例を業務内容別に，表 17.1 に示す。

帳票には帳簿と伝票がある。帳簿は主に事務管理に必要な事柄や会計などを連続的に記入する帳面であり，伝票は業務上の収支計算や，取引の伝達や責任の所在を明らかにするために使用する紙片をいう。帳票は施設により種類，名称などが多少異なる。

令和２年度診療報酬改正により，帳簿等の整備については以下の見直しが行われ，栄養管理体制を整備している施設または栄養管理実施加算を算定している施設（有床診療所に限る）では，各帳簿を必ず備えなくても差し支えないことになった。

①患者の入退院時の管理をしており，必要に応じて入退院患者数等の確認ができる場合：提供食数（日報，月報等），患者入退院簿

②栄養管理体制の基準を満たし，患者ごとに栄養管理を実施している場合：喫食調査

③特別治療食等により個別に栄養管理を実施している場合：患者年齢構成表，給与栄養目標量

④食材料等の購入管理を実施し，求めに応じてその内容確認ができる場合：食料品消費日計表，食品納入，消費，在庫等に関する帳簿

しかし，保険医療機関の最終的責任の下で第三者に委託した場合は，保険医療機関が確認する帳簿を定め，①から④までにより必ず備えなくても差し支えないとした帳票であっても整備すること。

表 17.1 病院の栄養管理部門で備える帳票類（業務内容別）

献立管理業務	実施献立，食品構成表，検食簿
食数管理業務	食事箋，食数関連帳票，調乳・濃厚流動食関連帳票，食札，患者別食歴表，おやつ配膳・集計表
食材料管理業務	発注食材料集計，予定食数変更，予定食数表，発注集計，発注書，納品書，検収簿，発注業者登録
在庫管理業務	在庫予定使用量表，在庫出庫処理，発注在庫一覧表
調理管理業務	調理食数集計，調理食数変更，使用食材料一覧表，料理作成一覧，用途別使用量一覧
管理資料	食材料の日報・月報・年報，食材料日計表（月報表），病院給食食品表，栄養管理報告書，患者年齢構成表および給与栄養目標量表，食事金額一覧表，納品金額一覧表，食品構成表，月末在庫確認表，備品台帳記入表，勤務表，衛生管理資料，個別対応管理法管理資料

資料）看護関連施設基準・食事療養等の実際　令和 2 年 10 月版（2020）社会保険研究所より作成

また，帳簿等については，電子カルテやオーダリングシステム等により電子的に必要な情報が変更履歴等を含め作成され保管されていれば，紙で保管する必要はない。

3 給食業務と事務・情報管理

◆1　諸帳票の監査と保管

帳票類は日常業務のほか，指導監督官庁（行政）への提出等に必要となる。このため，必要な書類は日頃から準備し，整理しておくべきである。

病院では，入院時食事療養費に係る食事療養を算定する際に必要となる帳票類を備えておかなければならない。食事療養関係の諸帳票は患者の食事内容・食材料，金銭出納を明確にし，患者食の実態を明らかにするとともに，行政機関への各種報告書類は誤りのないように作成することも大切である。

◆2　入院時食事療養関連の帳票類の種類

入院時食事療養に必要な主な帳票類は次のように分類できる。

①患者食の献立や調理に関する書類および帳票

②特別食の調理や患者の嗜好調査に関する書類および帳票

③食材料の出庫・保管に関する書類および帳票

④患者の転入出に伴う給食事務に関する書類および帳票

⑤調理室，食器類の管理や清潔保持に関する書類および帳票

⑥栄養指導に関する書類および帳票

⑦日常業務の記録に関する書類および帳票

⑧そのほか

入院時食事療養費は病院ごとに申請するものであり，病院により帳票類の名称・様式の違いは多少ある。施設基準関係の必要な帳票類を表 17.2（右頁）に示す。

◆3　業務委託に必要な帳票数

食事提供が第三者に委託されている場合には，表 17.3 の帳票を受託責任者が業務を行う場所に備え，開示できるように整えておく。

表 17.2 入院時食事療養に必要な帳票類（施設基準関係帳票類）と機能

主な帳票類	内 容
食事箋および食事変更伝票	医師が患者の性，年齢，体位，病態等から食事の内容を決定し発行する食事指示箋。また，食事変更が生じた場合に発行する伝票。
約束食事箋	院内の食事内容等について，エネルギー，たんぱく質等の栄養素をあらかじめ約束事として定めた食事指示箋。
献立表	栄養計画と給食の運営計画に基づいて具体的な料理を組み合わせたものであり，実際の調理を行う際の指示書となる。
食品構成表	食事箋の指示内容に沿って食品を選択し，数量を一覧にしたもの。
発注書	予定献立に基づき，必要な食材料を選定業者に注文する際の指示書。
納品書	発注した食材料が確実に納品されたかを確認する帳票。
食材料消費日計表	食事提供業務の円滑化に向けて，食材料の出納を明確にし，食材料管理を的確に行うための記録簿。
食数管理表	食事を提供した総数を日・月ごとに病棟別・疾患別にまとめたもの。特に特別食加算を算定した場合は患者の把握が必要である（日報・月報）。
栄養出納表	給与した栄養素量が適切であるか，また，実施献立表から一定期間の食品群実給与平均値が食品構成の基準値と合っているかを評価する。
普通食(常食)患者年齢構成表および給与栄養目標量表	毎月 15 日の入院患者全員の年齢，性別を分類して，それぞれの人数を求め，該当する給与栄養目標量を算出する。常食の献立作成の目安となる。
細菌検査結果表	食品衛生上の事故を未然に防ぐ観点から，月 1 回（夏場は 2 回）の検便による健康診断を実施することが定められている。
検食簿	給食責任者が調理後に，提供する料理について栄養，衛生，嗜好的観点等からチェックした結果を記録に残したもので，食事提供内容改善の資料として役立たせる。検食者は医師または管理栄養士・栄養士。
栄養管理委員会議事録	食事提供業務全般に関する事項について，医学的，栄養学的，かつ衛生的見地に基づき行われているかを，医師，看護師，管理栄養士・栄養士，事務等により定期的に議論した内容を綴ったもの。
病院給食食品表	適切に食事が提供されているか，1 か月を単位として食品構成との比較を行う場合に使用する。
嗜好調査結果表	利用者による食事の評価を行い，満足度を高める努力を行う。また，調査から得られた意見を献立に反映できるように努める。
残食調査結果表	提供された食事の残量を調べることにより，適切な食事内容が提供されたかを確認する。
健康診断結果記録表	食事提供に従事する従業員について，年 1 回以上の健康診断を受診させ，健康管理を行うことが義務付けられている。
出勤簿	職員の勤務状況の把握，人事管理を行う際に必要。
管理栄養士・栄養士免許証	病院給食の提供業務を行う際に必要な資格・免許証。
栄養管理業務日誌	1 日の業務内容を把握・管理する際に必要な書類。
栄養指導箋および報告書	栄養指導を行う際に用いる，栄養素内容が記入された指示箋および指導内容の報告書。診療報酬算定確認時に必要。
栄養管理計画書	入院患者で栄養状態に問題がある者に対し，解決方法（栄養補給など）の計画を立案し記載したもの。
委託契約書(委託の場合)	食事提供業務を第三者に委託している場合には，その内容などを明記した契約書を作成し，病院側，委託側双方が契約書を保有する。

注）上記のほかに，調理師免許証（委託の場合で受託責任者が調理師の場合には，日本メディカル給食協会が行った患者給食受託責任者資格認定講習会受講終了証），食事療養従業員の賃金台帳または源泉徴収票，社会保険関係諸届の控え，入院時食事療養運営要綱（院内食事療養運営基準），栄養管理報告書，在庫品受払簿，業務委託請求書および領収書，水質検査および鼠・昆虫の駆除にかかる委託契約書および実施記録が必要である。

資料）看護関連施設基準・食事療養の実際　令和 2 年 10 月版（2020）社会保険研究所より作成

表 17.3 受託責任者が備える帳票（病院の例）

1. 業務の標準作業計画書
2. 受託業務従事者名簿および勤務表
3. 受託業務日誌
4. 受託している業務に関して行政による病院への立入検査の際，病院が提出を求められる帳票
5. 調理等の機器の取り扱い要領および緊急修理案内書
6. 病院からの指示と，その指示への対応結果を示す帳票

注）受託責任者が業務を行う場所に備え，開示できるように備える帳票。
資料）病院，診療所等の業務委託について（平成5年2月15日指14号，最終改正：令和4年9月21日医政地発0921第1号）

4 事務・情報管理のIT化

ITとはinformation technologyの略称で「情報通信技術」と訳されている。近年の電子機器の飛躍的な発展により各産業界，世界中が大きく変わった。身近なところでは携帯電話やインターネットの普及などがあげられる。

給食施設では，事務の迅速・正確・合理化や，情報収集，過去の情報の再現化，問題発生時の即時対応，温度等の集中管理等を可能にするためにコンピュータシステム，IT機器の導入が図られている。

◆1 コンピュータ導入の効果（病院の例）

病院においては，患者の情報の流れを複数の部門で正しく共有するため，オーダリングシステム，電子カルテ，診察情報，予約情報，待ち時間情報やレセプト（診療報酬計算書）にもITが導入され，事務処理や患者サービスの向上に寄与している。栄養管理への効果が期待される項目は，下記のとおりである。

❶ 事務管理の効率化，合理化

食事箋の電子化に伴い，迅速に患者情報が得られ，食数管理，献立管理，食材料の発注・納品事務など，日常業務の事務処理能力の向上が図られ，効率化されるため，経済効果をもたらすことが期待される。

❷ 患者サービスの向上

選択メニューの管理，食札の出力やメニュー・栄養量の表示など，手作業で難しかった複雑な情報処理が容易になる。また，情報収集内容の質が向上するため，情報の精度が高まり，患者サービス向上につながる。

❸ 転記ミスの減少

手書き，手作業によるさまざまなミスの減少が図られる。ただし，入力確認は重要になる。

❹ 各種統計資料の作成

食数に対する人件費（労務費）や食材料費の割合，他年度との比較，多施設との比較など，目的に合った数値の使用が容易になり，使用目的に合わせて数値のグラフ化，図式化が可能になる。

表17.4 事務管理におけるコンピュータ取り扱いの注意事項

1. 利用者のプライバシー保護に十分注意する。
2. 誤った情報を入力しない。
3. コンピュータを導入する前に給食業務の標準化を図る。
4. 情報の復旧のために，データのバックアップをとる（無停電対応蓄電池の使用）。
5. 情報のセキュリティのため，利用者制限をする。
6. 不必要な情報（一定期間経過した情報）は廃棄する。

原表）水野文夫

❺ 患者情報の共有化

院内のオーダリング・電子カルテ等情報システムとオンライン化することで他部門の情報を入手できるため，食事の個別対応の迅速化，栄養管理のシステム化の実現に向けて前進することが可能になる。

❻ 必要書類・資料の保管が容易

常時使用以外の書類の保管が容易になり，必要な保管場所も縮小される。これにより，必要時に簡単に取り出すことが可能である。

❼ 多方面からの情報収集

インターネットを利用することにより幅広い方面からの情報収集が容易になり，短時間で必要な情報を得ることができる。

❽ いつでもどこでも入力可能

発生源入力（必要な情報が発生した際に，担当者がその場でコンピュータ入力すること）により，コンピュータ端末が配備されている場所であれば，手が空いたときに入力でき，入力された情報を必要な部署で利用できる。

◆2　コンピュータの効率的活用

コンピュータを活用することにより，献立管理，食数管理，食札管理，食材料管理，在庫管理，調理作業指示書作成，管理資料作成（日報・月報・年報等），栄養分析などの業務を迅速に効率良く行うことができる。帳票類・計算などへの活用は得意とするところである。また，施設のホストコンピュータと部門システムコンピュータとを接続することにより，コンピュータ端末があれば，いつでもどこでも入力可能になり，効果的・効率的に運用することが可能になる。

◆3　コンピュータ利用に際しての注意事項

コンピュータ入力に際して，個人情報が絡む場合には，利用者の個人情報などのデータ流失には最大限の注意が必要である。また，急な停電に際し，無停電対応蓄電池の整備は必須である。さらに，情報の消失を防ぐためにもバックアップ体制を構築し，定期的に見直すことが重要である（表17.4）。

参考文献

・君羅満，岩井達，松崎政三編：N ブックス 給食経営管理論（2017）建帛社
・幸林友男，曽川美佐子，神田知子，他編：栄養科学シリーズ NEXT シリーズ 給食経営管理論（2019）講談社サイエンティフィク
・富岡和夫，冨田教代編：エッセンシャル 給食経営管理論（2016）医歯薬出版
・鈴木久乃，太田和枝，定司哲夫編：給食マネジメント論（2014）第一出版
・看護関連施設基準・食事療養等の実際 令和 4 年 10 月版（2022）社会保険研究所

第 18 章
各種給食施設の給食運営の特徴

亀山良子，石川豊美

給食施設ごとの利用者の特徴，給食の目的，根拠法令，管理栄養士・栄養士の配置規定等を把握し，理解する。さらに，給食運営の概要と実際を学ぶ。

1 児童福祉施設

児童福祉施設とは社会福祉施設のひとつで，児童の福祉を保障するための施設をいう。対象者は原則として0～18歳未満の者である。

1 関連法規

◆1 児童福祉法

第7条および第36条～第44条の2には，児童福祉施設として次の12施設が規定される。

助産施設，乳児院，母子生活支援施設，保育所，幼保連携型認定こども園，児童厚生施設，児童養護施設，障害児入所施設（福祉型障害児入所施設，医療型障害児入所施設），児童発達支援センター（福祉型児童発達支援センター，医療型児童発達支援センター），児童心理治療施設，児童自立支援施設，児童家庭支援センター。

上記の障害児入所施設，児童発達支援センターは，障害種別に分かれていたが，**平成24（2012）年の法改正**により，障害児支援の強化を図るため，通所・入所の利用形態別に一元化されたものである。

◆2 児童福祉施設の設備及び運営に関する基準

上記12施設の設備および運営についての最低基準を定めたものであり，栄養士の配置規定も示されている。

上記12施設のうち，給食を行っている施設を表18.1に示す。

◆3 楽しく食べる子どもに ～保育所における食育に関する指針～

第1章には，保育所は1日の生活時間の大半を過ごすところであり，保育所における食事は空腹を満たすだけでなく，人間的な信頼関係の基礎をつくる営みでもあることを記しており，食べる体験を通して，子どもの食への関心を育み，「食を営む力」の基礎を培う「食育」を実践していくことが重要であるとしている。また，「食育」の実施に当たっては，家庭や地域社会との連携を図り，保護者の協力のもと，保育士，調理員，栄養士，看護師などの全職員が専門性を生かしながら，共に進めることが重要であると明記している。しかし，現在のところ，保育所への管理栄養士・栄養士の配置に関する規定はない（表18.1）。

2 栄養・食事管理の特徴

「児童福祉施設の設備及び運営に関する基準」第11条に，食事について次のように示されている。

・入所している者に食事を提供するときは，その献立は，できる限り，変化に富み，入所し

児童福祉法：昭和22年12月12日法律第164号，最終改正：令和5年6月16日法律第63号

平成24（2012）年の法改正：障害種別に分けられていた児童福祉施設の一部が，次のような利用形態別に一元化された。知的障害児施設，第2種自閉症児施設，盲ろうあ児施設，肢体不自由児療養施設→福祉型障害児入所施設。第一種自閉症児施設，肢体不自由児施設，重症心身障害児施設→医療型障害児入所施設。知的障害児通園施設など→福祉型児童発達支援センター。肢体不自由児通園施設など→医療型児童発達支援センター。

児童福祉施設の設備及び運営に関する基準：昭和23年12月29日厚生省令第63号，最終改正：令和5年4月1日内閣府令第38号

楽しく食べる子どもに～保育所における食育に関する指針～：平成16年3月29日雇児保発第0329001号

表 18.1 給食を行う主な児童福祉施設

施設		施設の目的	栄養士配置規定
入所施設	助産施設	保健上必要があるにもかかわらず，経済的理由により，入院助産を受けることができない妊産婦を入所させて，助産を受けさせる。	第1種助産施設：病院の規定に準じる（病床数100以上で1人以上必置）
入所施設	乳児院	乳児（保健上，安定した生活環境の確保などの理由により特に必要のある場合には，幼児を含む）を入院させ，養育し，併せて退院した者について相談その他の援助を行う。	必置（10人未満の施設を除く）
入所施設	母子生活支援施設	配偶者のない女子など，およびその者の監護すべき児童を入所させて，保護するとともに，自立の促進のために生活を支援し，併せて退所した者について相談などの援助を行う。	規定なし
入所施設	児童養護施設	保護者のない児童（乳児を除く。ただし，安定した生活環境の確保などの理由により特に必要のある場合には，乳児を含む），虐待されている児童その他環境上養護を要する児童を入所させて養護し，併せて退所した者に対する相談その他の自立のための援助を行う。	必置（40人以下の施設では置かないことができる）
入所施設	福祉型障害児入所施設	保護，日常生活の指導および独立自活に必要な知識技能の付与を行う。	必置（40人以下の施設では置かないことができる）
入所施設	医療型障害児入所施設	保護，日常生活の指導，独立自活に必要な知識技能の付与および治療を行う。	病院の規定に準じる（病床数100以上で1人以上必置）
入所または通所施設	児童心理治療施設	家庭環境，学校における交友関係などの環境上の理由により社会生活への適応が困難となった児童を短期間入所させ，または保護者のもとから通わせて，社会生活に適応するために必要な心理に関する治療および生活指導を主として行い，併せて退所した者について相談などの援助を行う。	必置
入所または通所施設	児童自立支援施設	不良行為をなし，またはなすおそれのある児童および家庭環境などの環境上の理由により生活指導等を要する児童を入所させ，または保護者のもとから通わせて，個々の児童の状況に応じて必要な指導を行い，自立を支援し，併せて退所した者について相談などの援助を行う。	必置（40人以下の施設では置かないことができる）
通所施設	保育所	保育を必要とする乳児・幼児を日々保護者のもとから通わせて保育を行う。	規定なし
通所施設	幼保連携型認定こども園	義務教育およびその後の教育の基礎を培うものとしての満3歳以上の幼児に対する教育及び保育を必要とする乳児・幼児に対する保育を一体的に行い，健やかな成長が図られるよう適当な環境を与え，心身の発達を助長する。	規定なし
通所施設	福祉型児童発達支援センター	日常生活における基本的動作の指導，独立自活に必要な知識技能の付与または集団生活への適応のための訓練を行う。	必置（40人以下の施設では置かないことができる）
通所施設	医療型児童発達支援センター	日常生活における基本的動作の指導，独立自活に必要な知識技能の付与または集団生活への適応のための訓練および治療を行う。	規定なし

資料）児童福祉法（昭和22年12月12日法律第164号，最終改正：令和4年12月16日法律第104号），児童福祉施設の設備及び運営に関する基準（昭和23年12月29日厚生省令第63号，最終改正：令和4年12月28日厚生労働省令第175号），認定こども園に関する国の指針（平成18年8月4日文部科学省・厚生労働省告示第1号）

ている者の健全な発育に必要な栄養量を含有するものでなければならない。

- 食品の種類および調理方法について栄養ならびに入所している者の身体的状況および嗜好を考慮したものでなければならない。
- 調理は，あらかじめ作成された献立に従って行わなければならない。ただし，少数の児童を対象として家庭的な環境の下で調理するときは，この限りではない。
- 児童の健康な生活の基本としての食を営む力の育成に努めなければならない。

また，「**児童福祉施設における食事の提供ガイド**」および「**児童福祉施設における「食事摂取基準」を活用した食事計画について**」において，児童福祉施設における食事計画と評価は「日本人の食事摂取基準」を活用して行うことが明記されている。主な内容を**表 18.2**に示す。

平成 21（2009）年からは，障害児施設において栄養マネジメント加算，経口移行加算，経口維持加算，療養食加算が適用されるようになった。これら加算のためには管理栄養士・栄養士を必ず配置しなければならない。なお，管理栄養士・栄養士を配置し，障害児の日常生活状況，嗜好等を把握し，安全で衛生に留意し適切な食事管理を行っている施設について，栄養士配置加算が算定される。

◆1 入所施設における留意事項

栄養士の必置義務がある入所施設について，「児童福祉施設における食事の提供ガイド」に，次のように示されている。

❶乳児院

乳児院の入所理由としては，家庭事情等により養育ができない，あるいは虐待による保護などが多く，入所以前の食に関する状況は，良好とはいえない場合が多い。授乳期から離乳期，幼児期へと，生涯にわたる食の基礎をつくる重要な時期であるため，集団給食でありながらも個々の状況を把握し，栄養管理を行うことが求められる。食事の環境にも配慮が必要である。

育児用ミルクの授乳量は，食事摂取基準の目安量を参照して，1回の授乳量×回数による1日の授乳量を月齢別に目安として定めておき，個々の飲み方や発育状況を成長曲線や体格指数等により勘案する。

離乳食は，「**授乳・離乳の支援ガイド**」に沿って，乳児個々の離乳食の計画を作成し，発育・発達状態と実際の食事の状況を見ながらステップアップを図る。具体的には目安となる施設の食種別の基準から該当する食種を選択し，微調整をする。進め方は乳児に合わせるが，進みが遅いときは原因や解決策等を検討する。また，摂食機能の発達（咀嚼や嚥下等の状態）に合わせた調理形態（軟らかさ，大きさ，水分量等）に調整する。

❷児童養護施設

児童養護施設で生活する子どもたちの入所理由や抱えている問題は複雑で多様である。入所前の虐待経験や不適切な養育環境，入所による家族からの分離は子どもたちの心身の発達に影響を及ぼしていることが少なくないため，施設の生活が安全で安心できる場であることが大切である。時に，子どもの心の不安，満たされない思いは，食事に向けられることもあるが，子どもの状況に合わせた適正な食事の提供は，生活の中の食事・睡眠などの生活リズムを整えることにつながる。皆でおいしく，楽しく食事をする経験を繰り返し，それを習慣化することが心身の発達や人間関係の構築にもつながり重要となる。子どもの心の状態が食生活に表れることもあり，広い視野で子どもの食生活を捉え，配慮することが必要である。

なお，児童心理治療施設，児童自立支援施設についても，児童養護施設における対応に準

児童福祉施設における食事の提供ガイド：平成 22 年 3 月厚生労働省
児童福祉施設における「食事摂取基準」を活用した食事計画について：平成 27 年 3 月 31 日雇児母発 0331 第 1 号，最終改正：令和 2 年 3 月 31 日子母発 0331 第 1 号
授乳・離乳の支援ガイド：2019 年 3 月厚生労働省

表 18.2 児童福祉施設における「食事摂取基準」の活用

1　児童福祉施設における「食事摂取基準」を活用した食事計画の基本的考え方

(1)「食事摂取基準」は，エネルギーについて，成人においては「ボディ・マス・インデックス(BMI)」，参考として「推定エネルギー必要量」，栄養素については「推定平均必要量」「推奨量」「目安量」「耐容上限量」「目標量」といった複数の設定指標により構成されていることから，各栄養素及び指標の特徴を十分理解して活用すること。

(2)「食事摂取基準」は，健康な個人及び集団を対象とし，国民の健康の保持・増進，生活習慣病の予防を目的とし，エネルギー及び各栄養素の摂取量の基準を示すものである。よって，児童福祉施設において，障害や疾患を有するなど身体状況や生活状況等が個人によって著しく異なる場合には，一律の適用が困難であることから，個々人の発育・発達状況，栄養状態，生活状況等に基づいた食事計画を立てること。

(3) 子どもの健康状態及び栄養状態に応じて，必要な栄養素について考慮すること。子どもの健康状態及び栄養状態に特に問題がないと判断される場合であっても，基本的にエネルギー，たんぱく質，脂質，ビタミンA，ビタミンB_1，ビタミンB_2，ビタミンC，カルシウム，鉄，ナトリウム（食塩），カリウム及び食物繊維について考慮するのが望ましい。

(4) 食事計画を目的として「食事摂取基準」を活用する場合には，集団特性を把握し，それに見合った食事計画を決定した上で，献立の作成及び品質管理を行った食事の提供を行い，一定期間ごとに摂取量調査や対象者特性の再調査を行い，得られた情報等を活かして食事計画の見直しに努めること。その際，管理栄養士等による適切な活用を図ること。

2　児童福祉施設における「食事摂取基準」を活用した食事計画の策定に当たっての留意点

(1) 子どもの性，年齢，発育・発達状況，栄養状態，生活状況等を把握・評価し，提供することが適当なエネルギー及び栄養素の量（以下「給与栄養量」という。）の目標を設定するよう努めること。なお，給与栄養量の目標は，子どもの発育・発達状況，栄養状態等の状況を踏まえ，定期的に見直すように努めること。

(2) エネルギー摂取量の計画に当たっては，参考として示される推定エネルギー必要量を用いても差し支えないが，健全な発育・発達を促すために必要なエネルギー量を摂取することが基本となることから，定期的に身長及び体重を計測し，成長曲線に照らし合わせるなど，個々人の成長の程度を観察し，評価すること。

(3) たんぱく質，脂質，炭水化物の総エネルギーに占める割合（エネルギー産生栄養素バランス）については，三大栄養素が適正な割合によって構成されることが求められることから，たんぱく質については13～20%，脂質については20～30%，炭水化物については50～65%の範囲を目安とすること。

(4) 1日のうち特定の食事（例えば昼食）を提供する場合は，対象となる子どもの生活状況や栄養摂取状況を把握，評価した上で，1日全体の食事に占める特定の食事から摂取することが適当とされる給与栄養量の割合を勘案し，その目標を設定するよう努めること。

(5) 給与栄養量が確保できるように，献立作成を行うこと。

(6) 献立作成に当たっては，季節感や地域性等を考慮し，品質が良く，幅広い種類の食品を取り入れるように努めること。また，子どもの咀嚼（そしゃく）や嚥下（えんげ）機能，食具使用の発達状況等を観察し，その発達を促すことができるよう，食品の種類や調理方法に配慮するとともに，子どもの食に関

（次頁に続く）

する嗜好や体験が広がりかつ深まるよう，多様な食品や料理の組み合わせにも配慮すること。また，特に，小規模グループケアやグループホーム化を実施している児童養護施設や乳児院においては留意すること。

3　児童福祉施設における食事計画の実施上の留意点

(1) 子どもの健全な発育・発達を目指し，子どもの身体活動等を含めた生活状況や，子どもの栄養状態，摂食量，残食量等の把握により，給与栄養量の目標の達成度を評価し，その後の食事計画の改善に努めること。
(2) 献立作成，調理，盛りつけ・配膳，喫食等各場面を通して関係する職員が多岐にわたることから，定期的に施設長を含む関係職員による情報の共有を図り，食事の計画・評価を行うこと。
(3) 日々提供される食事が子どもの心身の健全育成にとって重要であることに鑑み，施設や子どもの特性に応じて，将来を見据えた食を通じた自立支援にもつながる「食育」の実践に努めること。
(4) 食事の提供に係る業務が衛生的かつ安全に行われるよう，食事の提供に関係する職員の健康診断及び定期検便，食品の衛生的取扱い並びに消毒等保健衛生に万全を期し，食中毒や感染症の発生防止に努めること。

(表 18.2)
資料）厚生労働省：児童福祉施設における「食事摂取基準」を活用した食事計画について（令和２年３月31日子母発0331第１号）

じて行う。

❸障害児施設

障害児に対する支援には通所支援と入所支援があり，入所施設には福祉型・医療型障害児入所施設がある。

障害児施設では，各施設においても，個々の子どもの障害の種類や程度など，障害特性に応じて食事の提供に関する留意点が多岐にわたる。例えば，知的障害と重症心身障害とでは，対象児の身体特性が異なることから，食事形態や食具，食事用の椅子や机，食事に要する時間，食べ方（与え方）などや目標についても，それらの特性の違いなどに配慮する。

◆2　保育所・認定こども園等における給食

保育所は，保護者が労働または疾病などの理由で，その監護すべき乳児・幼児（0～6歳）の保育に欠ける場合，保護者の委託を受けて保育する施設である。

認定こども園は，いわば幼稚園と保育所を一体化した施設である。保護者が働いているかどうかにかかわらず子どもを受け入れて，教育・保育を一体的に行う機能と，地域の子育て家庭を対象に，子育て不安に対応した相談活動や，親子の集いの場の提供などを行う機能を備えている（図18.1）。

なお，教育・保育を利用する子どもについて以下の３つの認定区分が設けられている。

・１号認定（教育標準時間認定・満３歳以上）…認定こども園，幼稚園
・２号認定（保育認定（標準時間・短時間）・満３歳以上）…認定こども園，保育所
・３号認定（保育認定（標準時間・短時間）・満３歳未満）
…認定こども園，保育所，地域型保育

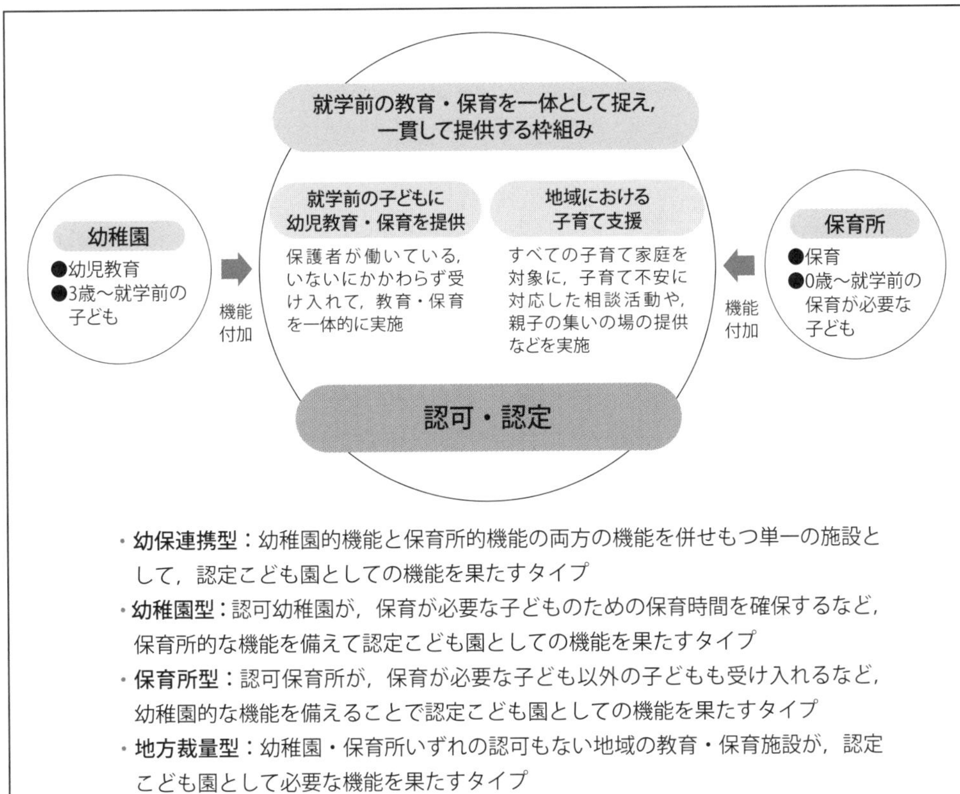

- **幼保連携型**：幼稚園的機能と保育所的機能の両方の機能を併せもつ単一の施設として，認定こども園としての機能を果たすタイプ
- **幼稚園型**：認可幼稚園が，保育が必要な子どものための保育時間を確保するなど，保育所的な機能を備えて認定こども園としての機能を果たすタイプ
- **保育所型**：認可保育所が，保育が必要な子ども以外の子どもも受け入れるなど，幼稚園的な機能を備えることで認定こども園としての機能を果たすタイプ
- **地方裁量型**：幼稚園・保育所いずれの認可もない地域の教育・保育施設が，認定こども園として必要な機能を果たすタイプ

図 18.1 認定こども園とは

資料）内閣府：認定こども園概要

保育所，認定こども園等いずれも栄養士の配置義務はないが，ライフステージにおいて最初の重要な食育の場となる。

❶栄養・食事管理

保育所においては，以下のように栄養・食事管理が行われる。

- ・3 歳未満児食，3 歳以上児食に分けて，給与栄養目標量を設定する。0 歳児は，個人差が大きいので個別対応を基本とする。
- ・昼食は 1 日全体でとるのが望ましいと考えられる量のうち概ね 1/3，おやつは 1 日全体の 10 ～ 20%程度の量を目安とする。また，地域や施設の特性を考慮する。
- ・授乳・離乳食は，「授乳・離乳の支援ガイド」を参考とする。

認定こども園では，概ね保育所と同様の実施内容であるが，1 号認定の子どもへの食事の提供は園の判断により実施されることとなっている。

❷食育

「**食育基本法**」に基づき，「**第 4 次食育推進基本計画**」が策定された。その中の「就学前の

食育基本法：平成 17 年 6 月 17 日法律第 63 号，最終改正：平成 27 年 9 月 11 日法律第 66 号
第 4 次食育推進基本計画：令和 3 年 3 月 31 日。期間は令和 3 ～ 7 年度の 5 年間。

表 18.3 就学前の子供に対する食育の推進（抜粋）

- 成長や発達が著しく，生涯にわたる健康づくりの基盤となる重要な時期であることから，段階に応じて，健康な生活を基本とし，望ましい食習慣を定着させるとともに，食に関する体験を積み重ねていくことができるよう，保護者や地域の多様な関係者との連携・協働により，食に関する取組を推進する。
- 保育所では「保育所保育指針」，幼稚園では「幼稚園教育要領」，認定こども園では「幼保連携型認定こども園教育・保育要領」に基づき，指導に当たり，施設長や園長，保育士・幼稚園教諭・保育教諭，栄養士・栄養教諭，調理員等の協力の下に教育及び保育の一環として食育の計画を作成し，各施設において創意工夫を行うものとする。
- 保育所及び認定こども園では，人的･物的資源を生かし，在籍する子供及びその保護者のみならず，地域における子育て家庭からの乳幼児の食に関する相談への対応や情報提供等に努めるほか，関係機関等と連携しつつ，積極的に食育を推進するよう努める。
- 保育所では健康な生活の基本としての「食を営む力」の育成に向けた基礎を培うことを目標とし，生活と遊びの中で意欲をもって食に関わる体験を積み重ねていくことを重視する。自然の恵みとしての食材や，調理する人への感謝の気持ちを育み，伝承されてきた地域の食文化に親しめるよう努める。
- 児童福祉施設における食事の提供に関するガイドラインを活用すること等により，成長や発達の過程に応じた食事の提供や食育の取組が実施されるよう努め，食に関わる保育環境についても配慮する。
- 幼稚園では先生や友達と食べることを楽しむことを指導する。その際，①幼児の食生活の実情に配慮し，和やかな雰囲気の中で教師や他の幼児と食べる喜びや楽しさを味わう，②様々な食べ物への興味や関心を持つようにするなど，進んで食べようとする気持ちが育つよう配慮する。
- 幼保連携型認定こども園は，学校と児童福祉施設の両方の位置付けがあり，教育と保育を一体的に行う施設であるので，保育所と幼稚園双方の取組を踏まえて食育を推進する。保育所，幼稚園，認定こども園における各指針，要領に基づき，生活と遊びを通じ，子供が自ら意欲をもって食に関わる体験を積み重ねていく取組を進め，親世代への啓発も含め，引き続き，就学前の子供に対する食育を推進する。

資料）農林水産省：第 4 次食育推進基本計画（令和 3 年 3 月 31 日）

子供に対する食育の推進」において記されている内容を**表 18.3**に示す。

「**保育所保育指針**」では「第 3 章 健康及び安全」の中に「食育の推進」が位置づけられており，保育所の独自性，地域性を生かしながら，栄養士が配置されている場合はその専門性を生かして，食育に取り組むよう求められている。

3 運営の特徴

◆ 1　調理作業

「児童福祉施設の設備及び運営に関する基準」第 11 条に，給食の運営に関する内容が次のように示されている。

保育所保育指針：平成 20 年 3 月 28 日厚労省告示第 141 号，最終改正：平成 29 年 3 月 31 日厚生労働省告示第 117 号（全部改正）

①助産施設を除く児童福祉施設に入所している者に食事を提供するときは，その児童福祉施設内で調理しなければならない。

②ほかの社会福祉施設が併せて設置されている場合は，その施設と調理室を共有することが認められている。

③調理は，あらかじめ作成された献立に従って行わなければならない。ただし，少数の児童を対象として家庭的な環境のもとで調理するときは，この限りでない。

◆2 運営の合理化

❶ 調理業務の委託

児童福祉施設の調理業務については，これまで施設の職員により行われるものとされていたが，以下のような各法規において委託化が認められた。

各施設の詳細な留意点については，**表 18.4** に示す。

●保育所における調理業務の委託について

給食の安全・衛生や栄養などの質の確保が図られていることを前提としつつ，保育所本来の事業の円滑な運営を阻害しない限りにおいて，施設内の調理室を使用しての調理業務の委託ができることが定められた。

●乳児院等において調理業務の外部委託を行う場合の留意事項等について

乳児院等（乳児院，母子生活支援施設，児童養護施設，児童心理治療施設および児童自立支援施設）における調理業務について，暖かい家庭的な雰囲気で食事の提供が行われるようきめ細かな配慮が行われる場合には，施設内の調理室を使用しての調理業務の外部委託ができることが定められた。

●構造改革特別区域における「障害児施設における調理業務の外部委託事業」について

障害児施設（福祉型・医療型障害児入所施設，福祉型・医療型児童発達支援センター）における，施設内の調理室を使用しての調理業務の外部委託が可能となった。

❷ 保育所外での調理・搬入

「児童福祉施設の設備及び運営に関する基準」第 32 条の 2 に，保育所の設備の基準の特例として，満 3 歳以上の幼児に対する食事の提供について，その保育所外で調理し搬入できる条件が示されている。

①幼児に対する食事の提供の責任がその保育所にあり，その管理者が衛生面，栄養面等業務上必要な注意を果たし得るような体制および調理業務の受託者との契約内容が確保されていること。

②その保育所またはほかの施設，保健所，市町村等の栄養士により，献立などについて栄養の観点からの指導が受けられる体制にあるなど，栄養士による必要な配慮が行われること。

③調理業務の受託者を，その保育所における給食の趣旨を十分に認識し，衛生面，栄養面

保育所における調理業務の委託について：平成 10 年 2 月 18 日児発第 86 号
乳児院等において調理業務の外部委託を行う場合の留意事項等について：平成 18 年 3 月 17 日障児福発第 0317001 号
構造改革特別区域における「障害児施設における調理業務の外部委託事業」について：平成 18 年 3 月 31 日障発第 0331011 号

表 18.4 保育所，乳児院等における調理業務委託の留意点

項目	施設	内容
調理業務委託の基本的な考え方	保育所	児童の発育段階や健康状態に応じた離乳食・幼児食やアレルギー・アトピー等への配慮など，安全・衛生面および栄養面等での質の確保が図られるべきものであり，調理業務について保育所が責任をもって行えるよう施設の職員により行われることが原則であり，望ましい。しかしながら，施設の管理者が業務上必要な注意を果たし得るような体制および契約内容により，施設職員による調理と同様な給食の質が確保される場合には，入所児童の処遇の確保につながるよう十分配慮しつつ，当該業務を第三者に委託することは差し支えない。
	乳児院等*	適切な食事の提供は，入所している子どもの成長，発達にとって欠かせないものであり，また，将来家庭を築くときのモデルとなるもので，その役割は非常に重要である。特に，乳幼児期の栄養は，最も基本的な命の保証のために必要であり，順調な発育・発達に大きく影響を及ぼすものである。また，乳児院等における食事については，子どもの発達段階や健康状態に応じた離乳食・幼児食やアレルギー・アトピー等への配慮，食中毒や感染症の発症予防など，安全・衛生面および食事摂取基準の活用など栄養面での質の確保が図られるべきものであり，調理業務について乳児院等が責任をもって行えるよう施設の職員により行われることが原則であり望ましい。しかしながら，施設の管理者が業務上必要な注意を果たし得るような体制および契約内容により，施設職員による調理と同様の食事の質が確保される場合には，入所している子どもの援助の向上につながるよう十分配慮しつつ，当該業務を第三者に委託することは差し支えない。
	幼保連携型こども園	子どもの発育段階や健康状態に応じた離乳食・幼児食やアレルギー・アトピー等への配慮，食中毒の防止など安全・衛生面の対応，栄養面等での質の確保及び食育等の観点から，調理業務について当該園が責任をもって行われるべきものであり，施設の職員により施設内で調理が行われることが原則である。しかしながら，施設の管理者が業務上必要な注意を果たし得るような体制及び契約内容により，施設職員による調理と同様な給食の質が確保される場合には，入所児童の処遇の確保につながるよう十分配慮しつつ，当該業務を第三者に委託することは差し支えない。なお，この場合であっても，食事の提供の責任が当該幼保連携型認定こども園にあり，その管理者が，衛生面，栄養面等業務上必要な注意を果たし得るような体制及び調理業務の受託者との契約内容を確保した上で行う必要があることに留意すること。
調理室	施設の調理室を使用して調理する。	
栄養面での配慮	保育所	保育所や保健所・市町村等の栄養士により，献立等について栄養面での指導を受けられるような体制にあるなど，栄養士による必要な配慮がなされていること。
	乳児院等*	施設の栄養士により，入所している子どもの栄養管理および献立等の指導が行われるなど，栄養面における必要な配慮がなされていなければならない。また，乳児 10 人未満を入所させる乳児院など，栄養士の配置が義務付けられていない施設にあっては，保健所・市町村等の栄養士により，入所している子どもの栄養管理や献立等の指導を受けられる体制にあるなど，栄養士による必要な配慮がなされる必要がある。したがって，こうした体制がとられていない施設にあっては，調理業務の委託を行うことはできない。 なお，栄養士の業務のうち献立表の作成など調理に関わる業務を併せて外部委託する場合は，これらが受託業者により適切に行われているかどうか定期的に確認するなどの方策をとらなければならない。
	幼保連携型こども園	該幼保連携型認定こども園や保健所・市町村等の栄養教諭その他の栄養士により，衛生面及び献立等について栄養面や食育の観点等での指導を受けられるような体制にあるなど必要な配慮がなされていること。
施設が行う業務	①受託業者に，保育所，乳児院等における給食，食事の重要性を認識させる。 ②入所している児童，子ども，園児の栄養基準および献立の作成基準を受託業者に明示するとともに，献立表が当該基準どおり作成されているか事前に確認する。 ③献立表に示された食事内容の調理等（乳児院等では，調理方法や入所している子どもの体調不良に伴う献立変更等）について，必要な事項を現場作業責任者に指示を与える。 ④毎回，検食を行う（幼保連携型こども園では，あらかじめ責任者を定めて園児の摂食前までに行い，異常があった場合には給食を中止することが示されている）。 ⑤受託業者が実施した給食業務従事者（乳児院等では，調理業務従事者）の健康診断・検便（乳児院等では，O-157 を含む）の実施状況・結果を確認する。 ⑥調理業務の衛生的取り扱い，購入材料など，契約の履行状況を確認する。乳児院等では，特に食材料の質について十分な検討を行う。	

施設が行う業務	⑦随時，嗜好調査の実施や喫食状況の把握を行うとともに，栄養基準を満たしていることを確認する。 ⑧園児の発育および発達の過程に応じて食に関し配慮すべき事項を定めた食育に関する計画に基づき食事の提供が行えるように，受託業者と連携する。 ⑨保育所では，適正な発育や健康の保持増進の観点から，入所児童・園児および保護者に対する栄養指導を積極的に進めるよう努める。 乳児院等では，良好な発育や健康の保持増進の観点から，入所している子どもの栄養や食生活全般の管理，健康状態の把握や食育を積極的に進めるよう努める。
受託業者の条件	①保育所では，保育所における給食の趣旨を十分認識し，適正な給食材料を使用するとともに所要の栄養量が確保される調理を行う。 乳児院等では，乳児院等における食事の趣旨を十分認識し，乳幼児にとって適正な食材料を使用するとともに，子どもの発達段階や健康状態，体調に配慮した食品の種類や調理方法を選択し，かつ給与栄養量が確保される調理を行う。 幼保連携型認定こども園では，幼保連携型認定こども園における給食の趣旨を十分認識し，適正な食材を使用するとともに所要の栄養量が確保される調理を行うことができ，かつ衛生管理体制の確立等により安全性の高い品質管理に努めた食事を提供できる能力を有する。 ②受託業務を継続的かつ安定的に遂行できる能力を有する。 ③受託業務に関し，専門的な立場から必要な指導を行う栄養士が確保されている。 ④調理業務従事者の大半は，相当の経験を有する。 ⑤調理業務従事者に，定期的に，衛生面・技術面の教育または訓練を実施する。 ⑥調理業務従事者に，定期的に，健康診断・検便（乳児院等では，O-157 を含む）を実施する。 ⑦不当廉売行為等，健全な商習慣に違反する行為を行わない。
業務の委託契約について	契約内容，施設と受託業者との業務分担および経費負担を明確にした契約書を取り交わす。契約書には，上欄の①，④，⑤，⑥と下記の事項を明確にする。 ①受託業者に対して，施設側から必要な資料の提出を求めることができる。 ②受託業者が契約書で定めた事項を誠実に履行しないときや，適正な給食（乳児院等では，食事）を確保する上で支障となる行為を行ったときは，契約期間中であっても保育所側，乳児院等側，幼保連携型こども園側において契約を解除できる。 ③受託業者の労働争議などの事情により，受託業務の遂行が困難となった場合の業務の代行保証。 ④受託業者の責任で法定伝染病または食中毒等の事故が発生した場合，および契約に定める義務を履行しないため保育所，乳児院等，幼保連携型こども園側に損害を与えた場合は，受託業者は保育所，乳児院等，幼保連携型こども園側に対し損害賠償を行う。

注）*乳児院等：乳児院，母子生活支援施設，児童養護施設，児童心理治療施設，児童自立支援施設
資料）保育所における調理業務の委託について（平成 10 年 2 月 18 日児発第 86 号），乳児院等において調理業務の外部委託を行う場合の留意事項等について（平成 18 年 3 月 17 日障児福発第 0317001 号），幼保連携型認定こども園における食事の外部搬入等について（平成 28 年 1 月 18 日雇児発 0118 第 3 号）より作成

等，調理業務を適切に遂行できる能力を有する者とすること。

④幼児の年齢および発達の段階ならびに健康状態に応じた食事の提供や，アレルギー，アトピーなどへの配慮，必要な栄養素量の給与等，幼児の食事の内容，回数および時機に適切に応じることができること。

⑤食を通じた乳幼児の健全育成を図る観点から，乳幼児の発育および発達の過程に応じて食に関し配慮すべき事項を定めた食育に関する計画に基づき食事を提供するよう努めること。

ただし，保育所外での調理・搬入を行う場合でも，その保育所での調理に必要な加熱，保存等の調理機能を有する設備を備えることとしている。

◆3 給食の費用

児童福祉施設の給食費は，国庫負担金や地方自治体の補助金，および保護者が負担する費用で構成され，保護者の負担額は所得が考慮される。

児童福祉法による国庫負担金には，次のものがある。

❶児童入所施設措置費等国庫負担金

「**児童福祉法による児童入所施設措置費等国庫負担金について**」によると，児童福祉法に基づく福祉のさまざまな措置に要する経費である**措置費等**は，施設を運営するために必要な職員の人件費（労務費）や，事務の執行に伴う諸経費を内容とする**事務費**と，施設に入所，あるいは利用する児童等に直接必要な諸経費を内容とする**事業費**からなる。

給食に係る費用は，事業費の中の**一般生活費**に含まれており，児童養護施設・児童自立支援施設・児童心理治療施設・乳児院等では「その児童の給食に要する材料費等」，母子生活支援施設の保育室における保育児童に対しては「その児童の給食に要する材料費（3歳未満児は主食及び副食給食費，3歳以上児は副食給食費）」とされている。

措置費等の負担区分は，母子生活支援施設および**助産施設**については，国 1/2・都道府県 1/4・市町村 1/4 である（市町村立施設および，市町村が設置主体である私立施設に入所している場合）。

❷保育所運営費国庫負担金

「**児童福祉法による保育所運営費国庫負担金について**」によると，保育の実施に要する経費である**運営費**は，**事業費**（一般生活費・児童用採暖費），**人件費**（**労務費**）（保育所の長，保育士，調理員その他の職員の人件費（労務費）），**管理費**（保育所の管理に必要な経費）に分けられており，給食に係る費用は事業費の中の**一般生活費**に，「入所児童の給食に要する材料費（3歳未満児は主食及び副食給食費，3歳以上児は副食給食費）」として含まれている。一般生活費には，保育に直接必要な保育材料費，炊具食器具，水光熱費等も含まれる。

◆4 管理栄養士・栄養士の配置規定

表18.1（p.255）に示した。

幼稚園，保育所，認定こども園等の栄養士必置規定はない。しかし，平成27年から，これらの施設において，栄養士を活用して献立やアレルギー，アトピーなどへの助言，食育などに関する継続的な指導を受ける場合には「**栄養管理加算**」が算定できることになった（表18.5）。栄養士を調理員として雇用している場合も対象となる。令和2年，**子ども・子育て支援法**の改正により，認定子ども園において調理員が必置となった。

児童福祉法による児童入所施設措置費等国庫負担金について：こども家庭庁長官通知，令和5年5月10日こ支家第47号

助産施設：入所妊産婦に対しては助産施設基本分保護費として，診療報酬の算定方法および，入院時食事療養費に係る食事療養及び入院時生活療養費に係る生活療養の費用の額の算定基準に基づいた額が支弁される。

児童福祉法による保育所運営費国庫負担金について：昭和51年4月16日厚生省発児第59号の2，最終改正：平成27年2月3日厚生労働省発雇児0203第2号

幼稚園，保育所，認定こども園等の栄養管理加算：特定教育・保育等に要する費用の額の算定に関する基準等の実施上の留意事項について，平成28年8月23日内閣府府子本第571号・文部科学省28文科初第727号・厚生労働省雇児発0823第1号，最終改正：令和5年5月19日こ成保38 5文科初第483号

子ども・子育て支援法：平成24年8月22日法律第65号，最終改正：令和4年6月22日法律第77号

表 18.5 幼稚園・保育所等の給食実施加算・栄養管理加算

施　設	対象	給食実施加算	栄養管理加算	調理員等
幼稚園（教育標準時間認定1号）	満3～5歳で教育を希望する子ども（教育標準時間4時間程度）	給食を実施している施設に加算（施設が所在する市町村が認定）	食事の提供にあたり，栄養士を活用[1]して献立やアレルギー，アトピー等への助言，食育等に関する継続的な指導を受ける施設に加算	定員40人以下の施設　1人 41～150人以下　2人 151人以上　3人（うち1人は非常勤可）[3]
保育所（保育認定2・3号）	満3～5歳で保育が必要な子ども（2号） 満3歳未満で保育が必要な子ども（3号）	給食を実施している施設に加算（施設が所在する市町村が認定	食事の提供にあたり，栄養士を活用[2]して献立やアレルギー，アトピー等への助言，食育等に関する継続的な指導を受ける施設に加算	定員40人以下の施設　1人 41～150人以下　2人 151人以上　3人（うち1人は非常勤可）
認定こども園（教育標準時間認定1号）	満3～5歳で教育を希望する子ども（教育標準時間4時間程度）	給食を実施している施設に加算（施設が所在する市町村が認定）	食事の提供にあたり，栄養士を活用[1]して献立やアレルギー，アトピー等への助言，食育等に関する継続的な指導を受ける施設に加算	定員40人以下の施設　1人 41～150人以下　2人 151人以上　3人（うち1人は非常勤可）
認定こども園（保育認定2・3号）	満3～5歳で保育が必要な子ども（2号） 満3歳未満で保育が必要な子ども（3号）	適宜，間食または給食等を実施している施設に加算	食事の提供にあたり，栄養士を活用[1]して献立やアレルギー，アトピー等への助言，食育等に関する継続的な指導を受ける施設に加算	定員40人以下の施設　1人 41～150人以下　2人 151人以上　3人（うち1人は非常勤可）[3]
家庭的保育事業（保育認定3号）	満3歳未満で保育が必要な子ども	規定なし	食事の提供にあたり，栄養士を活用[2]して献立やアレルギー，アトピー等への助言，食育等に関する継続的な指導を受ける施設に加算	非常勤の調理員（食事の提供について自園調理または連携施設等からの搬入以外の方法で調整を受ける事業所を除く）とは別途，家庭的保育補助者の配置が必要
小規模保育事業A・B型（保育認定3号）	満3歳未満で保育が必要な子ども	規定なし	食事の提供にあたり，栄養士を活用[2]して献立やアレルギー，アトピー等への助言，食育等に関する継続的な指導を受ける施設に加算	[3]を参照
小規模保育事業C型（保育認定3号）	満3歳未満で保育が必要な子ども	規定なし	食事の提供にあたり，栄養士を活用[2]して献立やアレルギー，アトピー等への助言，食育等に関する継続的な指導を受ける施設に加算	非常勤調理員等　グループのうちいずれかの子どもが3人以下の場合，家庭的保育補助者が兼ねることができる[3]
事業所内保育事業（保育認定3号）	満3歳未満で保育が必要な子ども	規定なし	食事の提供にあたり，栄養士を活用[2]して献立やアレルギー，アトピー等への助言，食育等に関する継続的な指導を受ける施設に加算	定員19人以下　非常勤調理員等 定員20～40人以下　1人 41人以上　2人[3]

注）[1] 栄養士の活用に当たっては，雇用形態を問わず，嘱託する場合や，栄養教諭，学校栄養職員または調理員として栄養士を雇用している場合も対象となる。
[2] 栄養士の活用に当たっては，雇用形態を問わず，嘱託する場合や，調理員として栄養士を雇用している場合も対象となる。
[3] 調理業務の全部を委託する場合，または搬入施設から食事を搬入する場合は，調理員を置かないことができる。

資料）内閣府・文部科学省・厚生労働省：特定教育・保育等に要する費用の額の算定に関する基準等の実施上の留意事項について，府子本第571号・28文科初第727号・雇児発第0823第1号，平成28年8月23日（最終改正：こ成保38 5文科初第483号，令和5年5月19日）

2 学 校

学校給食の対象者は，小学校，中学校，夜間高等学校，特別支援学校幼稚部および高等部に通う，幼児，児童または生徒である。

1 関連法規

◆1 学校給食法

❶学校給食の目的

第1条に，学校給食は児童生徒の心身の健全な発達に資するものであり，食に関する正しい理解と適切な判断力を養う上で重要な役割を果たすものであることから，学校給食と，学校給食を活用した食に関する指導の実施に関して必要な事項を定めること，学校給食の普及充実および学校における食育の推進を図ることと示されている。

❷学校給食の目標

第2条には，目標が次のように定められている。

①適切な栄養摂取による健康の保持増進を図ること。

②日常生活における食事について正しい理解を深め，健全な食生活を営む判断力を培い，望ましい食習慣を養うこと。

③学校生活を豊かにし，明るい社交性と協同の精神を養うこと。

④食生活が自然の恩恵の上に成り立つものであることについての理解を深め，生命および自然を尊重する精神ならびに環境の保全に寄与する態度を養うこと。

⑤食生活が食に関わる人々のさまざまな活動に支えられていることについての理解を深め，勤労を重んずる態度を養うこと。

⑥わが国や各地域の優れた伝統的な食文化についての理解を深めること。

⑦食料の生産，流通および消費について，正しい理解に導くこと。

これらの目標を達成するために，各自治体では，栄養教諭，学校栄養職員（いずれも，管理栄養士・栄養士）が，「**学校給食実施基準**」に沿って献立を立て，食事を提供している。

❸学校給食法に関連する法律

関連する法規として，「**夜間課程を置く高等学校における学校給食に関する法律**」，「**特別支援学校の幼稚部及び高等部における学校給食に関する法律**」がある。それぞれ，学校給食の実施については，学校給食法を準用する。

学校給食法：昭和 29 年 6 月 3 日法律第 160 号，最終改正：平成 27 年 6 月 24 日法律第 46 号

学校給食実施基準：平成 21 年 3 月 31 日文部科学省告示第 61 号，最終改正：令和 3 年 2 月 12 日文部科学省告示第 10 号

夜間課程を置く高等学校における学校給食に関する法律：昭和 31 年 6 月 20 日法律第 157 号，最終改正：平成 20 年 6 月 18 日法律第 73 号

特別支援学校の幼稚部及び高等部における学校給食に関する法律：昭和 32 年 5 月 20 日法律第 118 号，最終改正：平成 20 年 6 月 18 日法律第 73 号

夜間学校給食実施基準：平成 21 年 3 月 31 日文部科学省告示第 62 号，最終改正：令和 3 年 2 月 12 日文部科学省告示第 12 号

特別支援学校の幼稚部及び高等部における学校給食実施基準：平成 21 年 3 月 31 日文部科学省告示第 63 号，最終改正：令和 3 年 2 月 12 日文部科学省告示第 11 号

表 18.6 幼児，児童，生徒１人１回当たりの学校給食摂取基準

区　分	児童（6～7歳）の場合	児童（8～9歳）の場合	児童（10～11歳）の場合	生徒（12～14歳）の場合	夜間課程を置く高等学校の生徒の場合	特別支援学校	
						幼児の場合	生徒の場合
エネルギー（kcal）	530	650	780	830	860	490	860
たんぱく質（%）	学校給食による摂取エネルギー全体の 13 ～ 20%						
脂質（%）	学校給食による摂取エネルギー全体の 20 ～ 30%						
ナトリウム（食塩相当量）(g)	1.5 未満	2 未満	2 未満	2.5 未満	2.5 未満	1.5 未満	2.5 未満
カルシウム（mg）	290	350	360	450	360	290	360
マグネシウム（mg）	40	50	70	120	130	30	130
鉄（mg）	2	3	3.5	4.5	4	2	4
ビタミン A（μgRAE）	160	200	240	300	310	190	310
ビタミン B_1（mg）	0.3	0.4	0.5	0.5	0.5	0.3	0.5
ビタミン B_2（mg）	0.4	0.4	0.5	0.6	0.6	0.3	0.6
ビタミン C（mg）	20	25	30	35	35	15	35
食物繊維（g）	4 以上	4.5 以上	5 以上	7 以上	7.5 以上	3 以上	7.5 以上

注）1. 表に掲げるもののほか，次に掲げるものについてもそれぞれ示した摂取について配慮すること。
亜鉛：児童（6 ～ 7 歳）2mg，児童（8 ～ 9 歳）2mg，児童（10 ～ 11 歳）2mg，生徒（12 ～ 14 歳）3mg，夜間課程を置く高等学校の生徒　3mg，特別支援学校の幼児　1mg，特別支援学校の生徒　3mg
2. この摂取基準は，全国的な平均値を示したものであるから，適用に当たっては，個々の健康および生活活動等の実態ならびに地域の実情等に十分配慮し，弾力的に運用すること。
3. 献立の作成に当たっては，多様な食品を適切に組み合わせるよう配慮すること。
本表は，「日本人の食事摂取基準（2020 年版）」を参考に示されたものである。
資料）文部科学省：学校給食実施基準（平成 21 年 3 月 31 日文部科学省告示第 61 号），夜間学校給食実施基準（平成 21 年 3 月 31 日文部科学省告示第 62 号），特別支援学校の幼稚部及び高等部における学校給食摂取基準（平成 21 年 3 月 31 日文部科学省告示第 63 号）（最終改正：令和 3 年 2 月 12 日文部科学省告示第 10 号，11 号，12 号）

◆ 2　学校給食実施基準，夜間学校給食実施基準，特別支援学校の幼稚部及び高等部における学校給食実施基準

これらの法規には，各学校給食の実施対象，実施回数等が記され，エネルギーおよび各栄養素の摂取基準が示されている（表 18.6）。

令和 3（2021）年の「**学校給食実施基準の一部改正について**」では，学校給食摂取基準は，「**日本人の食事摂取基準**（2020 年版）」を参考とし，その考えを踏まえるとともに，厚生労働科学研究費補助金による循環器疾患・糖尿病等生活習慣病対策総合研究事業「食事摂取基準を用いた食生活改善に資するエビデンスの構築に関する研究」（食事状況調査）およびその調査結果より算出した，小学 3，5 年生および中学 2 年生が昼食である学校給食において摂取することが期待される栄養量（昼食必要摂取量）等を勘案し，児童または生徒の健康の増進および食育の推進を図るために望ましい栄養量を算出したものとされている。児童生徒の 1 人 1 回当たりの全国的な平均値を示した基準であるから，適用に当たっては，児童生徒の個々の健康状態および生活活動の実態ならびに地域の実情等に十分配慮し，弾力的に適用することとしている。この扱い方は，あくまでも参考程度であり，地域ごと（学校ごと）に，給食対象者を十分把握して給食を実施することが求められる。

これは特別支援学校や夜間学校においても同様である。特にこれらの学校への入学者は成人

学校給食実施基準の一部改正について：令和 3 年 2 月 12 日 2 文科初第 1684 号
日本人の食事摂取基準：5 年ごとに策定。2020 年版の使用期間は平成 31 ～令和 5 年度。

を含む幅広い年齢層となっていることから，提供する食事の摂取基準は一律にはできないため，個々の把握がより一層重要になる。

◆3 学校給食衛生管理基準

平成20（2008）年の「**学校保健法等の一部を改正する法律**」により改正された，学校給食法第9条第1項の規定により定められた。HACCPの考え方に基づいて，施設および設備，食品の取り扱い，調理作業等における衛生管理を徹底させるためのものである。また，各都道府県教育委員会は，域内の市町村教育委員会および所管の学校に対して，各都道府県知事は，所轄の学校および学校法人等に対して，国立大学法人学長は，その管下の学校に対して周知を図り，各々の施設の衛生管理体制等の実態把握に努め，衛生管理上の問題がある場合には，学校医または学校薬剤師の協力を得て速やかに改善措置を図ることが求められる。

2 栄養・食事管理の特徴

◆1 学校給食の種類

学校給食には，**完全給食**（主食，牛乳，おかず）のほか，**補食給食**（牛乳，おかず），**ミルク給食**（牛乳のみ）がある。完全給食や補食給食は，成長期の児童生徒の健康の保持・増進と体位の向上を目指して実施する。地域の実情，児童生徒の健康・栄養状態，生活活動などに配慮し，適正な栄養補給がなされる献立を作成する。

◆2 献立の特徴

完全給食では，定食方式を中心として献立が作成される。また，年間給食指導計画に基づいて，行事食やバイキング給食，郷土料理給食も実施されている。バイキング給食は，栄養教育の機会として有効であり，郷土料理給食は，地産地消と食文化継承の推進につながる。

なお，配膳は，児童生徒によって行われる。

◆3 アレルギー対応

平成20（2008）年3月に文部科学省スポーツ・青少年局監修のもと，日本学校保健会から「学校のアレルギー疾患に対する取り組みガイドライン」が発行されるなど，学校給食における食物アレルギー対応の取り組みが行われている（最終改訂：文部科学省初等中等教育局監修，令和2年3月)。その基本的方向として，学校給食は，必要な栄養をとる手段であるばかりでなく，児童生徒が「食の大切さ」,「食事の楽しさ」を理解するための教材としての役割も担っており，食物アレルギーをもつ児童生徒がほかの児童生徒と同じように給食を楽しむことを目指す取り組みが重要であるとしている。

学校給食における食物アレルギー対策は，学校給食が原因となるアレルギー症状を発症させないことを前提とし，各学校，調理場の能力や環境に応じて食物アレルギーをもつ児童生徒の視点に立ったアレルギー対応給食を提供できるように推進することが望まれている。

3 運営の特徴

学校給食の運営に関する基準は文部科学省によって定められ，市町村等の自治体の責任によって行われる。実施に当たっては，各自治体の教育委員会の管理のもと，学校長（単独調理

学校給食衛生管理基準：平成21年3月31日文部科学省告示第64号
学校保健法等の一部を改正する法律：平成20年6月18日法律第73号

表 18.7 学校給食業務の民間委託を行う場合の留意点

- **献立の作成**：設置者が直接責任をもって実施すべきものであるため，委託の対象にしない。
- **管理体制**：物資の購入，調理業務等における衛生，安全の確保について，設置者の意向を十分反映できるような管理体制を設ける。
- **契約書**：設置者が必要と認めた場合，委託者に対して資料の提出を求めたり立入検査をする等，運営改善のための措置がとれるように明記する。
- **受託者の選定**：学校給食の趣旨を十分理解し，円滑な実施に協力する者であることを確認する。

資料）学校給食業務の運営の合理化について（昭和 60 年 1 月 21 日文体給第 57 号）

場方式の場合）または所長（共同調理場方式の場合）が各現場の運営管理責任者となる。

運営組織は，学校の規模や職員構成，施設・設備などに合わせてつくられる。学校長は，栄養教諭や学校栄養職員の位置づけや任務を明確にし，全教職員に給食の運営組織を十分に理解させることで，円滑な運営に努める。

◆1　運営方式

下記の 3 方式がある。

①単独調理場方式（**自校給食方式**）：各学校に給食室があり，自校の児童生徒を対象に給食を実施する。クックサーブにより行われる。

②共同調理場方式（**学校給食センター方式**）：複数校の給食を 1 か所の給食室でつくり，各校に配送する。カミサリーシステムにより行われる。

③**上記の①と②を組み合わせた方式**：共同調理場と各学校の調理場を，セントラルキッチンとサテライトキッチンとして扱う方式。

◆2　運営の合理化

「**学校給食業務の運営の合理化について**」において，単独調理場方式から共同調理場方式への変更，パートタイム職員の活用，民間給食会社への委託などにより，運営の合理化を推進することが示された。

民間委託における留意点を**表 18.7** に示す。

◆3　給食経費

学校給食法第 11 条によると，施設設備費と人件費（労務費）は，地方自治体や学校の設置者が負担する。水光熱費は，地方自治体の負担による場合が多いが，一部保護者負担の場合もある。また，食材料費（学校給食費）は，保護者が負担し，一部は国・地方自治体の補助金でまかなわれる。

◆4　管理栄養士・栄養士の配置規定

管理栄養士の配置義務は規定されていないが，「**公立義務教育諸学校の学級編制及び教職員定数の標準に関する法律**」に，学校給食の運営に当たる学校給食栄養管理者の配置数が示されている（第 8 条の 2，第 13 条の 2）。

栄養の指導および管理を司る主幹教諭，栄養教諭ならびに学校栄養職員（以下，栄養教諭等という）の数および法律の条文を**表 8.18** に示す。

学校給食業務の運営の合理化について：昭和 60 年 1 月 21 日文体給第 57 号

公立義務教育諸学校の学級編制及び教職員定数の標準に関する法律：昭和 33 年 5 月 1 日法律第 116 号，最終改正：令和 3 年 6 月 11 日法律第 63 号

表 8.18 学校給食の運営に当たる学校給食栄養管理者の配置数

第8条の2　栄養の指導および管理を司る主幹教諭，栄養教諭ならびに学校栄養職員（以下，栄養教諭等という）の数は，次に定めるところにより算定した数を合計した数とする。

一　学校給食（給食内容がミルクのみである給食を除く。第13条の2も同じ）を実施する小学校（義務教育学校の前期課程を含む）もしくは中学校（義務教育学校の後期課程を含む）または中等教育学校の前期課程で専ら当該学校または当該課程の学校給食を実施するために必要な施設を置くもの（以下，この号において単独実施校という）のうち児童または生徒の数が550人以上のもの（次号において550人以上単独実施校という）の数の合計数に1を乗じて得た数と単独実施校のうち児童または生徒の数が549人以下のもの（以下，この号および次号において549人以下単独実施校という）の数の合計数から同号に該当する市町村の設置する549人以下単独実施校の数の合計数を減じて得た数に4分の1を乗じて得た数との合計数

二　550人以上単独実施校または共同調理場（学校給食法第6条に規定する施設をいう）を設置する市町村以外の市町村で当該市町村の設置する549人以下単独実施校の数の合計数が1以上3以下の市町村の数に1を乗じて得た数

三　共同調理場にかかる小学校、中学校および義務教育学校ならびに中等教育学校の前期課程の児童および生徒（給食内容がミルクのみである給食を受ける者を除く）の数の区分ごとの共同調理場の数に当該区分に応ずる数を乗じて得た数の合計数

第13条の2　栄養教諭等の数は，学校給食を実施する特別支援学校の数に1を乗じて得た数とする。

			児童および生徒数（食数）	配置人数
第8条の2	一号条文	単独実施校	550人以上	1校に1名
			549人以下（二号条文以外のもの）	4校に1名
	二号条文		549人以下の学校が1～3校以下の市町村	市町村で1名
	三号条文	共同調理場	1,500人以下	1名
			1,501～6,000人	2名
			6,001人以上	3名
第13条の2		特別支援学校		1校に1名

原表）亀山良子

学校給食栄養管理者は，義務教育諸学校および共同調理場において学校給食の栄養に関する専門的事項をつかさどる職員として，学校給食法で定められている。学校給食の実施に必要な知識・経験を有する者でなければならない。このため，「**教育職員免許法**」の規定による栄養教諭の免許状，または「栄養士法」の規定による栄養士の免許が必要である。

なお，栄養教諭は，児童生徒の栄養の指導（食に関する指導）と管理（学校給食管理）をつかさどる者であり，栄養教諭以外の学校給食栄養管理者を，学校栄養職員という。

資料）公立義務教育諸学校の学級編制及び教職員定数の標準に関する法律

教育職員免許法：昭和24年5月31日法律第147号，最終改正：令和4年6月17日法律第68号

3 事業所

1 関連法規

事業所給食は，企業・団体における福利厚生の一環として，従業員（オフィス，工場，寄宿舎，研修所）を対象として実施される。「**労働基準法**」と並び，「労働安全衛生法」では事業者に労働災害の防止のみならず，快適な職場環境の実現と労働条件の改善を通じて職場における労働者の安全と健康を確保するようにしなければならないとされている。

「労働安全衛生規則」第 631 条では，事業者が事業場で労働者に対して給食を行う場合は，栄養の確保・向上に必要な措置を講じるように努めることが定められている。さらに，事業所に必要な給食設備については「労働安全衛生規則」で，寄宿舎に関しては「事業附属寄宿舎規程」で定められている。

2 栄養・食事管理の特徴

利用者の年齢は 18 ～ 60 歳前後と幅広く，職種や業務内容も多様であり，施設ごとに利用者の人員構成が異なるという特徴がある。

◆1　事業所給食の食事計画

食事計画は，「日本人の食事摂取基準」に基づき，利用者の性別，年齢，身体活動レベル，習慣的な栄養素等摂取状況を考慮して，事業所施設ごとに給与栄養目標量を設定する。できる限り個々に対応できるように，場合によっては複数の給与栄養目標量が必要となる。

また，給食は福利厚生の一環として実施されるため，限られた時間内で，できるだけ安価で栄養バランスのとれた，適正な栄養量の食事を提供することが求められる。

◆2　事業所給食の種類

❶オフィス給食

事務や営業部門などの従業員を対象に行われ，主に昼食を提供する。供食形態は定食方式やカフェテリア方式が多いが，食堂がない場合には弁当形式をとる場合もある。

カフェテリア方式では，利用者が自分の好みで料理を選択するため，嗜好に偏りやすく，栄養管理が難しい。また，近隣の外食店やコンビニエンスストアなどの中食との競合も激しさを増している。

❷工場給食

主に製造部門の従業員を対象に行われる給食である。利用者の最も多い昼食が主体となるが，工場が交替勤務制になっている場合には，昼食のみならず朝・夕・夜勤食を提供する施設もある。

工場の操業に合わせ，一定の時間帯に利用者が集中するため，短時間で配食が可能な定食方式がとられる場合も多い。近年は工場操業の機械化が進み，作業環境も改善しているため，エネルギー摂取量が過剰にならないように留意する必要がある。

❸寄宿舎（寮）・研修所などの附属施設給食

寄宿舎（寮）や研修所を利用する従業員を対象に行われる給食である。寮全体に占める独

労働基準法：昭和 22 年 4 月 7 日法律第 49 号，最終改正：令和 4 年 6 月 17 日法律第 68 号

身寮の割合が大きく，給食利用者は30歳前後までの若年層が主体であるが，近年は単身赴任中の中高年も混在する。

主に朝・夕の2食を提供するが，交替勤務に従事する者が多い場合には朝・昼・夕の3食を提供するところもある。朝食は短時間に利用者が集中するが，夕食は喫食時間が長いため，品質低下をきたさないよう，献立や調理に工夫が必要である。

3 運営の特徴

◆1 運営形態

事業所給食は最もアウトソーシング（外部委託）が進んでおり，全体の約89％が委託方式である（労務研究所：旬刊福利厚生，2022年10月）。

2001年以降，食単価契約が過半数を超えていたが，2020年春以降，コロナ過による在宅勤務の急拡大の影響もあり，食単価契約の施設が50％を切り，その後は管理費契約が過半数を超えている。

◆2 健康保持増進対策（THP；total health promotion）

労働安全衛生法では，事業者は従業員の健康の保持・増進のための措置を講じることとしている。厚生労働省では第70条の2の規定により，働く人の健康の保持・増進に資するため，THP（トータル・ヘルスプロモーション・プラン）を愛称として，働く人の心とからだの健康づくりを推進している。THPは，産業医を中心とし，運動指導担当者，心理相談担当者，産業保健指導担当者，産業栄養指導担当者からなるチームにより，個人の生活習慣を見直し，若い頃から継続的で計画的な健康づくりを進めることで，働く人がより健康になることを目標にしている。管理栄養士・栄養士は栄養バランスの良い食事を提供するだけではなく，健康管理部門などと連携をとり，定期健康診断の有所見者に対して健康プログラムを推進するといった役割がある。

特定健康診査・特定保健指導

THPと「**高齢者の医療の確保に関する法律**」に基づき，平成20（2008）年4月から，メタボリックシンドロームの概念を取り入れた特定健康診査・特定保健指導が開始された。保健指導対象者は，リスクの数に従って「情報提供」，「動機づけ支援」，「積極的支援」の3段階に階層化され，指導を受ける。なお，特定保健指導実施者のうち，保健指導事業の統括者は，医師または管理栄養士，保健師のいずれかとされている。

◆3 管理栄養士・栄養士配置規定

事業所は，労働安全衛生規則により，1回100食以上または1日250食以上の給食を行う場合，栄養士を置くように努めることが定められている。

寄宿舎は，事業附属寄宿舎規程により，1回300食以上の給食を行う場合には，栄養士を置くことが定められている。

また，健康増進法により，特定給食施設における管理栄養士・栄養士の配置規定が定められている。

高齢者の医療の確保に関する法律：昭和57年8月17日法律第80号，最終改正：令和5年6月9日法律第48号

4 高齢者・介護施設

1 関連法規

高齢者の保健福祉・介護サービスは，「**老人福祉法**」，「**介護保険法**」に基づいて行われており，入所の施設サービスと，訪問，通所，短期入所など，在宅で療養しながら利用する居宅サービスがある。食事提供を行う主な施設の詳細を表 18.9に示す。

介護保険法における施設サービスは，要介護者が介護や生活援助を受ける施設である。介護老人福祉施設（老人福祉法に規定されている特別養護老人ホーム），介護老人保健施設（老人保健法（現 高齢者の医療の確保に関する法律）に規定されていた老人保健施設），介護療養型医療施設（医療法に定められている療養病床）がこれに該当する。

高齢者の保健福祉・介護サービスの対象者は 65 歳以上であり，利用手続きには契約と措置がある。老人福祉法による高齢者福祉サービスでは，軽費老人ホームは契約，それ以外は措置である。介護保険サービスではすべて契約である。

2 栄養・食事管理の特徴

高齢者・介護施設の給食は，入所の場合は朝・昼・夕食の 3 食，通所の場合は昼食のみの提供である。

対象は身体的，生理的，精神的な機能が低下した高齢者であり，100 歳を超える入所者も珍しくなく，身体状況も個人差が著しい。さらに，身体機能の低下だけでなく，高血圧症，糖尿病，脳血管障害，心疾患，呼吸器系疾患などの疾患を有し，複数の疾患を有する場合も少なくない。また，歯の欠損や義歯の不具合から咀嚼が困難であったり，加齢・疾病・服薬などのさまざまな要因で摂食・嚥下機能の低下が見られたり，味覚感受性が低下し，濃い味付けを好む傾向が見られる。短期間で症状が変化することも多く，食事は個人対応が求められる。

高齢者施設の栄養・食事管理では，利用者個々人の栄養スクリーニング，栄養アセスメントを実施し，身体状況，栄養状態把握から栄養・食事計画を行う。

また，高齢者・介護施設の給食では，利用者の自立の支援に配慮し，できるだけ離床して食堂で提供することが大切である。

◆1 給与栄養目標量の算定

「日本人の食事摂取基準」を用いて，施設に入所する高齢者の年齢，性，身体活動レベル別の人員構成より，何段階かの給与栄養目標量を設定する。

以下，「日本人の食事摂取基準（2020 年版）」に基づいて述べる。

❶ エネルギー

高齢者・介護施設入所者は BMI が 22 より低い場合が多いことから，低栄養状態の予防・回復のために，個人の参照体重を目標として個人の推定エネルギー必要量を算出して用いることが望ましい。また，身体活動レベルは，ベッド上安静＝ 1.2，ベッド外活動＝ 1.3，リハビリ中＝ 1.4 を用い，体重変動を考慮して設定する。1 日当たり 200 ～ 300kcal の幅を

老人福祉法：昭和 38 年 7 月 11 日法律第 133 号，最終改正：令和 4 年 6 月 17 日法律第 68 号
介護保険法：平成 9 年 12 月 17 日法律第 123 号，最終改正：令和 5 年 5 月 19 日法律第 31 号

表 18.9 食事提供を行う主な施設

	施設	施設の目的	栄養士配置規定	関係法令
福祉系	特別養護老人ホーム（介護老人福祉施設）	下記にあたる者を入所させ，養護する。 ①やむを得ない理由によって介護保険法での地域密着型介護老人福祉施設または介護老人福祉施設への入所が困難な者 ②65歳以上の者であって，身体上または精神上に著しい障害があるために常時の介護を必要とし，居宅においてこれを受けることが困難な者（①の条件を満たした上で）	1人以上／入所者40人以上（入所定員が40人を超えない施設で他の社会福祉施設などの栄養士と連携できる場合には，置かないことができる）	特別養護老人ホームの設備及び運営に関する基準第12条第1項（平成11年3月31日厚生省令第46号，最終改正：令和3年1月25日厚生労働省令第9号）
	養護老人ホーム[*1]	65歳以上の者であって，環境上・経済的理由により居宅において養護を受けることが困難な者を入所させ，食事や入浴など日常生活の援助を行う（介護保険適用外）。	1人以上／入所者50人以上（入所定員が50人未満の施設で併設する特別養護老人ホームの栄養士と連携できる場合には，置かないことができる）	養護老人ホームの設備及び運営に関する基準第12条第1項（昭和41年7月1日厚生省令第19号，最終改正：令和3年1月25日厚生労働省令第9号）
	軽費老人ホーム	無料か低額な料金で，身体機能の低下等により自立した日常生活を営むことについて不安があると認められ，家族による援助を受けることが困難な者を入所させ，食事の提供，入浴等の準備，相談と援助，社会生活上の便宜の供与，その他の日常生活上必要な便宜を提供する。	1人以上／入所者41人以上（入所定員が40人以下または他の社会福祉施設などの栄養士と連携できる場合には，置かないことができる）	軽費老人ホームの設備及び運営に関する基準第11条第4項（平成20年5月9日厚生労働省令第107号，最終改正：令和3年3月19日老発0319第6号）
	軽費老人ホームA型[*2]	無料か低額な料金で，高齢等のため独立して生活するには不安が認められる者を入所させ，食事の提供，入浴等の準備，相談と援助，健康管理，社会生活上の便宜の供与，その他の日常生活上必要な便宜を提供する。	1人以上／入所者50人以上（併設する特別養護老人ホームの栄養士と連携できる場合には，置かないことができる）	軽費老人ホームの設備及び運営に関する基準附則抄第6条第1項，第17条
	軽費老人ホームB型[*2]	無料か低額な料金で，身体機能等の低下等が認められる者（自炊ができない程度の身体機能等の低下等が認められる者を除く）や高齢等のため独立して生活するには不安が認められる者を入所させ，入浴等の準備，相談と援助，社会生活上の便宜の供与，その他の日常生活上必要な便宜を提供する。		
	認知症対応型共同生活介護施設（グループホーム）	認知症である要介護者について，共同生活を営むべき住居において，入浴，排せつ，食事等の介護，その他の日常生活上の世話と機能訓練を行う。	規定なし（原則として，食事等の家事は，利用者と従業者が協同で行うように努める）	—
	老人短期入所施設（福祉施設へのショートステイ[*3]）	居宅要介護者を短期間入所させ，入浴，排せつ，食事等の介護，その他の日常生活上の世話と機能訓練を行う（介護老人福祉施設の施設内に，短期入所者用を併設して運営している場合が多い）。	1人以上／利用定員40人以上（利用定員が40人を超えない施設で他の社会福祉施設などの栄養士と連携できる場合には，置かないことができる）	指定居宅サービス等の事業の人員，設備及び運営に関する基準第121条第1項（平成11年3月31日厚生省令第37号，最終改正：令和3年1月25日厚生労働省令第9号）
	通所施設（デイサービス）	居宅要介護者の通所施設。入浴，排せつ，食事等の介護，その他の日常生活上の介護（厚生労働省令で定めるもの）と機能訓練を行う（認知症対応型通所介護に該当するものを除く）。	規定はない	—

施　設		施設の目的	栄養士配置規定	関係法令
医療系	介護老人保健施設	要介護者に対し，施設サービス計画に基づいて，看護，医学的管理のもとで介護と機能訓練，その他必要な医療と日常生活上の世話を行う。	入所定員 100 以上で 1 人以上の栄養士または管理栄養士	介護老人保健施設の人員，施設及び設備並びに運営に関する基準第 2 条第 1 項（平成 11 年 3 月 31 日厚生省令第 40 号，最終改正：令和 3 年 1 月 25 日厚生労働省令第 9 号）
	介護療養型医療施設（療養病床を有する病院・診療所）[*4]	急性期の疾患が回復期に入り病状が安定している，もしくは慢性疾患など長期治療を必要とする，要介護認定 1 以上の者を対象とする，医療や看護，介護の体制が整った医療施設。	療養病床 100 以上で 1 人以上の栄養士	介護保険法
	短期入所療養介護施設（医療施設へのショートステイ）	居宅要介護者を短期間入所させ，看護，医学的管理のもとで介護と機能訓練，その他必要な医療と日常生活上の世話を行う。	病院の規定に準じる（病床数 100 以上で 1 人以上の栄養士もしくは管理栄養士）	指定居宅サービス等の事業の人員，設備及び運営に関する基準第 142 条第 1 項（平成 11 年 3 月 31 日厚生省令第 37 号，最終改正：令和 3 年 1 月 25 日厚生労働省令第 9 号）
	通所リハビリテーション（デイケア）	居宅要介護者を通わせ，心身の機能の維持回復を図り，日常生活の自立を助けるための理学療法，作業療法など必要なリハビリテーションを行う。	規定なし	—
介護医療院		長期にわたって療養が必要な者に対し，施設サービス計画に基づく療養上の管理，看護，医学的管理の下の介護と機能訓練等必要な医療並びに日常生活上の世話を行う。	入所定員 100 以上で 1 人以上の栄養士もしくは管理栄養士	介護医療院の人員，施設及び設備並びに運営に関する基準（令和 3 年 1 月 25 日厚生労働省令第 9 号）

（表 18.9）

注）*[1] 介護老人保健施設，介護医療院，病院等の本体施設と密接な連携をもちつつ別の場所で運営される，入所定員が 29 人以下の養護老人ホームを，サテライト型養護老人ホームという。介護老人保健施設，病院（病床数 100 以上の病院の場合に限る）が本体施設であるサテライト型養護老人ホームでは，本体施設の栄養士により入所者の処遇が適切に行われていると認められるときは，栄養士を置かないことができる。

*[2] 経過的軽費老人ホーム。平成 20 年 6 月 1 日に現存する軽費老人ホームで，規定に適合するものを指す。

*[3] ショートステイ

・短期入所療養介護，介護予防短期入所療養介護：在宅の要介護・要支援者に介護老人保健施設や介護療養型医療施設など医療系の施設に短期間入所してもらい，医学的管理のもとで看護，介護と機能訓練などを提供する介護サービス。

・短期入所生活介護，介護予防短期入所生活介護：在宅の要介護・要支援者に特別養護老人ホームなど福祉系の施設へ短期間入所してもらい，入浴，排せつ，食事など日常生活上の介護を提供する介護サービス。

*[4] 平成 29 年度末に廃止予定であったが，廃止期限が 6 年間延長された。期限内に介護医療院に順次転換される（平成 30 年 3 月 22 日医政発 0322 第 13 号）。

資料）韓順子，大中佳子：サクセス管理栄養士講座 給食経営管理論，p.32（2022）第一出版を一部改変

許容範囲として給与エネルギー目標量を集約する。

推定エネルギー必要量＝参照体重（BMI ＝ 22）×基礎代謝基準値×身体活動レベル

❷ たんぱく質

推奨量からエネルギー比率 20％の範囲で設定する。

❸ 脂質

エネルギー比率 20 ～ 30％で設定する。

❹ 炭水化物

エネルギー比率 50 ～ 65％で設定する。

表18.10 行事食の献立例

	行　事	行事食献立例
1月	正月 七草 鏡開き	雑煮，おせち料理 七草粥 ぜんざい
2月	節分	福豆，いわし料理
3月	ひなまつり	ちらし寿司，ひなあられ
4月	花見	お花見弁当
5月	端午の節句 母の日	ちまき，柏餅 寿司バイキング
6月	父の日	寿司バイキング
7月	七夕	そうめん
8月	夏祭り	ビール，枝豆，やきそば（屋台風）
9月	敬老の日 十五夜	赤飯，紅白まんじゅう 栗ごはん，里芋煮付け，月見団子
10月	体育の日	おにぎり
11月	文化の日	吹き寄せおこわ
12月	冬至 クリスマス 大晦日	かぼちゃ含め煮 チキン，クリスマスケーキ 年越しそば

原表）石川豊美

❺ビタミン，ミネラル

推奨量を目指し，推定平均必要量から耐容上限量の範囲とする。

◆2　献立計画

1日分の栄養量を3回の食事と1回の間食に配分し，毎食栄養バランスがとれるような献立を立案する。個々人が高齢に至るまでの長い期間で培った独自の食習慣や嗜好に配慮し，家庭的な暖かい雰囲気の中で，食べる楽しみを満足できるようにする。

また，施設の行事計画などを考慮して行事食を取り入れたり，旬の食材料を利用した季節メニューを取り入れることで，アクセントをつけると良い（表18.10）。

◆3　給食の形態

利用者によって摂食・嚥下機能に違いがあるため，調理後の料理を軟食・刻み食，ムース食，ミキサー食，流動食，とろみ食など，個々に対応した形態にして提供する。

3 運営の特徴

◆1　介護保険施設における食事費用

介護保険制度は平成12（2000）年4月に創設された。介護保険のサービスには，要支援と認定された人のための「予防給付」と，要介護と認定された人のための「介護給付」がある。

平成17（2005）年10月の改正では，入所と在宅の利用者の公平性の観点から基本食事サービス費は廃止となり，食材料費と調理費用相当分が利用者負担となった。実際の負担額は施設と利用者の契約により定まる。

◆2　介護保険による栄養管理に関する報酬

施設サービスにおいては，再入所時栄養連携加算，栄養マネジメント強化加算，低栄養リスク改善加算，経口移行加算，経口維持加算，療養食加算，口腔・栄養スクリーニング加算が算定される（表18.11）。療養食加算は，短期入所生活・療養介護においても算定できる。また，通所サービスにおいては栄養アセスメント加算，栄養改善加算が認知症グループホームにおいて栄養管理体制加算が算定される（表18.11）。介護報酬が算定される栄養管理には，個別のアセスメントに基づき，他職種と協力・連携した栄養ケア計画の立案が必要となる。

介護保険法は平成21（2009）年以降，3年ごとに改定が行われ，平成21（2009）年4月改正で，管理栄養士・栄養士の配置についての評価であった栄養管理体制加算は，基本サービ

表18.11 施設サービス（介護福祉施設，老人保健施設，介護療養施設，介護医療院）・居宅サービス（居宅，通所介護，短期入所施設）における栄養管理の評価（一例）

①再入所時栄養連携加算 （200 単位 / 回）	・入所者が退所し，病院等に入院したのち，再度入所する際，必要となる栄養管理が以前の入所時と大きく異なるために，施設の管理栄養士と病院等の管理栄養士が連携して栄養ケア計画を作成した場合に対象となる。 ・入所者 1 人につき 1 回を限度として所定単位数を加算する。 ・栄養ケア・マネジメント加算を算定していない場合は算定できない。
②栄養マネジメント強化加算[1] （11 単位 / 日）	・低栄養状態のリスクが高い入所者に対し，①医師，管理栄養士，看護師等が共同して作成した栄養ケア計画に従い，食事の観察（ミールラウンド）を週 3 回以上行い，入所者ごとの栄養状態，嗜好等を踏まえた食事の調整等を実施すること。②入所者が，退所する場合において，管理栄養士が退所後の食事に関する相談支援を行うこと。 ・管理栄養士を常勤換算方式で入所者の数を 50（施設に常勤栄養士を 1 人以上配置し，給食管理を行っている場合は 70）で除して得た数以上とすること。 ・低栄養状態のリスクが低い入所者にも，食事の際に変化を把握し，問題がある場合は，早期に対応すること。 ・入所者ごとの栄養状態等の情報を厚生労働省に提出し，継続的な栄養管理の実施に当たって，当該情報その他継続的な栄養管理の適切かつ有効な実施のために必要な情報を活用していること（CHASE へのデータ提出とフィードバックの活用）。
③栄養ケア・マネジメント加算の未実施[*1] （14 単位 / 日減算）	3 年の経過措置期間を設ける
④低栄養リスク改善加算[*1] （300 単位 / 月）	廃止（3 年の計画措置期間を設ける）
⑤経口移行加算 （28 単位 / 日）	・医師の指示に基づき，医師，歯科医師，管理栄養士，看護師，介護支援専門員その他の職種が共同して，現に経管により食事を摂取している入所者ごとに，経口による食事の摂取を進めるための経口移行計画を作成する。 ・経口移行計画に基づき，医師の指示を受けた管理栄養士または栄養士による栄養管理および言語聴覚士または看護職員による支援を行う。 ・経口移行計画が作成された日から 180 日以内に限り，1 日につき所定単位数を加算する。 ・栄養ケア・マネジメント加算を算定していない場合は算定できない。 ・180 日を超えても，経口による食事の摂取が一部可能であり，医師が経口移行のための栄養管理および支援の必要性を認めた場合には引き続き加算できる。
⑥経口維持加算 〔経口維持加算 （Ⅰ）400 単位 / 月， （Ⅱ）100 単位 / 月〕	・（Ⅰ）は，現に経口により食事を摂取する者であって，摂食機能障害を有し，誤嚥が認められる入所者に対して，医師または歯科医師の指示に基づき，医師，歯科医師，管理栄養士，看護師，介護支援専門員その他の職種が共同して，入所者の栄養管理をするための食事の観察および会議等を行い，入所者ごとに，経口による継続的な食事の摂取を進めるための経口維持計画を作成する。 ・（Ⅰ）は，経口維持計画に基づき，医師または歯科医師（管理栄養士等が医師の指導を受けている場合に限る）の指示を受けた管理栄養士または栄養士が栄養管理を行う。 ・（Ⅰ）は，経口維持計画が作成された日の属する月から 6 ヵ月以内に限り，1 月につき所定単位数を加算する。 ・（Ⅰ）は，経口移行加算を算定している場合，または栄養ケア・マネジメント加算を算定していない場合は算定できない。 ・（Ⅱ）は，協力歯科医療機関を定めている指定介護老人福祉施設が，経口維持加算（Ⅰ）を算定している場合であって，入所者の経口による継続的な食事の摂取を支援するための食事の観察および会議等に，医師（指定介護老人福祉施設の人員，設備及び運営に関する基準第 2 条第 1 項第 1 号に規定する医師を除く），歯科医師，歯科衛生士または言語聴覚士が加わった場合は，1 月につき所定単位数を加算する。 ・6 ヵ月を超えても，医師または歯科医師が経口維持のための特別な管理の必要性を認めた場合には引き続き加算できる。

（次頁に続く）

⑦療養食加算 （6単位/回）*2	・疾病治療の直接手段として医師の発行する食事箋に基づいて，食事の提供が管理栄養士または栄養士によって管理され，入所者の年齢，心身の状況によって適切な栄養量および内容の食事の提供が行われたときは，1日につき3回を限度として所定単位数を加算する。 ・上記の治療食とは，以下の通り（経口，経管の別を問わない）。 　糖尿病食，腎臓病食，肝臓病食，胃潰瘍食（流動食は除く），貧血食，膵臓病食，脂質異常症食，痛風食，特別な場合の検査食（潜血食など）。 　減塩食を心臓疾患等に対して行う場合は，腎臓病食に準じて取り扱う（総量6.0g未満の減塩食）。高血圧症に対して行う場合は，加算対象にならない。高度肥満症（肥満度が＋70％以上またはBMIが35以上）に対しての食事療法は，脂質異常症食に準じて取り扱う。
⑧口腔・栄養スクリーニング加算 〔(Ⅰ) 20単位/回，(Ⅱ) 5単位/回〕	(Ⅰ) は，①事業所の従業者が，利用開始時および利用中6月ごとに利用者の口腔の健康状態について確認を行い，その情報を利用者担当の介護支援専門員に提供していること。および②事業所の従業者が，利用開始時および利用中6月ごとに利用者の栄養状態について確認を行い，その情報（利用者が低栄養状態の場合にあっては，低栄養状態の改善に必要な情報を含む）を利用者担当の介護支援専門員に提供していること。 (Ⅱ) は，①または②に適合すること。併算定の関係で (Ⅰ) が取得できない場合に限り取得可能。
⑨栄養アセスメント加算 （50単位/月）	・栄養アセスメント加算は，口腔・栄養スクリーニング加算 (Ⅰ) および栄養改善加算との併算定は不可。 ・事業所の従業者としてまたは外部との連携により管理栄養士を1名以上配置していること。
⑩栄養改善加算 （200単位/回）	・利用者ごとに管理栄養士，看護職員，介護職員，生活相談員その他の職種の者が共同して栄養アセスメントを実施し，利用者またはその家族に対してその結果を説明し，相談等に必要に応じ対応すること。 ・利用者ごとの栄養状態等の情報を厚生労働省に提出し，栄養管理の実施に当たって，その情報その他栄養管理の適切かつ有効な実施のために必要な情報を活用していること（CHASEへのデータ提出とフィードバックの活用）。 ・栄養改善加算は，栄養改善サービスの提供に当たって，必要に応じ居宅を訪問することを求める。
⑪栄養管理体制加算 （30単位/月）	・管理栄養士（外部との連携を含む）が，日常的な栄養ケアに係る介護職員への技術的助言や指導を行うこと。

（表18.11）

注）①～⑦は施設サービスによる場合。厚生労働大臣が定める基準に適合する指定介護老人福祉施設に限る。
⑧は，通所系・多機能系・居住系サービスによる。
⑨⑩は通所系サービス・看護小規模多機能型居宅介護による，⑪は認知症グループホームによる。
*1 3年の経過措置期間を設ける。
*2 居宅サービスにおける短期入所生活介護費，短期入所療養介護費では8単位/回

資料）①～⑦指定施設サービス等に要する費用の額の算定に関する基準（平成12年2月10日厚生省告示第21号，最終改正：令和3年3月15日厚生労働省告示第73号），指定居宅サービスに要する費用の額の算定に関する基準（短期入所サービス及び特定施設入居者生活介護に係る部分）及び指定施設サービス等に要する費用の額の算定に関する基準の制定に伴う実施上の留意事項について（平成12年3月8日老企第40号，最終改正：令和3年3月16日老高発0316第3号，老認発0316第6号，老老発0316第5号），⑧指定居宅サービスに要する費用の額の算定に関する基準（平成12年2月10日厚生省告示第19号，最終改正：令和3年3月15日厚生労働省告示第73号），指定地域密着型サービスに要する費用の額の算定に関する基準（平成18年3月14日厚生労働省告示第126号，最終改正：令和3年3月15日厚生労働省告示第73号），指定介護予防サービスに要する費用の額の算定に関する基準（平成18年3月14日厚生労働省告示第127号，最終改正：令和3年3月15日厚生労働省告示第73号），指定地域密着型介護予防サービスに要する費用の額の算定に関する基準（平成18年3月14日厚生労働省告示第128号，最終改正：令和3年3月15日厚生労働省告示第73号），厚生労働大臣が定める外部サービス利用型特定施設入居者生活介護費及び外部サービス利用型介護予防特定施設入居者生活介護費に係るサービスの種類及び当該サービスの単位数並びに限度単位数（平成18年3月28日厚生労働省告示第165号，最終改正：令和3年3月15日厚生労働省告示第73号）

ス費に包括した評価に見直された。また，栄養マネジメント加算，栄養改善加算の評価も見直され，それぞれ増資された。

また，平成27（2015）年には「地域包括ケアシステムの構築」に向けた改定が行われ，口腔・栄養管理に係る取り組みとして，入所者が認知機能や摂食・嚥下機能の低下等により食事の経口摂取が困難となっても自分の口から食べる楽しみを得られるよう，多職種協働による支

援の充実が図られた。経口維持加算（Ⅰ）の算定要件が，造影撮影または内視鏡検査による誤嚥の確認から，多職種による食事の観察（ミールラウンド）や会議等の実施へと，実情に即した内容に変更となった。さらに多職種共同による支援の充実に対する評価として，食事の観察（ミールラウンド）や会議等に医師，歯科医師，歯科衛生士または言語聴覚士が加わった場合は経口維持加算（Ⅱ）が同時算定できることとなった。併せて療養食加算の見直しが実施され，18 単位に減額された（短期入所サービスを除く）。

平成 30（2018）年の改定では，主なものとして，栄養スクリーニング加算，低栄養リスク改善加算が新設された。栄養スクリーニング加算は，管理栄養士以外の介護職員等でも実施可能な栄養スクリーニングを行い，介護支援専門員に文書で情報共有した場合に評価される。低栄養リスク改善加算は，低栄養リスクの高い入所者に対して，多職種が共同して低栄養状態の改善に取り組んだ場合に評価される。

令和 3（2021）年の改定では，栄養ケア・マネジメントの強化が図られ，栄養マネジメント加算は基本サービス費に包括され，未実施の場合は減算されることとなった。さらに，入所者全員への丁寧な栄養ケアの実施や，体制強化等を評価する加算として栄養マネジメント強化加算が新設され，低栄養リスク改善加算は廃止された。また，認知症グループホームにおける栄養管理体制加算が新設された。

◆ 3　管理栄養士・栄養士の配置

高齢者・介護施設では，利用者一人ひとりに合わせた介護を重要視しているため，大規模な施設は少ない。給食業務部門も小規模なものが多いため管理栄養士・栄養士の人数は少なく，場合により複数の施設で連携している。その配置規定は表 18.9（p.274）参照。

近年では，給食業務部門のアウトソーシングが進み，食事サービスを受託給食会社が運営し，栄養管理業務を施設側の管理栄養士が担うといった業務分担をする施設も増えている。

令和 3（2021）年の改定では，人員基準に，栄養士に加えて管理栄養士の配置が位置づけられた。通所系サービスでは，介護職員等による口腔スクリーニングの実施，管理栄養士と介護職員等の連携による栄養アセスメントの取り組みへの評価として口腔・栄養スクリーニング加算が新設された。また，栄養アセスメント加算が新設され，栄養改善加算の要件に，管理栄養士が必要に応じて栄養者の居宅を訪問する取り組みが求められることとなった。認知症グループホームにおいては，管理栄養士が介護職員等へ助言・指導を行い，栄養改善のための体制づくりを進めた場合に栄養管理体制加算が評価される。さらに，外部の管理栄養士による居宅療養管理指導として栄養ケア・ステーションの活動が評価されることとなった。

5　医療施設

入院患者への食事提供は入院時食事療養制度に基づいて実施されている。

1 関連法規

◆ 1　医療法，医療法施行規則

医療を提供する体制の確保と，国民の健康の保持を目的に定められた法律である。

医療法：昭和 23 年 7 月 30 日法律第 205 号，最終改正：令和 5 年 6 月 7 日法律第 47 号

医療施設における給食については，医療法第 21 条により，病院は給食施設を有することが定められ，**医療法施行規則**第 9 条の 10 で，食事の提供（「患者等給食」）の業務を適正に行う能力のある者の基準が定められている。また，医療法施行規則第 19 条では，病院に配置する栄養士数は 100 床以上で 1 人と定められている。

◆2　健康保険法

労働者および被扶養者の健康保険制度について定めた法律である。

平成 14（2002）年の改正によって，高齢者医療制度改革と医療保険制度改革が行われた。医療費の本人負担が 2 割から 3 割への負担増となったのも，これによるものである。入院患者に対する食事提供は，医療の一環として行われており，健康保険法の中で，「入院時食事療養費」としてその保険給付に関する事項等が定められている。

◆3　入院時食事療養に関する法規

診療報酬の改定に伴い，「**入院時食事療養費に係る食事療養及び入院時生活療養費に係る生活療養の費用の額の算定に関する基準**」が公布され，「**入院時食事療養費に係る食事療養及び入院時生活療養費に係る生活療養の実施上の留意事項について**」により，実施上の留意事項が示された。入院時食事療養費・入院時生活療養費に関する自己負担や支給額の基本構造（図18.2）を示すとともに，医療の一環としての食事の提供に関する一般的事項（表18.12）と留意点（表18.13），各種加算などについて定められている。

◆4　病院，診療所等の業務委託について

病院における給食に関わる業務を給食会社に委託する場合に，受託側（給食会社）が備えるべき帳票，調理従事者の研修など，業務の一般的な実施方法や院外調理における衛生管理，病院側の対応などについて示されている（p.218，表14.1）。

2 栄養・食事管理の特徴

食事は医療の一環として提供されるべきものであり，それぞれの患者の病状に応じて必要とされる栄養量が与えられるものとする。したがって，食事の種類や形態はさまざまである。また，個々の患者の病状に合わせて栄養・食事管理を滞りなく行うためのさまざまな体制が備えられている。

なお，栄養管理業務は，NST（栄養サポートチーム）やクリニカルパスなどにより，チーム医療として行う。

また，平成 24（2012）年 4 月の診療報酬改定により，**栄養管理体制**の確保が入院基本料および特定入院料の算定要件となった。しかし，栄養管理体制の確保が難しい医療機関が未だあることから，平成 26（2014）年 4 月の診療報酬改定において，そうした医療機関については，非常勤の管理栄養士または常勤の栄養士が 1 人以上配置されている場合に限り，1 日につき

医療法施行規則：昭和 23 年 11 月 5 日厚生省令第 50 号，最終改正：令和 5 年 7 月 31 日厚生労働省令第 100 号
健康保険法：大正 11 年 4 月 22 日法律第 70 号，最終改正：令和 5 年 6 月 9 日法律第 48 号
入院時食事療養費に係る食事療養及び入院時生活療養費に係る生活療養の費用の額の算定に関する基準：平成 18 年 3 月 6 日厚生労働省告示第 99 号，最終改正：平成 30 年 3 月 5 日厚生労働省告示第 51 号
入院時食事療養費に係る食事療養及び入院時生活療養費に係る生活療養の実施上の留意事項について：平成18年3月6日保医発第0306009号，最終改正：令和2年3月5日保医発0305第14号
病院，診療所等の業務委託について：平成5年2月15日指第14号，最終改正：令和4年9月21日医政地発0921第1号

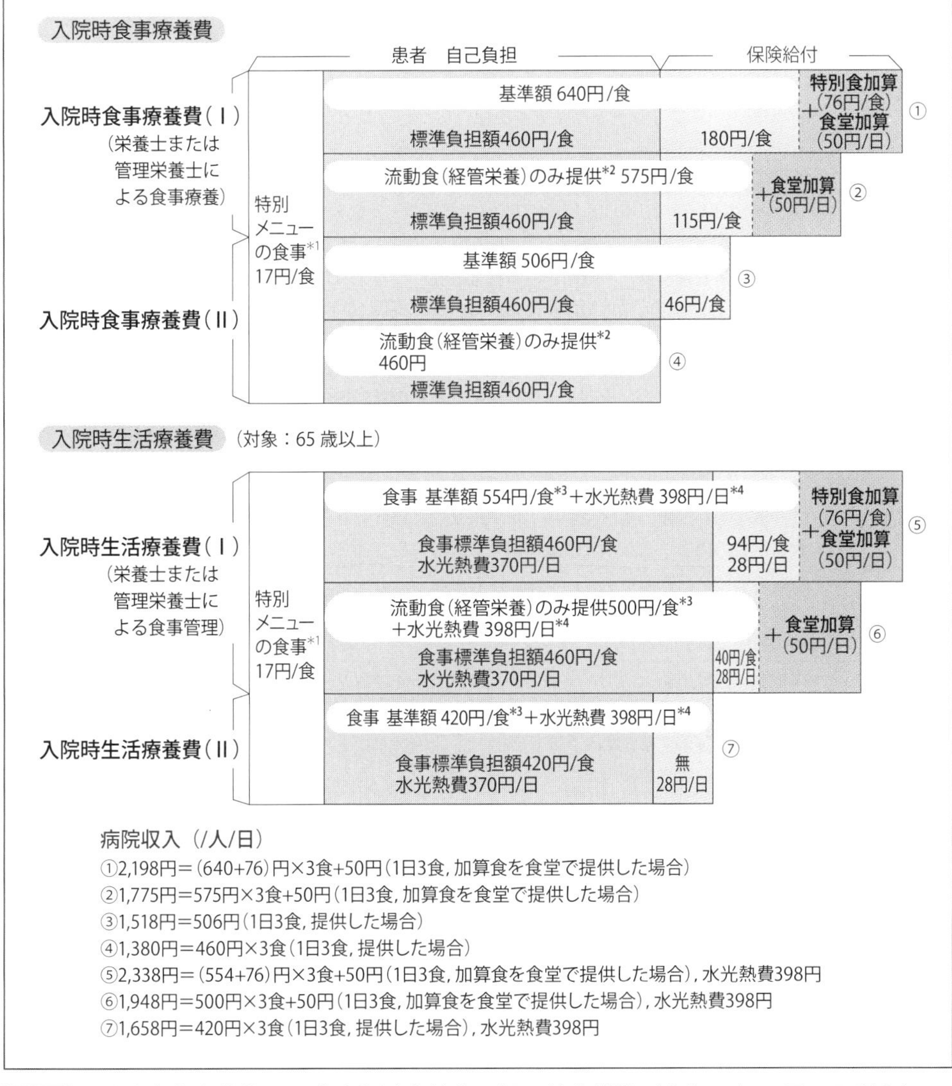

図 18.2 入院時食事療養費・入院時生活療養費の額の基本構造（令和 2 年 4 月 1 日現在）

注）*1 特別メニューの食事：通常の食事療養費用では提供が困難な高価な食材料や異なる材料を使用して調理する行事食メニューや，標準メニューではない複数のメニューを選択した場合の選択メニューなど，特別のメニューを提供した場合。

*2 当該食事療養または当該食事の提供たる療養として食事の大半を経管栄養法による流動食（市販されているものに限る）により提供した場合を指す。栄養管理が概ね経管栄養法による流動食によって行われている患者に対し，流動食とは別に，または流動食と混合して，少量の食品または飲料を提供した場合（経口摂取か経管栄養の別を問わない）を含む。

*3 食事の提供たる療養。

*4 温度，照明および給水に関する適切な療養環境の形成たる療養。

資料）入院時食事療養費に係る食事療養及び入院時生活療養費に係る生活療養の費用の額の算定に関する基準，厚生労働省告示第 99 号（平成 18 年 3 月 6 日，平成 18 年 9 月 8 日厚労告 485・全改，平成 20 年 3 月 5 日厚労告 64，平成 20 年 9 月 30 日厚労告 474・平成 28 年 3 月 4 日厚労告 62，平成 29 年 6 月 30 日厚労告 239，平成 30 年 3 月 5 日厚労告 51・一部改正）

表18.12 入院時食事療養，入院時生活療養の一般的事項

入院時食事療養の趣旨	食事は医療の一環として提供されるべきものであり，それぞれ患者の病状に応じて必要とする栄養量が与えられ，食事の質の向上と患者サービスの改善を目指して行われるべきものである。
食事提供業務の委託	食事の提供に関する業務は保険医療機関自らが行うことが望ましいが，保険医療機関の管理者が業務遂行上必要な注意を行える体制と契約内容により，食事療養の質が確保される場合には，保険医療機関の最終的責任のもとで第三者に委託することができる。
病棟関連部門と食事療養部門との連絡	患者への食事提供について，十分に連絡をとることが必要である。
食事療養	・**一般食の栄養補給量**：入院患者の栄養補給量は，本来，性，年齢，体位，身体活動レベル，病状等によって個々に適正量が算定されるべき性質のものである。したがって，一般食を提供している患者の栄養補給量についても，患者個々に算定された医師の食事箋または栄養管理計画に基づく栄養補給量を用いることを原則とする。これらによらない場合には，患者の体位，病状，身体活動レベル等を考慮し，食事摂取基準の数値を適切に用いる。 ・**特別食**：患者の病状等に対応して，医師の発行する食事箋に基づいて提供する。 ・**補食**：調理方法，味付け，盛りつけ，配膳などについて患者の嗜好を配慮した食事を提供し，嗜好品以外の飲食物の摂取（補食）は原則として認めない。 なお，果物類，菓子類など病状に影響しない程度の嗜好品を適当量摂取することは差し支えない。 ・**食事療養の内容**：当該保険医療機関の医師を含む会議で検討を加える。
適時適温	・療養の実態，日常の生活サイクル，患者の希望などを総合的に勘案し，適切な時刻に食事提供を行う。 ・適切な温度の食事を提供する。
食事療養に伴う衛生	・医療法，医療法施行規則，食品衛生法に定める基準以上のものとする。 ・食事の提供に使用する食器などの消毒も適正に行う。
算定	・１食単位で評価するため，食事提供数は，入院患者ごとに実際に提供された食数を記録する。 ・実際に患者に食事を提供した場合に，１食単位で，１日につき３食を限度として算定する。
特別料金を受けることによる食事の提供	**特別メニューの提供**:患者への十分な情報提供を行い，患者の自由な選択と同意に基づいて行う。あらかじめ提示した金額以上に患者から徴収できない。

資料）入院時食事療養費に係る食事療養及び入院時生活療養費に係る生活療養の実施上の留意事項について（平成 18 年 3 月 6 日保医発第 0306009 号，最終改正：令和 2 年 3 月 5 日保医発 0305 第 14 号）

表18.13 入院時食事療養（Ⅰ），入院時生活療養（Ⅰ）の留意点

食事内容	・普通食（常食）患者年齢構成表および給与栄養目標量について，必要に応じて見直しを行う。 ・病状などにより特別食を必要とする患者については，医師の発行する食事箋に基づき，適切な特別食を提供する。
検食	医師，管理栄養士または栄養士による検食を毎食行い，検食簿に所見を記入する。
食事提供	喫食調査などを踏まえて，また必要に応じて食事箋，献立表，患者入退院簿および食料品消費日計表などの食事療養関係帳簿を使用して食事の質の向上に努める。
適時適温	・適時の食事の提供に関しては，実際に病棟で患者に夕食が配膳される時間が，原則として午後６時以降とする。ただし，当該保険医療機関の構造上，厨房から病棟への配膳に時間を要する場合には，午後６時を中心として各病棟で若干のばらつきを生じることはやむを得ない。この場合においても，最初に病棟において患者に夕食が配膳される時間は午後５時 30 分より後である必要がある。 ・保温食器などを用いた適温の食事の提供については，中央配膳に限らず，病棟において盛りつけを行う場合であっても差し支えない。 ・適温の食事を提供する体制（保温・保冷配膳車，保温配膳車，保温トレイ，保温食器，食堂）を整えず，電子レンジ等で一度冷えた食事を温めた場合は含まないが，検査等により配膳時間に患者に配膳できなかった場合等の対応のため，適切に衛生管理がされていた食事を電子レンジ等で温めることは差し支えない。
栄養指導	医師の指示のもと，医療の一環として，患者に十分な栄養指導を行う。

資料）入院時食事療養費に係る食事療養及び入院時生活療養費に係る生活療養の実施上の留意事項について（平成 18 年 3 月 6 日保医発第 0306009 号，最終改正：令和 2 年 3 月 5 日保医発 0305 第 14 号）

表18.14 栄養管理体制の基準（抜粋）

①当該病院である保険医療機関（特別入院基本料等を算定する病棟のみを有するものを除く）内に，常勤の管理栄養士が１名以上配置されていること。
②管理栄養士をはじめとして，医師，看護師，その他医療従事者が共同して栄養管理を行う体制を整備し，あらかじめ栄養管理手順（栄養スクリーニングを含む栄養状態の評価，栄養管理計画，定期的な評価等）を作成すること。
③入院時に患者の栄養状態を医師，看護職員，管理栄養士が共同して確認し，特別な栄養管理の必要性の有無について入院診療計画書に記載していること。
④③において，特別な栄養管理が必要と医学的に判断される患者について，栄養状態の評価を行い，医師，管理栄養士，看護師その他の医療従事者が共同して，当該患者ごとの栄養状態，摂食機能及び食形態を考慮した栄養管理計画（別添６の別紙 23（略）又はこれに準じた様式とする）を作成していること。なお，救急患者や休日に入院した患者など，入院日に策定できない場合の栄養管理計画は，入院後７日以内に策定することとする。
⑤栄養管理計画には，栄養補給に関する事項（栄養補給量，補給方法，特別食の有無等），栄養食事相談に関する事項（入院時栄養食事指導，退院時の指導の計画等），その他栄養管理上の課題に関する事項，栄養状態の評価の間隔等を記載すること。また，当該計画書またはその写しを診療録等に添付すること。
⑥当該患者について，栄養管理計画に基づいた栄養管理を行うとともに，当該患者の栄養状態を定期的に評価し，必要に応じて栄養管理計画を見直していること。
⑦特別入院基本料を算定する場合は，①から⑥までの体制を満たしていることが望ましい。
⑧①に規定する管理栄養士は，１か月以内の欠勤については，欠勤期間中も①に規定する管理栄養士に算入することができる。なお，管理栄養士が欠勤している間も栄養管理のための適切な体制を確保していること。
⑨当該保険医療機関（診療所を除く）において，管理栄養士の離職又は長期欠勤のため，①に係る基準が満たせなくなった場合，地方厚生（支）局長に届け出た場合に限り，当該届出を行った日の属する月を含む３か月間に限り，従前の入院基本料等を算定できる。

資料）基本診療料の施設基準等及びその届出に関する手続きの取扱いについて 別添２ 入院基本料等の施設基準等（令和４年３月４日保医発 0304 第２号）

40 点を減算するという形で入院基本料等の算定が認められた（栄養管理体制未適合の減算）。さらに，有床診療所では，管理栄養士確保が難しいことから平成 24 年の改定内容が見直され，入院基本料を 11 点引き下げるとともに，栄養管理体制等の施設基準に適合し，常勤の管理栄養士が１人配置されている場合には，今後も入院患者１人につき「栄養管理実施加算」（12 点 / 日）を算定することとなった。栄養管理体制の基準を，表18.14 に示す。

平成 28（2016）年の改定においては，栄養食事指導の対象および指導内容の拡充が図られ，多様な疾患の患者に対して，食事を通じた適切な栄養管理を推進する観点から，管理栄養士が行う栄養食事指導について，以下の見直しが行われている（p.287，表18.20）。

・外来・入院・在宅患者訪問栄養食事指導の対象に，がん，摂食・嚥下機能低下，低栄養の患者に対する治療食を含められた。
・指導には長時間を要することが多く，より充実した指導を適切に評価する観点から，外来・入院栄養食事指導料について，指導時間の要件と点数が見直された。
・在宅患者訪問栄養食事指導料において，在宅で患者の実状に応じた有効な指導が行えるよう，指導方法に係る要件が緩和され，実技を伴わない指導で算定が可能となった。

さらに，下記の改定も行われている。

・てんかん食（難治性てんかん等の患者に対する治療食）が，個別・集団栄養食事指導料の特別食，入院時の食事療養としての特別食加算対象に追加された（p.62，表4.12）。

・薬価適用との均衡を図るため，市販の経腸栄養用製品（流動食）のみを経管栄養法で提供する場合の入院時食事療養費等の額が引き下げられた（入院時生活療養（Ⅱ）を除く）。

平成 30（2018）年の改定で目指した入退院支援の推進では，自宅等から入院予定で入退院支援加算を算定する患者に対し，外来で栄養スクリーニング等を実施し，支援した場合の評価として「入院時支援加算」，（200 点，退院時 1 回。p.286，表18.18）が新設されている。

令和 4（2022）年の改定では，病棟に常勤管理栄養士を配置して患者の病態・状態に応じた栄養管理を実施できる体制に対する評価として「入院栄養管理体制加算」（270 点，入院初日および退院時に各 1 回），全身麻酔下での手術を受ける患者に対し，医師と管理栄養士が連携して術前，術後に適切な栄養管理を行った場合の評価として「周術期栄養管理実施加算」（270 点）が新設された。

◆1 食事の種類

❶ 入院時食事療養の基準

入院時食事療養には，一般食と特別食の 2 種類がある（p.62，表4.12）。

一般食

栄養的に特別な制約がない食事である。患者個々に算定された医師の食事箋による食事摂取基準を用いることを原則とするが，これによらない場合には，患者の体位，病状，身体活動レベルなどを考慮し，「日本人の食事摂取基準」の推定エネルギー必要量および栄養素（脂質，たんぱく質，ビタミン A，ビタミン B_1，ビタミン B_2，ビタミン C，カルシウム，鉄，ナトリウムおよび食物繊維など）の数値を適切に用いる（p.32）。

特別食

疾病治療の直接手段として，医師の発行する食事箋に基づいて提供される患者の年齢，病状などに応じた栄養量および内容を有する治療食や，無菌食，特別な場合の検査食がある。

❷ 食種

食種は，下記のように分類される。

①形態別：常食，軟食，流動食

②病態別：糖尿病，腎臓病，肝臓病などの疾病別につくられる食事

③栄養成分別：含有する主成分の特徴による分類。エネルギーコントロール食，たんぱく質コントロール食など

なお，栄養管理は経口摂取だけでなく，経腸栄養や経静脈栄養においても行われる。

◆2 各種加算

診療報酬において，次の加算が設けられている。算定要件を表18.15～20 に示す。

①栄養サポートチーム加算（200 点 / 回。週 1 回）

②摂食障害入院医療管理加算（30 日以内：200 点 / 日，31 日以上 60 日以内：100 点 / 日）

③糖尿病透析予防指導管理料（350 点 / 回。月 1 回）

④入院時支援加算（加算 1：230 点，加算 2：200 点。退院時 1 回）

⑤入院栄養管理体制加算（270 点。入院初日および退院時に各 1 回）

◆3 栄養食事指導

病院における栄養食事指導の目的は，食事療養を行い，栄養状態を改善することの重要性を伝え，臨床的な成果につなげることと，行動変容を起こし，食事を自己管理できるようにする

表18.15 栄養サポートチーム加算の算定要件

栄養サポートチーム加算とは	栄養障害の状態にある患者や栄養管理をしなければ栄養障害の状態になることが見込まれる患者に対し，患者の生活の質の向上，原疾患の治癒促進および感染症等の合併症予防等を目的として，栄養管理に係る専門的知識を有した多職種からなるチームが診療することを評価したもの。
算定対象	栄養サポートチーム加算を算定できる病棟に入院している患者であって，栄養管理計画を策定している患者のうち，次の①～④のいずれかに該当する者。 ①栄養管理計画の策定に係る栄養スクリーニングの結果，血中アルブミン値が 3.0g/dL 以下であって，栄養障害を有すると判定された患者。 ②経口摂取または経腸栄養への移行を目的として，現に静脈栄養法を実施している患者。 ③経口摂取への移行を目的として，現に経腸栄養法を実施している患者。 ④栄養サポートチームが，栄養治療により改善が見込めると判断した患者。 ※1 日当たりの算定患者数は，1 チームにつきおおむね 30 人以内。二次医療圏*においては，1 チームにつきおおむね 15 人以内。
施設基準（栄養サポートチーム加算を算定できる病棟）	・栄養管理に係る所定の研修を修了した，専任の①常勤医師，②常勤看護師，③常勤薬剤師，④常勤管理栄養士で構成される栄養管理に係るチームが設置されていること。また，そのうちのいずれか 1 名は専従であること（対象患者数が 1 日 15 人以内の場合は専任可）。二次医療圏*においては，栄養管理に係る所定の研修を修了した，①常勤医師，②看護師，③薬剤師，④管理栄養士で構成される栄養サポートチームにより，専門的な診療が行われていること。 ※そのほか，歯科医師，歯科衛生士，臨床検査技師，理学療法士，作業療法士，社会福祉士，言語聴覚士が配置されていることが望ましい。 ・二次医療圏*においては，保険医療機関（特定機能病院，200 床以上の病院，DPC 対象病院および一般病棟 7 対 1，10 対 1 入院基本料を算定している病院を除く）の一般病棟であること。
診療内容	・療養病棟，結核病棟および精神病棟において，栄養サポートチーム加算は入院日から起算して 180 日以内に限り算定可能とするが，180 日を超えても定期的に栄養サポートチームによる栄養管理を行うことが望ましい。 ・週 1 回に限り算定できる。 ・栄養サポートチームは，以下の診療を通じ，栄養状態を改善させ，また，必要に応じて経口摂取への円滑な移行を促進することが必要である。 ①栄養状態の改善に係るカンファレンスおよび回診の開催（週 1 回程度）。 ②栄養治療実施計画を作成し，その内容を患者等に説明の上交付するとともに，その写しを診療録に添付。 ③栄養治療実施計画に基づいた適切な治療の実施とフォローアップ。 ④治療終了時または退院・転院時に，治療結果の評価を行い，チームで終了時指導または退院時等指導を行う。評価内容は栄養治療実施報告書として記録し，その写しを患者等に交付し，診療録に添付。 ⑤患者の退院・転院時に，紹介先保険医療機関等に対して診療情報提供書を作成した場合は，その報告書を添付。 ※歯科医師が，保険医等と共同して必要な診療を行った場合は，歯科医師連携加算が所定点数に加算される。
役割	栄養サポートチームは，以下の診療を通じ，保険医療機関における栄養管理体制を充実させるとともに，展開されているさまざまなチーム医療の連携を図ることが必要である。 ①現に算定対象となっていない患者の診療を担当する保険医，看護師等からの相談に速やかに応じ，必要に応じて栄養評価等を実施する。 ②褥瘡対策チーム，感染制御チーム，緩和ケアチーム，摂食嚥下支援チーム等，他チームとの合同カンファレンスを必要に応じて開催し，患者に対する治療およびケアの連携に努める。
そのほか	入院栄養食事指導料，集団栄養食事指導料，乳幼児育児栄養指導料は，別に算定できない。 歯科入院時は算定できる。

注）*二次医療圏：医療を提供しているが，医療資源の少ない地域および離島。
診療報酬の算定方法の一部を改正する件（平成 20 年 3 月 5 日，厚生労働省告示第 59 号，最終改正：令和 4 年 3 月 4 日厚生労働省告示第 54 号），診療報酬の算定方法の一部改正に伴う実施上の留意事項について（令和 4 年 3 月 4 日保医発 0304 第 1 号），基本診療料の施設基準等及びその届出に関する手続きの取扱いについて（令和 4 年 3 月 4 日保医発 0304 第 2 号）より作成

資料）韓順子，大中佳子：サクセス管理栄養士講座 給食経営管理論，p.20-25（2022）第一出版を一部改変

表18.16 摂食障害入院医療管理加算の算定要件

摂食障害入院医療管理加算とは	摂食障害の患者に対して，医師，看護師，精神保健福祉士，公認心理師および管理栄養士などによる集中的かつ多面的な治療が計画的に提供されることを評価したもの。
算定対象	摂食障害による著しい体重減少が認められる者であって，BMIが15未満である者。
算定要件	摂食障害の治療について，一定の実績を有する保険医療機関であること。 ①摂食障害の年間新規入院患者数（入院期間が通算される再入院の場合を除く）が10人以上であること。 ②摂食障害の専門的治療の経験を有する常勤の医師，管理栄養士および公認心理師がそれぞれ1人以上当該保険医療機関に配置されていること。 ③精神療法を行うために必要な面接室を有していること。 ④必要に応じて摂食障害全国支援センター，摂食障害支援拠点病院または精神保健福祉センターと連携すること。

資料）診療報酬の算定方法の一部改正に伴う実施上の留意事項について（令和4年3月4日保医発0304第1号），基本診療料の施設基準等及びその届出に関する手続きの取扱いについて（令和4年3月4日保医発0304第2号）

表18.17 糖尿病透析予防指導管理料の算定要件

糖尿病透析予防指導管理料とは	透析患者の原疾患のうち最も多いのは糖尿病性腎症であるため，糖尿病患者に対して透析移行の予防を図るために，外来において，医師，看護師または保健師，管理栄養士等が連携して，重点的な医学的管理を行うことについて評価したもの。
算定対象	HbA1cが6.1％（JDS値）以上。または内服薬やインスリン製剤を使用している外来糖尿病患者で，糖尿病性腎症第2期以上の患者（透析を行っている者を除く）。
算定要件	①透析予防診療チームは，糖尿病指導の経験を有する専任の医師，看護師または保健師，管理栄養士（有床診療所では非常勤でも可）で構成されていること。 ②糖尿病教室等を実施すること。 ③1年間の算定患者の人数，状態の変化等を報告すること。

資料）診療報酬の算定方法の一部改正に伴う実施上の留意事項について（令和4年3月4日保医発0304第1号），特掲診療料の施設基準等及びその届出に関する手続きの取扱いについて（令和4年3月4日保医発0304第3号）

表18.18 入院時支援加算の算定要件

入院時支援加算とは	入院予定患者が入院生活や入院後の治療過程をイメージでき，安心して入院医療を受けられるような，より優しく丁寧な医療を推進する観点から，外来において，入院中に行われる治療の説明，入院生活に関するオリエンテーション，入院前の服薬状況の確認，褥瘡・栄養スクリーニング等を実施し，支援を行うことを評価したもの。
算定対象	自宅等から入院予定で，入退院支援加算を算定する患者。
算定要件	入院の決まった患者に対し，入院中の治療や入院生活にかかる計画に備え，入院前に患者情報の把握，栄養状態の評価等を行い，入院中の看護や栄養管理等にかかる療養支援の計画を立て，患者および入院予定先の病棟職員と共有する。

資料）診療報酬の算定方法の一部改正に伴う実施上の留意事項について（令和4年3月4日保医発0304第1号）

表18.19 入院栄養管理体制加算の算定要件

入院栄養管理体制加算とは	病棟に常勤管理栄養士を配置して患者の病態・状態に応じた栄養管理を実施できる体制を確保していることを評価したもの。
算定対象	入院中の患者。
算定要件	当該病棟に，専従の常勤管理栄養士が1人以上配置されていること。 ①入院前の食生活等の情報収集，入退院支援部門との連携，入院患者に対する栄養スクリーニング，食物アレルギーの確認，栄養状態の評価および栄養管理計画の策定を行うこと。 ②当該病棟に入院している患者に対して，栄養状態に関する定期的な評価，必要に応じミールラウンドや栄養食事指導または当該患者の病態等に応じた食事内容の調整等の栄養管理を行うこと。 ③医師，看護師等と連携し，当該患者の栄養管理状況等について共有を行うこと。

資料）診療報酬の算定方法の一部改正に伴う実施上の留意事項について（令和4年3月4日保医発0304第1号），基本診療料の施設基準等及びその届出に関する手続きの取扱いについて（令和4年3月4日保医発0304第2号）

表18.20 管理栄養士による栄養食事指導料

種　類	算定要件	算定額(1件・1名当たり，1点10円)
外来栄養食事指導料 1 当該保険医療機関の管理栄養士による場合 2 当該保険医療機関以外の管理栄養士による場合	**対象**：外来患者。 **実施者**：管理栄養士。1は，非常勤であっても算定できる。 **内容等**：患者ごとにその生活条件，し好を勘案した食事計画案等を必要に応じて交付し，療養のため必要な栄養の指導を行う（初回は概ね30分以上，2回目以降は概ね20分以上）。管理栄養士は，患者ごとに栄養指導記録を作成し，指導内容の要点と時間を記載する。 **回数**：初回月が2回まで。それ以降は月1回まで。 対面以外に電話または情報通信機器等を活用できる。	1 初回　①対面 260点 ②情報通信機器使用 235点 2回目以降　①対面 200点 ②情報通信機器使用 180点 2 初回　①対面 250点 ②情報通信機器使用 225点 2回目以降　①対面 190点 ②情報通信機器使用 170点
入院栄養食事指導料 1 当該保険医療機関の管理栄養士による場合 2 当該保険医療機関以外の管理栄養士による場合	**対象**：入院患者。 **実施者**：管理栄養士。1は，非常勤であっても算定できる。2は，有床診療所において，当該診療所以外（栄養ケア・ステーション等）の管理栄養士。 **内容等**：患者ごとにその生活条件，し好を勘案した食事計画案等を必要に応じて交付し，療養のため必要な栄養の指導を行う（初回は概ね30分以上，2回目以降は概ね20分以上）。管理栄養士は，患者ごとに栄養指導記録を作成し，指導内容の要点と時間を記載する。2は，当該診療所の医師の指示に基づく対面の指導のみ算定できる。 **回数**：入院中2回まで。1週間に1回まで。	1 初回 260点 2回目 200点 2 初回 250点 2回目 190点
集団栄養食事指導料	**対象者**：複数（グループ）の患者（入院患者と外来患者が混在して指導した場合も算定できる）。 **実施者**：当該保険医療機関の管理栄養士(非常勤であっても算定できる)。 **内容等**：1回に指導する患者の人数は15人以下を標準とする。1回の指導時間は40分を超えるものとする。集団に対する指導を行うのに十分なスペースを持つ指導室を備える（専用の指導室でなくても算定できる）。管理栄養士は，患者ごとに栄養指導記録を作成し，指導内容の要点と時間を記載する。 **回数**：患者1人につき月1回まで。入院患者については入院中に2回まで。	80点
在宅患者訪問栄養食事指導料 1 当該保険医療機関の管理栄養士による場合 2 当該保険医療機関以外の管理栄養士による場合	**対象者**：在宅療養中で，疾病，負傷のために通院による療養が困難な患者。以下の3つに区分する。①単一建物診療患者[*1]が1人の場合，②単一建物診療患者[*1]が2～9人の場合，③①および②以外の場合。 **実施者**：管理栄養士。1は，非常勤であっても算定できる。 **内容等**：患者の居住場所（自宅や施設）を訪問し[*2]，患者の生活条件，し好を勘案した食品構成に基づく食事計画案または具体的な献立等を示した栄養食事指導箋を患者または家族等に交付し，当該指導箋に従い，食事の用意や摂取等に関して具体的な指導を行う（30分以上）。管理栄養士は，患者ごとに栄養指導記録を作成するとともに，指導内容の要点および時間を記載する。 **回数**：患者1人につき月2回まで。	1 ① 530点 ② 480点 ③ 440点 2 ① 510点 ② 460点 ③ 420点
歯科入院における入院栄養食事指導料 1 当該保険医療機関の管理栄養士による場合 2 当該保険医療機関以外の管理栄養士による場合	**対象**：入院患者。 **実施者**：管理栄養士。1は，非常勤であっても算定できる。2は，有床診療所において，当該診療所以外（栄養ケア・ステーション等）の管理栄養士。 **内容等**：1は，当該保険医療機関の歯科医師と医師，2は当該診療所の歯科医師と医師との連携のもと，療養のため必要な栄養の指導を行う（初回は概ね30分以上，2回目は概ね20分以上）。管理栄養士は，患者ごとに栄養指導記録を作成し，当該栄養指導記録に指導を行った献立または食事計画の例についての総カロリー，栄養素別の計算，指導内容の要点を記載する。2は，対面の指導のみ算定できる。 **回数**：入院中2回まで。週1回まで。	1 初回 260点 2回目 200点 2 初回 250点 2回目 190点

注）*1 当該患者が居住する建築物に居住し，当該保険医療機関の管理栄養士が訪問し栄養食事指導を行っている者。
　*2 要した交通費は，患家の負担とする。
資料）診療報酬の算定方法の一部改正に伴う実施上の留意事項について（令和4年3月4日保医発0304第1号），診療報酬の算定方法の一部を改正する件（令和4年3月4日厚生労働省告示第54号）
原表）亀山良子

ことである。栄養食事指導料は，管理栄養士が，厚生労働大臣が定める特別食を必要とする者に対して，医師の発行する栄養食事指導依頼票に基づき，加算要件を満たす栄養指導を行った場合に算定できる。種類は，入院栄養食事指導料，集団栄養食事指導料，外来栄養食事指導料，在宅患者訪問栄養食事指導料，歯科入院における入院栄養食事指導料の５種類である（表18.20）。

3 運営の特徴

医療法施行規則第９条の10において，調理業務を受託する場合の種々の条件や，適時適温の給食の実施方法，食器の処理方法，受託業務を行う施設内の清潔保持の方法に関する**標準作業書**を常備して調理従事者に周知すること，また，人員の配置，適時適温の給食の実施方法および患者がメニューを選択できる食事を提供することの可否，業務の管理体制についての**業務案内書**を常備していることが定められている。

また，近年では患者の高齢化に伴い，調理作業中の二次汚染リスクが高い刻み食やミキサー食などの提供が増加しているため，調理や形態調整の標準化が必要になる。

◆1 配膳・配食

配膳・配食の方法には，**中央配膳方式**と**病棟配膳方式**がある。

中央配膳方式

厨房で調理し患者ごとのトレイへの盛りつけを行い，配膳車などで各病棟に搬送し，食事を提供する方式。1か所で集中して配膳できるため効率的であるが，利用者の摂食状況把握は難しい。

病棟配膳方式

厨房で調理を行って，病棟フロアごとに料理をまとめて搬送し，各病棟の配膳室（パントリー）で盛りつける方式。**パントリー方式**ともいう。利用者の摂食状況は把握しやすいが，厨房と各病棟配膳室で作業するために多数の人員を配置する必要がある。

◆2 運営の合理化

❶ 業務の委託

病院の給食業務の外部委託については，平成５（1993）年の「**医療法の一部を改正する法律の一部の施行について**」,「病院，診療所等の業務委託について」に明示されている。

主な内容は，食事療養の質が確保される場合に限り委託することができるが，病院側が常に管理をする立場であり，最終責任は病院側にあること，給食業務は複数の業者に委託して差し支えないことである。

また，業務委託をする場合，病院が自ら行わなければならない業務も定められている（p.218，表14.1）。例えば，献立表の作成業務は，病院，受託者のどちらが行ってもかまわないが，**献立作成基準の作成と献立表の確認**は必ず病院が行うこととされている。

受託者は，病院との連携を図るために受託責任者を置く。**受託責任者**は，従事者の労務管理，研修，健康管理，業務遂行管理，衛生管理等に対して責任を負う。また，受託責任者は，業務の標準作業計画書，受託業務従事者名簿および勤務表，受託業務日誌，受託してい

医療法の一部を改正する法律の一部の施行について：平成５年２月15日健政発第98号，最終改正：令和３年９月９日医政発0909第28号

る業務に関して行政による病院への立ち入り検査の際に病院が提出を求められる帳票，調理等の機器の取り扱い要領および緊急修理案内書，病院からの指示と対応結果を示す帳票を，業務を行う場所に備え，開示できるように整えておく。一方，病院は担当者を選定し，業務の円滑な運営のために受託責任者と随時協議させる必要がある。

❷ 院外給食

院外給食とは，院外調理（病院外の調理加工施設での調理）を行って食事を提供することをいい，患者サービスの質の向上・改善，医療費の抑制などを目的として行われる。ただし，喫食直前の再加熱については，病院内の給食施設で行わなければならない。

院外調理は，調理技術や衛生管理技術，配送・保管技術などが発達したことから，平成８（1996）年の医療法施行規則の改正より認められている。

それ以前は，衛生管理上，病院内の給食施設を使用して調理を行う代行委託のみが可能であった。

前述の「病院，診療所等の業務委託について」には，院外調理における衛生管理として，運搬および保存方法は，食中毒等，食品に起因する危害の発生を防止するために，原則として，冷蔵（3℃以下）もしくは冷凍（−18℃以下）状態を保つこととされている。また，調理方式は，クックチル，クックフリーズまたは真空調理（真空包装）が原則であり，調理加工施設が病院に近接している場合にのみクックサーブが認められている（p.87）。

❸ 帳票等作成の除外および電子化

令和２（2020）年度診療報酬の改定で，医療従事者の負担軽減および業務の効率化の観点から，入院時食事療養費で必要な帳票等の作成および保管方法が次のように見直された（表18.21）。

①必要な情報が変更履歴等を含めて電子的に作成・保管されている場合，紙での保管は不要とする。

②栄養管理体制を整備している施設（栄養管理実施加算を算定している有床診療所を含む）においては，管理栄養士等が患者ごとに栄養管理を実施していることから，集団としての栄養管理を行う上で必要な帳票について，必ず備えるべき帳票から除外する。

表18.21 帳票等の要件と種類

必ず備えるべき帳票から除外される要件	帳票等名称
患者の入退院等の管理をしており，必要に応じて入退院患者数等の確認ができる場合	提供食数（日報，月報等），患者入退院簿
栄養管理体制の基準を満たし，患者ごとに栄養管理を実施している場合	喫食調査
特別治療食等により個別に栄養管理を実施している場合	患者年齢構成表，給与栄養目標量
食材料等の購入管理を実施し，求めに応じてその内容が確認できる場合	食料品消費日計表，食品納入・消費・在庫等に関する帳簿

注）食事の提供業務を委託している場合は，施設側が確認するための帳票を定め，除外された帳票であっても整備すること。

資料）厚生労働省：入院時食事療養及び入院時生活療養の食事の提供たる療養の基準等に係る届出に関する手続きの取扱いについて，令和２年保医発 0305 第 13 号

③栄養管理体制が整備されていない施設（栄養管理実施加算を算定していない有床診療所を含む）においては，管理栄養士等が患者ごとに栄養管理を実施していないと考えられることから，帳票の作成等を求める。

◆3 給食費用

病院給食の費用（入院時食事療養費，入院時生活療養費）は，図18.2（p.281）に示すように，健康保険からの支給と，患者の自己負担でまかなわれている。

❶入院時食事療養費（保険負担および自己負担）

入院時食事療養（Ⅰ）の概要および留意事項は表18.12, 13（p.282）に示したとおりである。このような食事療養が管理栄養士または栄養士によって行われた場合，入院時食事療養（Ⅰ）として1食につき640円（流動食のみを提供する場合 575円）を算定できる。（Ⅰ）以外の保険医療機関で行われた場合は，入院時食事療養（Ⅱ）として1食につき506円（同460円）が算定される。

❷入院時生活療養費（保険負担および自己負担）

入院時生活療養（Ⅰ）の概要および留意事項は表18.12, 13に示したとおりである。

入院時生活療養（Ⅰ）としては，食事の提供に対して1食につき554円（流動食のみを提供する場合 500円），適切な療養環境の形成（温度，照明，給水）に対して1日につき398円を算定できる。（Ⅰ）以外の保険医療機関で行われた場合の入院時生活療養（Ⅱ）における算定額は，それぞれ420円，398円である。

入院時生活療養費は，療養病棟に入院する65歳以上の者の生活療養（食事療養，温度，照明，給水に関する適切な療養環境の形成である療養）に要した費用について，介護保険との均衡の観点から，保険給付として支給されるものである。生活療養に要する平均的な費用の額を勘案して算定した額から，平均的な家計における食費および水光熱費の状況などを勘案して厚生労働大臣が定める生活療養標準負担額（所得の状況，病状の程度，治療の内容など）を引いた額となっている。被扶養者の入院時生活療養に係る給付は，家族療養費として給付される。

❸特別食加算（保険負担）

加算の対象となる特別食は表4.12（p.62）に示した。

入院時食事療養(Ⅰ)，入院時生活療養(Ⅰ)の届出を行った保険医療機関が，患者の疾病治療の手段として，医師の発行する食事箋に基づいて加算対象となる特別食を提供した場合，1食単位（1食につき76円）で1日3食を限度として算定できる。なお，特別食の献立表の作成が必要である。

❹食堂加算（保険負担）

入院時食事療養（Ⅰ），入院時生活療養（Ⅰ）の届出を行った保険医療機関が，食堂を備えており，入院患者にその食堂で食事を提供した場合，1日につき50円を算定できる。食堂での食事が可能な患者は，食堂において食事を提供するよう努める。食堂加算は，食堂の床面積が病床1床当たり$0.5m^2$以上である場合に算定される。なお，ほかの病棟の入院患者との共用，談話室等との兼用は差し支えない。

❺特別メニュー（自己負担）

入院患者の多様なニーズに対応して，別途料金（患者の実費負担）で特別メニューの食事を用意できる。あらかじめメニューと金額を提示した上での，患者の自由な選択によるものであること，さらに，別途料金を受けるにふさわしい内容であることが求められる。提供に当たっては，治療に支障がないか主治医に確認すること，そのほかの食事の内容と質に支障をきたさないこと，患者ごとの栄養記録を作成し，医師との連携のもとで医学的・栄養学的管理が行われていることが必要である。これは，入院時食事療養，入院時生活療養（Ⅰ）・（Ⅱ）のどちらを届け出ていても提供できる（p.282，表 18.12）。追加的な患者の自己負担費用として 1 食当たり 17 円を標準額としている。

◆4　管理栄養士・栄養士の配置規定

❶ 管理栄養士の配置

医学的な管理を必要とする者に食事を提供する特定給食施設であって，継続的に 1 回 300 食以上，または 1 日 750 食以上を提供する病院（介護老人保健施設との併設を含む）では，管理栄養士を配置しなければならない（健康増進法第 21 条第 1 項）。

❷ 栄養士の配置

病床数 100 以上の病院では，栄養士を配置しなければならない（医療法施行規則第 19 条）。

6　障害者福祉施設

1 関連法規

平成 17（2005）年に，障害の種類（身体，知的，精神）によって異なっていた各種福祉サービスを一元化した「**障害者自立支援法**」が成立し，翌年に施行された。これにより障害の種別にかかわらず必要とするサービスを利用できるよう仕組みが一元化され，障害の種別や施設の目的によって分類されていたサービスが新たなサービス体系へと再編された（図 18.3）。障害者自立支援法では利用者がサービスの利用量と所得に応じて費用を負担することとされ，水光熱費，食費などは利用者負担となった。ただし，低所得者に対する軽減措置が講じられている。

さらに，平成 24（2012）年には応益負担を原則とする障害者自立支援法を「**障害者の日常生活及び社会生活を総合的に支援するための法律（障害者総合支援法）**」に改称し，障害者の範囲に難病等を加え，制度の谷間のない支援の提供に向け，個々のニーズに基づいた地域生活支援体系の整備などを行うこととされた。

「**障害者の日常生活及び社会生活を総合的に支援するための法律に基づく障害者支援施設の設備及び運営に関する基準**」の第 29 条に次のように示されている。

①障害者支援施設（施設入所支援を提供する場合に限る）は，正当な理由がなく，食事の提供を拒んではならない。

障害者自立支援法：平成 17 年 11 月 7 日法律第 123 号（平成 24 年 6 月 20 日，障害者の日常生活及び社会生活を総合的に支援するための法律（障害者総合支援法）に改称）

障害者総合支援法：平成 25 年 4 月 1 日施行，最終改正：令和 4 年 12 月 16 日法律第 104 号

障害者の日常生活及び社会生活を総合的に支援するための法律に基づく障害者支援施設の設備及び運営に関する基準：平成 18 年 9 月 29 日厚生労働省令第 177 号，最終改正：令和 5 年 3 月 31 日厚生労働省令第 48 号

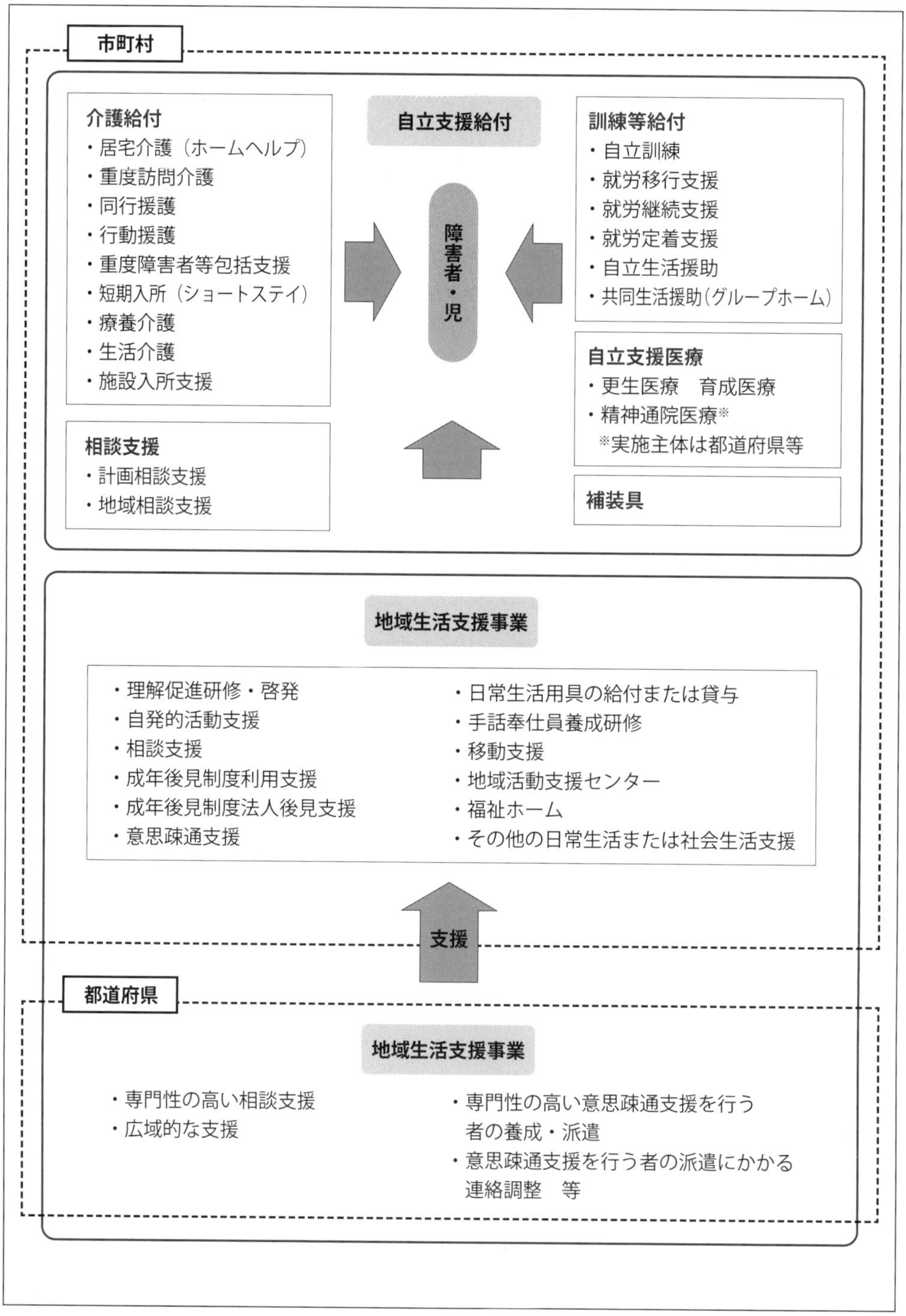

市町村

介護給付
・居宅介護（ホームヘルプ）
・重度訪問介護
・同行援護
・行動援護
・重度障害者等包括支援
・短期入所（ショートステイ）
・療養介護
・生活介護
・施設入所支援

自立支援給付

障害者・児

訓練等給付
・自立訓練
・就労移行支援
・就労継続支援
・就労定着支援
・自立生活援助
・共同生活援助（グループホーム）

相談支援
・計画相談支援
・地域相談支援

自立支援医療
・更生医療　育成医療
・精神通院医療※
※実施主体は都道府県等

補装具

地域生活支援事業

・理解促進研修・啓発
・自発的活動支援
・相談支援
・成年後見制度利用支援
・成年後見制度法人後見支援
・意思疎通支援
・日常生活用具の給付または貸与
・手話奉仕員養成研修
・移動支援
・地域活動支援センター
・福祉ホーム
・その他の日常生活または社会生活支援

支援

都道府県

地域生活支援事業

・専門性の高い相談支援
・広域的な支援
・専門性の高い意思疎通支援を行う者の養成・派遣
・意思疎通支援を行う者の派遣にかかる連絡調整　等

図 18.3 障害者を対象としたサービス

資料）全国社会福祉協議会：障害福祉サービスの利用について（2021 年 4 月版），p.3

②障害者支援施設は，食事の提供を行う場合には，当該食事の提供に当たり，あらかじめ，利用者に対しその内容および費用に関して説明を行い，その同意を得なければならない。

③障害者支援施設は，食事の提供に当たっては，利用者の心身の状況および嗜好を考慮し，適切な時間に食事の提供を行うとともに，利用者の年齢および障害の特性に応じた，適切な栄養量および内容の食事の提供を行うため，必要な栄養管理を行わなければならない。

④調理はあらかじめ作成された献立に従って行われなければならない。

⑤障害者支援施設は，食事の提供を行う場合であって，障害者支援施設に栄養士を置かないときは，献立の内容，栄養価の算定および調理の方法について保健所等の指導を受けるよう努めなければならない。

2 栄養・食事管理の特徴

障害者福祉施設では，障害のために自力での食事摂取や，経口での食事摂取が困難な利用者もいるため，個人に見合った食事提供の方法が求められる。障害によっては，寝たきりなど身体活動量の制限や自己判断能力の制限による過食などから肥満を招くこともある。さらに，障害による活動量の制限のために筋肉量が減少し，外見上は肥満でなくても体脂肪の過剰な蓄積のある利用者も見られる。また反対に，廃用性萎縮や極度の筋緊張による痩せの利用者も見られる。このように，障害者の身体には，個人差が大きく，肥満と痩せが混在しているという特徴がある。

◆1 給与栄養目標量の算定

施設によって提供する障害福祉サービスが異なり，施設利用者の障害特性や重症度も異なる。このため，障害の種別ごとに推定エネルギー必要量を検討する必要がある。障害の種別ごとの真のエネルギー必要量は，現時点で明らかでないため，利用者の年齢，性，身体活動レベルなどから，「日本人の食事摂取基準」を参考に，体重の増減などを考慮して給与栄養目標量を設定する。

◆2 献立計画

麻痺により咀嚼や嚥下が困難な場合は，誤嚥や窒息を招きやすい食品を避ける。特に，粘りやパサつき，口の中に貼りつくような食材は，調理法に注意する。

また，施設の行事計画などを考慮し，行事食やバイキング給食，旬の食材料を利用した季節メニューを取り入れることで，アクセントをつけると良い。

◆3 給食の形態

発達障害や知的障害，または加齢のため，咀嚼や摂食・嚥下機能に障害がある場合は，食べやすさに配慮した食形態とする必要がある。乳幼児期から脳障害や口腔・咽頭の構造的障害などの誤嚥リスクを有している利用者の場合には，摂食・嚥下機能を獲得できていない場合もある。いずれの場合も個人に応じた食形態での提供が重要である。

また，身体的障害のある場合には，持ちやすさ，すくいやすさなどに配慮した自助食器（p.172，表9.12）の活用や，一口大に切った料理を串に刺して提供するなど，自力での食事摂取を支援する。

3 運営の特徴

◆1 運営の合理化

「**障害者の日常生活及び社会生活を総合的に支援するための法律に基づく指定障害者支援施設等の人員，設備及び運営に関する基準について**」において，「食事の提供を外部の事業者へ委託することは差し支えないが，指定障害者支援施設等は，受託事業者に対し，利用者の嗜好や障害の特性等が食事の内容に反映されるよう，定期的に調整を行わなければならない」とされている。

◆2 栄養管理に関する報酬

施設サービスにおいては，栄養マネジメント加算，経口移行加算，経口維持加算，療養食加算が算定される。平成27（2015）年の障害福祉サービス報酬費等の改定では栄養マネジメント加算における管理栄養士配置要件の経過措置が廃止され，栄養マネジメント加算が引き上げられた。さらに低所得者等に対して施設が食事提供のための体制を整えている場合には，人件費（労務費）・水光熱費相当額として**食事提供体制加算**を1日当たり30単位または48単位を算定することができる（平成30年の改正で経過措置は継続となった）。

◆3 管理栄養士・栄養士の配置

平成21（2009）年から栄養マネジメント加算，経口移行加算，経口維持加算，療養食加算が障害福祉サービス報酬として算定されることとなり，利用者のQOLの向上，施設の運営面の充実を図る上で，加算の算定条件となっている管理栄養士・栄養士の配置が求められている。平成24（2012）年の障害福祉サービス報酬費等の改定では，栄養士配置加算の基本報酬への組み込みに伴い，管理栄養士・栄養士が配置されていない場合，もしくは配置されている管理栄養士・栄養士が常勤でない場合には，利用定員に応じ1日につき所定単位数が減算されることとなった。

障害者の日常生活及び社会生活を総合的に支援するための法律に基づく指定障害者支援施設等の人員，設備及び運営に関する基準について：平成19年1月26日障発第0126001号

巻末資料

Contents

1．大量調理施設衛生管理マニュアル（抜粋）

平成9年3月24日衛食第85号別添
最終改正：平成29年6月16日生食発0616第1号

Ⅰ．趣旨

本マニュアルは，集団給食施設等における食中毒を予防するために，HACCPの概念に基づき，調理過程における重要管理事項として，

① 原材料受入れ及び下処理段階における管理を徹底すること。

② 加熱調理食品については，中心部まで十分加熱し，食中毒菌等（ウイルスを含む。以下同じ）を死滅させること。

③ 加熱調理後の食品及び非加熱調理食品の二次汚染防止を徹底すること。

④ 食中毒菌が付着した場合に菌の増殖を防ぐため，原材料及び調理後の食品の温度管理を徹底すること。

等を示したものである。

集団給食施設等においては，衛生管理体制を確立し，これらの重要管理事項について，点検・記録を行うとともに，必要な改善措置を講じる必要がある。また，これを遵守するため，更なる衛生知識の普及啓発に努める必要がある。

なお，本マニュアルは同一メニューを1回300食以上又は1日750食以上を提供する調理施設に適用する。

Ⅱ．重要管理事項

1．原材料の受入れ・下処理段階における管理

(1) 原材料については，品名，仕入元の名称及び所在地，生産者（製造又は加工者を含む。）の名称及び所在地，ロットが確認可能な情報(年月日表示又はロット番号）並びに仕入れ年月日を記録し，1年間保管すること。

(2) 原材料について納入業者が定期的に実施する微生物及び理化学検査の結果を提出させること。その結果については，保健所に相談するなどして，原材料として不適と判断した場合には，納入業者の変更等適切な措置を講じること。検査結果については，1年間保管すること。

(3) 加熱せずに喫食する食品（牛乳，発酵乳，プリン等容器包装に入れられ，かつ，殺菌された食品を除く。）については，乾物や摂取量が少ない食品も含め，製造加工業者の衛生管理の体制について保健所の監視票，食品等事業者の自主管理記録票等により確認するとともに，製造加工業者が従事者の健康状態の確認等ノロウイルス対策を適切に行っているかを確認すること。

(4) 原材料の納入に際しては調理従事者等が必ず立ち合い，検収場で品質，鮮度，品温（納入業者が運搬の際，別添1（p.101，表7.2）に従い，適切な温度管理を行っていたかどうかを含む。），異物の混入等につき，点検を行い，その結果を記録すること。

(5) 原材料の納入に際しては，缶詰，乾物，調味料等常温保存可能なものを除き，食肉類，魚介類，野菜類等の生鮮食品については1回で使い切る量を調理当日に仕入れるようにすること。

(6) 野菜及び果物を加熱せずに供する場合には，別添2（p.301～303）に従い，流水（食品製造用水[*1]として用いるもの。以下同じ。）で十分洗浄し，必要に応じて次亜塩素酸ナトリウム等で殺菌[*2]した後，流水で十分すすぎ洗いを行うこと。特に高齢者，若齢者及び抵抗力の弱い者を対象とした食事を提供する施設で，加熱せずに供する場合（表皮を除去する場合を除く。）には，殺菌を行うこと。

[*1] 従前の「飲用適の水」に同じ。(「食品，添加物等の規格基準」（昭和34年厚生省告示第370号）の改正により用語のみ読み替えたもの。定義については同告示の「第1　食品　B　食品一般の製造，加工及び調理基準」を参照のこと。)

[*2] 次亜塩素酸ナトリウム溶液又はこれと同等の効果を有する亜塩素酸水（きのこ類を除く。），亜塩素酸ナトリウム溶液（生食用野菜に限る。），過酢酸製剤，次亜塩素酸水並びに食品添加物として使用できる有機酸溶液。これらを使用する場合，食品衛生法で規定する「食品，添加物等の規格基準」を遵守すること。

2．加熱調理食品の加熱温度管理

加熱調理食品は，別添2に従い，中心部温度計を用いるなどにより，中心部が75℃で1分間以上（二枚貝等ノロウイルス汚染のおそれのある食品の場合は85～90℃で90秒間以上）又はこれと同等以上まで加熱されていることを確認するとともに，温度と時間の記録を行うこと。

3．二次汚染の防止

(1) 調理従事者等（食品の盛付け・配膳等，食品に接触する可能性のある者及び臨時職員を含む。以下同じ。）は，次に定める場合には，別添２に従い，必ず流水・石けんによる手洗いによりしっかりと２回（その他の時には丁寧に１回）手指の洗浄及び消毒を行うこと。なお，使い捨て手袋を使用する場合にも，原則として次に定める場合に交換を行うこと。

① 作業開始前及び用便後

② 汚染作業区域から非汚染作業区域に移動する場合

③ 食品に直接触れる作業にあたる直前

④ 生の食肉類，魚介類，卵殻等微生物の汚染源となるおそれのある食品等に触れた後，他の食品や器具等に触れる場合

⑤ 配膳の前

(2) 原材料は，隔壁等で他の場所から区分された専用の保管場に保管設備を設け，食肉類，魚介類，野菜類等，食材の分類ごとに区分して保管すること。

この場合，専用の衛生的なふた付き容器に入れ替えるなどにより，原材料の包装の汚染を保管設備に持ち込まないようにするとともに，原材料の相互汚染を防ぐこと。

(3) 下処理は汚染作業区域で確実に行い，非汚染作業区域を汚染しないようにすること。

(4) 包丁，まな板などの器具，容器等は用途別及び食品別（下処理用にあっては，魚介類用，食肉類用，野菜類用の別，調理用にあっては，加熱調理済み食品用，生食野菜用，生食魚介類用の別）にそれぞれ専用のものを用意し，混同しないようにして使用すること。

(5) 器具，容器等の使用後は，別添２に従い，全面を流水で洗浄し，さらに80℃，５分間以上の加熱又はこれと同等の効果を有する方法[*3]で十分殺菌した後，乾燥させ，清潔な保管庫を用いるなどして衛生的に保管すること。

なお，調理場内における器具，容器等の使用後の洗浄・殺菌は，原則として全ての食品が調理場から搬出された後に行うこと。

また，器具，容器等の使用中も必要に応じ，同様の方法で熱湯殺菌を行うなど，衛生的に使用すること。この場合，洗浄水等が飛散しないように行うこと。なお，原材料用に使用した器具，容器等をそのまま調理後の食品用に使用するようなことは，けっして行わないこと。

(6) まな板，ざる，木製の器具は汚染が残存する可能性が高いので，特に十分な殺菌[*4]に留意すること。なお，木製の器具は極力使用を控えることが望ましい。

(7) フードカッター，野菜切り機等の調理機械は，最低１日１回以上，分解して洗浄・殺菌[*5]した後，乾燥させること。

(8) シンクは原則として用途別に相互汚染しないように設置すること。特に，加熱調理用食材，非加熱調理用食材，器具の洗浄等に用いるシンクを必ず別に設置すること。また，二次汚染を防止するため，洗浄・殺菌[*5]し，清潔に保つこと。

(9) 食品並びに移動性の器具及び容器の取り扱いは，床面からの跳ね水等による汚染を防止するため，床面から60㎝以上の場所で行うこと。ただし，跳ね水等からの直接汚染が防止できる食缶等で食品を取り扱う場合には，30㎝以上の台にのせて行うこと。

(10) 加熱調理後の食品の冷却，非加熱調理食品の下処理後における調理場等での一時保管等は，他からの二次汚染を防止するため，清潔な場所で行うこと。

(11) 調理終了後の食品は衛生的な容器にふたをして保存し，他からの二次汚染を防止すること。

(12) 使用水は食品製造用水を用いること。また，使用水は，色，濁り，におい，異物のほか，貯水槽を設置している場合や井戸水等を殺菌・ろ過して使用する場合には，遊離残留塩素が0.1㎎/L以上であることを始業前及び調理作業終了後に毎日検査し，記録すること。

[*3] 塩素系消毒剤（次亜塩素酸ナトリウム，亜塩素酸水，次亜塩素酸水等）やエタノール系消毒剤には，ノロウイルスに対する不活化効果を期待できるものがある。使用する場合，濃度・方法等，製品の指示を守って使用すること。浸漬により使用することが望ましいが，浸漬が困難な場合にあっては，不織布等に十分浸み込ませて清拭すること。

（参考文献）「平成27年度ノロウイルスの不活化条件に関する調査報告書」(http://www.mhlw.go.jp/file/06-Seisakujouhou-11130500-Shokuhinanzenbu/0000125854.pdf)

[*4] 大型のまな板やざる等，十分な洗浄が困難な器具については，亜塩素酸水又は次亜塩素酸ナトリウム等の塩素系消毒剤に浸漬するなどして消毒を行うこと。

[*5] 80℃で５分間以上の加熱又はこれと同等の効果を有する方法（[*3]参照）。

4．原材料及び調理済み食品の温度管理

(1) 原材料は，別添１に従い，戸棚，冷凍又は

（別添 3）調理後の食品の温度管理に係る記録の取り方について
（調理終了後提供まで 30 分以上を要する場合）

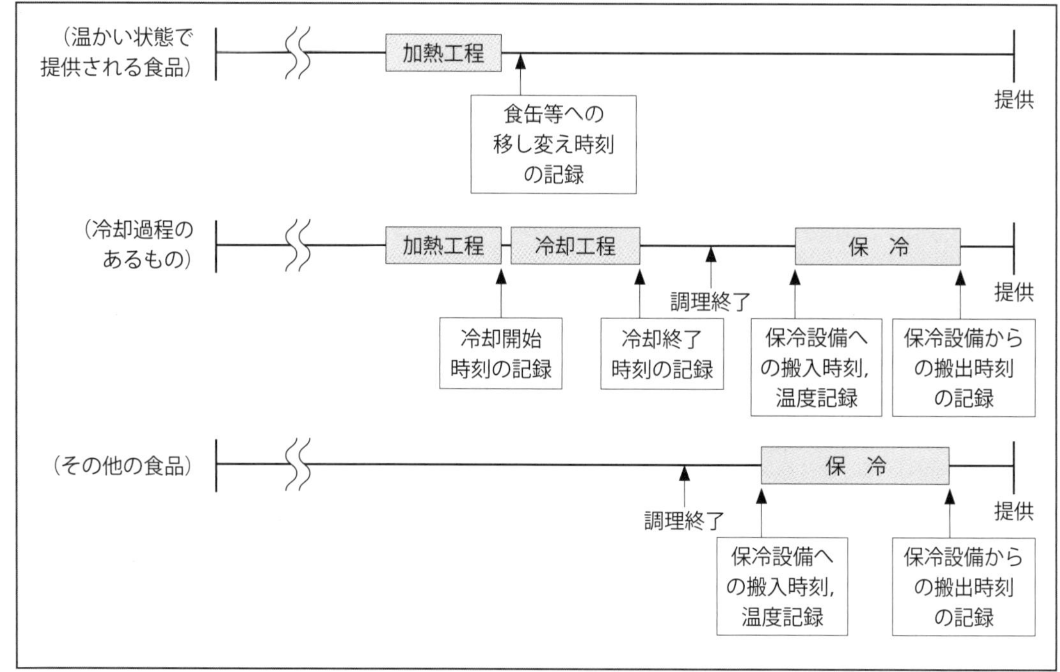

冷蔵設備に適切な温度で保存すること。また，原材料搬入時の時刻，室温及び冷凍又は冷蔵設備内温度を記録すること。

（2）冷凍又は冷蔵設備から出した原材料は，速やかに下処理，調理を行うこと。非加熱で供される食品については，下処理後速やかに調理に移行すること。

（3）調理後直ちに提供される食品以外の食品は，食中毒菌の増殖を抑制するために，10℃以下又は 65℃以上で管理することが必要である（別添 3 参照）。

① 加熱調理後，食品を冷却する場合には，食中毒菌の発育至適温度帯（約 20℃～ 50℃）の時間を可能な限り短くするため，冷却機を用いたり，清潔な場所で衛生的な容器に小分けするなどして，30 分以内に中心温度を 20℃付近（又は 60 分以内に中心温度を 10℃付近）まで下げるよう工夫すること。

この場合，冷却開始時刻，冷却終了時刻を記録すること。

② 調理が終了した食品は速やかに提供できるよう工夫すること。

調理終了後 30 分以内に提供できるものについては，調理終了時刻を記録すること。また，調理終了後提供まで 30 分以上を要する場合は次のア及びイによること。

ア　温かい状態で提供される食品については，調理終了後速やかに保温食缶等に移し保存すること。この場合，食缶等へ移し替えた時刻を記録すること。

イ　その他の食品については，調理終了後提供まで 10℃以下で保存すること。

この場合，保冷設備への搬入時刻，保冷設備内温度及び保冷設備からの搬出時刻を記録すること。

③ 配送過程においては保冷又は保温設備のある運搬車を用いるなど，10℃以下又は 65℃以上の適切な温度管理を行い配送し，配送時刻の記録を行うこと。

また，65℃以上で提供される食品以外の食品については，保冷設備への搬入時刻及び保冷設備内温度の記録を行うこと。

④ 共同調理施設等で調理された食品を受け入れ，提供する施設においても，温かい状態で提供される食品以外の食品であって，提供まで 30 分以上を要する場合は提供まで 10℃以下で保存すること。

この場合，保冷設備への搬入時刻，保冷設備内温度及び保冷設備からの搬出時刻を記録すること。

（4）調理後の食品は，調理終了後から 2 時間以内に喫食することが望ましい。

5．その他

(1) 施設設備の構造

① 隔壁等により，汚水溜，動物飼育場，廃棄物集積場等不潔な場所から完全に区別されていること。

② 施設の出入口及び窓は極力閉めておくとともに，外部に開放される部分には網戸，エアカーテン，自動ドア等を設置し，ねずみや昆虫の侵入を防止すること。

③ 食品の各調理過程ごとに，汚染作業区域（検収場，原材料の保管場，下処理場），非汚染作業区域（さらに準清潔作業区域（調理場）と清潔作業区域（放冷・調製場，製品の保管場）に区分される。）を明確に区別すること。なお，各区域を固定し，それぞれを壁で区画する，床面を色別する，境界にテープをはる等により明確に区画することが望ましい。

④ 手洗い設備，履き物の消毒設備（履き物の交換が困難な場合に限る。）は，各作業区域の入り口手前に設置すること。

なお，手洗い設備は，感知式の設備等で，コック，ハンドル等を直接手で操作しない構造のものが望ましい。

⑤ 器具，容器等は，作業動線を考慮し，予め適切な場所に適切な数を配置しておくこと。

⑥ 床面に水を使用する部分にあっては，適当な勾配（100分の2程度）及び排水溝（100分の2から4程度の勾配を有するもの）を設けるなど排水が容易に行える構造であること。

⑦ シンク等の排水口は排水が飛散しない構造であること。

⑧ 全ての移動性の器具，容器等を衛生的に保管するため，外部から汚染されない構造の保管設備を設けること。

⑨ 便所等

ア 便所，休憩室及び更衣室は，隔壁により食品を取り扱う場所と必ず区分されていること。なお，調理場等から3m以上離れた場所に設けられていることが望ましい。

イ 便所には，専用の手洗い設備，専用の履き物が備えられていること。また，便所は，調理従事者等専用のものが設けられていることが望ましい。

⑩ その他

施設は，ドライシステム化を積極的に図ることが望ましい。

(2) 施設設備の管理

① 施設・設備は必要に応じて補修を行い，施設の床面（排水溝を含む。），内壁のうち床面から1mまでの部分及び手指の触れる場所は1日に1回以上，施設の天井及び内壁のうち床面から1m以上の部分は1月に1回以上清掃し，必要に応じて，洗浄・消毒を行うこと。施設の清掃は全ての食品が調理場内から完全に搬出された後に行うこと。

② 施設におけるねずみ，昆虫等の発生状況を1月に1回以上巡回点検するとともに，ねずみ，昆虫の駆除を半年に1回以上（発生を確認した時にはその都度）実施し，その実施記録を1年間保管すること。また，施設及びその周囲は，維持管理を適切に行うことにより，常に良好な状態に保ち，ねずみや昆虫の繁殖場所の排除に努めること。

なお，殺そ剤又は殺虫剤を使用する場合には，食品を汚染しないようその取扱いに十分注意すること。

③ 施設は，衛生的な管理に努め，みだりに部外者を立ち入らせたり，調理作業に不必要な物品等を置いたりしないこと。

④ 原材料を配送用包装のまま非汚染作業区域に持ち込まないこと。

⑤ 施設は十分な換気を行い，高温多湿を避けること。調理場は湿度80%以下，温度は25℃以下に保つことが望ましい。

⑥ 手洗い設備には，手洗いに適当な石けん，爪ブラシ，ペーパータオル，殺菌液等を定期的に補充し，常に使用できる状態にしておくこと。

⑦ 水道事業により供給される水以外の井戸水等の水を使用する場合には，公的検査機関，厚生労働大臣の登録検査機関等に依頼して，年2回以上水質検査を行うこと。検査の結果，飲用不適とされた場合は，直ちに保健所長の指示を受け，適切な措置を講じること。なお，検査結果は1年間保管すること。

⑧ 貯水槽は清潔を保持するため，専門の業者に委託して，年1回以上清掃すること。

なお，清掃した証明書は1年間保管すること。

⑨ 便所については，業務開始前，業務中及び業務終了後等定期的に清掃及び消毒剤による消毒を行って衛生的に保つこと[*6]。

⑩ 施設（客席等の飲食施設，ロビー等の共用施設を含む。）において利用者等が嘔吐した場合には，消毒剤を用いて迅速かつ適切に嘔吐物の処理を行うこと[*6]により，利用者及び調理従事者等へのノロウイルス感染及び施設の汚染防止に努めること。

＊6「ノロウイルスに関するQ&A」（厚生労働省）を参照のこと。

(3) 検食の保存

検食は，原材料及び調理済み食品を食品ごとに50g程度ずつ清潔な容器（ビニール袋等）に入れ，密封し，－20℃以下で2週間以上保存すること。

なお，原材料は，特に，洗浄・殺菌等を行わず，購入した状態で，調理済み食品は配膳後の状態で保存すること。

(4) 調理従事者等の衛生管理

① 調理従事者等は，便所及び風呂等における衛生的な生活環境を確保すること。また，ノロウイルスの流行期には十分に加熱された食品を摂取する等により感染防止に努め，徹底した手洗いの励行を行うなど自らが施設や食品の汚染の原因とならないように措置するとともに，体調に留意し，健康な状態を保つように努めること。

② 調理従事者等は，毎日作業開始前に，自らの健康状態を衛生管理者に報告し，衛生管理者はその結果を記録すること。

③ 調理従事者等は臨時職員も含め，定期的な健康診断及び月に1回以上の検便を受けること。検便検査[注7]には，腸管出血性大腸菌の検査を含めることとし，10月から3月までの間には月に1回以上又は必要に応じて[注8]ノロウイルスの検便検査に努めること。

④ ノロウイルスの無症状病原体保有者であることが判明した調理従事者等は，検便検査においてノロウイルスを保有していないことが確認されるまでの間，食品に直接触れる調理作業を控えるなど適切な措置をとることが望ましいこと。

⑤ 調理従事者等は下痢，嘔吐，発熱などの症状があった時，手指等に化膿創があった時は調理作業に従事しないこと。

⑥ 下痢又は嘔吐等の症状がある調理従事者等については，直ちに医療機関を受診し，感染性疾患の有無を確認すること。ノロウイルスを原因とする感染性疾患による症状と診断された調理従事者等は，検便検査においてノロウイルスを保有していないことが確認されるまでの間，食品に直接触れる調理作業を控えるなど適切な処置をとることが望ましいこと。

⑦ 調理従事者等が着用する帽子，外衣は毎日専用で清潔なものに交換すること。

⑧ 下処理場から調理場への移動の際には，外衣，履き物の交換等を行うこと。（履き物の交換が困難な場合には履き物の消毒を必ず行うこと。）

⑨ 便所には，調理作業時に着用する外衣，帽子，履き物のまま入らないこと。

⑩ 調理，点検に従事しない者が，やむを得ず，調理施設に立ち入る場合には，専用の清潔な帽子，外衣及び履き物を着用させ，手洗い及び手指の消毒を行わせること。

⑪ 食中毒が発生した時の原因究明を確実に行うため，原則として，調理従事者等は当該施設で調理された食品を喫食しないこと。

ただし，原因究明に支障を来さないための措置が講じられている場合はこの限りでない。（試食担当者を限定すること等）

注7 ノロウイルスの検査に当たっては，遺伝子型によらず，概ね便1g当たり10^5オーダーのノロウイルスを検出できる検査法を用いることが望ましい。ただし，検査結果が陰性であっても検査感度によりノロウイルスを保有している可能性を踏まえた衛生管理が必要である。

注8 ノロウイルスの検便検査の実施に当たっては，調理従事者の健康確認の補完手段とする場合，家族等に感染性胃腸炎が疑われる有症者がいる場合，病原微生物検出情報においてノロウイルスの検出状況が増加している場合などの各食品等事業者の事情に応じ判断すること。

(5) その他

① 加熱調理食品にトッピングする非加熱調理食品は，直接喫食する非加熱調理食品と同様の衛生管理を行い，トッピングする時期は提供までの時間が極力短くなるようにすること。

② 廃棄物（調理施設内で生じた廃棄物及び返却された残渣をいう。）の管理は，次のように行うこと。

ア 廃棄物容器は，汚臭，汚液がもれないように管理するとともに，作業終了後は速やかに清掃し，衛生上支障のないように保持すること。

イ 返却された残渣は非汚染作業区域に持ち込まないこと。

ウ 廃棄物は，適宜集積場に搬出し，作業場に放置しないこと。

エ 廃棄物集積場は，廃棄物の搬出後清掃するなど，周囲の環境に悪影響を及ぼさないよう管理すること。

Ⅲ．衛生管理体制

1．衛生管理体制の確立

(1) 調理施設の経営者又は学校長等施設の運営管理責任者（以下「責任者」という。）は，施設の衛生管理に関する責任者（以下「衛生管理者」という。）を指名すること。

なお，共同調理施設等で調理された食品を受け入れ，提供する施設においても，衛生管理者を指名すること。

(2) 責任者は，日頃から食材の納入業者についての情報の収集に努め，品質管理の確かな業者から食材を購入すること。また，継続的に購入する場合は，配送中の保存温度の徹底を指示するほか，納入業者が定期的に行う原材料の微生物検査等の結果の提出を求めること。

(3) 責任者は，衛生管理者に別紙点検表（略）に基づく点検作業を行わせるとともに，そのつど点検結果を報告させ，適切に点検が行われたことを確認すること。点検結果については，1年間保管すること。

(4) 責任者は，点検の結果，衛生管理者から改善不能な異常の発生の報告を受けた場合，食材の返品，メニューの一部削除，調理済み食品の回収等必要な措置を講ずること。

(5) 責任者は，点検の結果，改善に時間を要する事態が生じた場合，必要な応急処置を講じるとともに，計画的に改善を行うこと。

(6) 責任者は，衛生管理者及び調理従事者等に対して衛生管理及び食中毒防止に関する研修に参加させるなど必要な知識・技術の周知徹底を図ること。

(7) 責任者は，調理従事者等を含め職員の健康管理及び健康状態の把握を組織的・継続的に行い，調理従事者等の感染及び調理従事者等からの施設汚染の防止に努めること。

(8) 責任者は，衛生管理者に毎日作業開始前に，各調理従事者等の健康状態を確認させ，その結果を記録させること。

(9) 責任者は，調理従事者等に定期的な健康診断及び月に1回以上の検便を受けさせること。検便検査には，腸管出血性大腸菌の検査を含めることとし，10月から3月の間には月に一回以上又は必要に応じてノロウイルスの検便検査を受けさせるよう努めること。

(10) 責任者は，ノロウイルスの無症状病原体保有者であることが判明した調理従事者等を，検便検査においてノロウイルスを保有していないことが確認されるまでの間，食品に直接触れる調理作業を控えさせるなど適切な措置をとることが望ましいこと。

(11) 責任者は，調理従事者等が下痢，嘔吐，発熱などの症状があった時，手指等に化膿創があった時は調理作業に従事させないこと。

(12) 責任者は，下痢又は嘔吐等の症状がある調理従事者等について，直ちに医療機関を受診させ，感染性疾患の有無を確認すること。ノロウイルスを原因とする感染性疾患による症状と診断された調理従事者等は，検便検査においてノロウイルスを保有していないことが確認されるまでの間，食品に直接触れる調理作業を控えさせるなど適切な処置をとることが望ましいこと。

(13) 責任者は，調理従事者等について，ノロウイルスにより発症した調理従事者等と一緒に感染の原因と考えられる食事を喫食するなど，同一の感染機会があった可能性がある調理従事者等について速やかにノロウイルスの検便検査を実施し，検査の結果ノロウイルスを保有していないことが確認されるまでの間，調理に直接従事することを控えさせる等の手段を講じることが望ましいこと。

(14) 献立の作成に当たっては，施設の人員等の能力に余裕を持った献立作成を行うこと。

(15) 献立ごとの調理工程表の作成に当たっては，次の事項に留意すること。

ア　調理従事者等の汚染作業区域から非汚染作業区域への移動を極力行わないようにすること。

イ　調理従事者等の一日ごとの作業の分業化を図ることが望ましいこと。

ウ　調理終了後速やかに喫食されるよう工夫すること。

また，衛生管理者は調理工程表に基づき，調理従事者等と作業分担等について事前に十分な打合せを行うこと。

(16) 施設の衛生管理全般について，専門的な知識を有する者から定期的な指導，助言を受けることが望ましい。また，従事者の健康管理については，労働安全衛生法等関係法令に基づき産業医等から定期的な指導，助言を受けること。

(17) 高齢者や乳幼児が利用する施設等においては，平常時から施設長を責任者とする危機管理体制を整備し，感染拡大防止のための組織対応を文書化するとともに，具体的な対応訓練を行っておくことが望ましいこと。また，従業員あるいは利用者において下痢・嘔吐等の発生を迅速に把握するために，定常的に有症状者数を調査・監視することが望ましいこと。

(別添2) 標準作業書

(手洗いマニュアル)

① 水で手をぬらし石けんをつける。

② 指，腕を洗う。特に，指の間，指先をよく洗

う。(30 秒程度)
③ 石けんをよく洗い流す。(20 秒程度)
④ 使い捨てペーパータオル等でふく。(タオル等の共用はしないこと。)
⑤ 消毒用のアルコールをかけて手指によくすりこむ。
(本文のⅡ 3 (1) で定める場合には，①から③までの手順を 2 回実施する。)
(器具等の洗浄・殺菌マニュアル)
1．調理機械
① 機械本体・部品を分解する。なお，分解した部品は床にじか置きしないようにする。
② 食品製造用水（40℃程度の微温水が望ましい。）で 3 回水洗いする。
③ スポンジタワシに中性洗剤又は弱アルカリ性洗剤をつけてよく洗浄する。
④ 食品製造用水（40℃程度の微温水が望ましい。）でよく洗剤を洗い流す。
⑤ 部品は 80℃で 5 分間以上の加熱又はこれと同等の効果を有する方法[*1]で殺菌を行う。
⑥ よく乾燥させる。
⑦ 機械本体・部品を組み立てる。
⑧ 作業開始前に 70% アルコール噴霧又はこれと同等の効果を有する方法で殺菌を行う。
2．調理台
① 調理台周辺の片づけを行う。
② 食品製造用水（40℃程度の微温水が望ましい。）で 3 回水洗いする。
③ スポンジタワシに中性洗剤又は弱アルカリ性洗剤をつけてよく洗浄する。
④ 食品製造用水（40℃程度の微温水が望ましい。）でよく洗剤を洗い流す。
⑤ よく乾燥させる。
⑥ 70% アルコール噴霧又はこれと同等の効果を有する方法[*1]で殺菌を行う。
⑦ 作業開始前に⑥と同様の方法で殺菌を行う。
3．まな板，包丁，へら等
① 食品製造用水（40℃程度の微温水が望ましい。）で 3 回水洗いする。
② スポンジタワシに中性洗剤又は弱アルカリ性洗剤をつけてよく洗浄する。
③ 食品製造用水（40℃程度の微温水が望ましい。）でよく洗剤を洗い流す。
④ 80℃で 5 分間以上の加熱又はこれと同等の効果を有する方法[*2]で殺菌を行う。
⑤ よく乾燥させる。
⑥ 清潔な保管庫にて保管する。
4．ふきん，タオル等
① 食品製造用水（40℃程度の微温水が望ましい。）で 3 回水洗いする。
② 中性洗剤又は弱アルカリ性洗剤をつけてよく洗浄する。
③ 食品製造用水（40℃程度の微温水が望ましい。）でよく洗剤を洗い流す。
④ 100℃で 5 分間以上煮沸殺菌を行う。
⑤ 清潔な場所で乾燥，保管する。

[*1] 塩素系消毒剤（次亜塩素酸ナトリウム，亜塩素酸水，次亜塩素酸水等）やエタノール系消毒剤には，ノロウイルスに対する不活化効果を期待できるものがある。使用する場合，濃度・方法等，製品の指示を守って使用すること。浸漬により使用することが望ましいが，浸漬が困難な場合にあっては，不織布等に十分浸み込ませて清拭すること。(参考文献)「平成 27 年度ノロウイルスの不活化条件に関する調査報告書」(http://www.mhlw.go.jp/file/06-Seisakujouhou-11130500-Shokuhinanzenbu/0000125854.pdf)

[*2] 大型のまな板やざる等，十分な洗浄が困難な器具については，亜塩素酸水又は次亜塩素酸ナトリウム等の塩素系消毒剤に浸漬するなどして消毒を行うこと。

(原材料等の保管管理マニュアル)
1．野菜・果物[*3]
① 衛生害虫，異物混入，腐敗・異臭等がないか点検する。異常品は返品又は使用禁止とする。
② 各材料ごとに，50g 程度ずつ清潔な容器（ビニール袋等）に密封して入れ，－ 20℃以下で 2 週間以上保存する。(検食用)
③ 専用の清潔な容器に入れ替えるなどして，10℃前後で保存する。(冷凍野菜は－ 15℃以下)
④ 流水で 3 回以上水洗いする。
⑤ 中性洗剤で洗う。
⑥ 流水で十分すすぎ洗いする。
⑦ 必要に応じて，次亜塩素酸ナトリウム等[*4]で殺菌した[注5]後，流水で十分すすぎ洗いする。
⑧ 水切りする。
⑨ 専用のまな板，包丁でカットする。
⑩ 清潔な容器に入れる。
⑪ 清潔なシートで覆い（容器がふた付きの場合を除く），調理まで 30 分以上を要する場合には，10℃以下で冷蔵保存する。

[*3] 表面の汚れが除去され，分割・細切されずに皮付きで提供されるみかん等の果物にあっては，③から⑧までを省略して差し支えない。

[*4] 次亜塩素酸ナトリウム溶液（200㎎ /L で 5 分間又は 100㎎ /L で 10 分間）又はこれと同等の効果を有する亜塩素酸水（きのこ類を除く。），亜塩素酸ナトリウム溶液（生食用野菜に限る。），

過酢酸製剤，次亜塩素酸水並びに食品添加物として使用できる有機酸溶液。これらを使用する場合，食品衛生法で規定する「食品，添加物等の規格基準」を遵守すること。

＊5 高齢者，若齢者及び抵抗力の弱い者を対象とした食事を提供する施設で，加熱せずに供する場合（表皮を除去する場合を除く。）には，殺菌を行うこと。

2．魚介類，食肉類

① 衛生害虫，異物混入，腐敗・異臭等がないか点検する。異常品は返品又は使用禁止とする。

② 各材料ごとに，50g 程度ずつ清潔な容器（ビニール袋等）に密封して入れ，−20℃以下で2週間以上保存する。（検食用）

③ 専用の清潔な容器に入れ替えるなどして，食肉類については10℃以下，魚介類については5℃以下で保存する（冷凍で保存するものは−15℃以下）。

④ 必要に応じて，次亜塩素酸ナトリウム等＊6で殺菌した後，流水で十分すすぎ洗いする。

⑤ 専用のまな板，包丁でカットする。

⑥ 速やかに調理へ移行させる。

＊6 次亜塩素酸ナトリウム溶液（200mg/L で5分間又は 100mg/L で 10 分間）又はこれと同等の効果を有する亜塩素酸水，亜塩素酸ナトリウム溶液（魚介類を除く。），過酢酸製剤（魚介類を除く。），次亜塩素酸水，次亜臭素酸水（魚介類を除く。）並びに食品添加物として使用できる有機酸溶液。これらを使用する場合，食品衛生法で規定する「食品，添加物等の規格基準」を遵守すること。

（加熱調理食品の中心温度及び加熱時間の記録マニュアル）

1．揚げ物

① 油温が設定した温度以上になったことを確認する。

② 調理を開始した時間を記録する。

③ 調理の途中で適当な時間を見はからって食品の中心温度を校正された温度計で3点以上測定し，全ての点において75℃以上に達していた場合には，それぞれの中心温度を記録するとともに，その時点からさらに1分以上加熱を続ける（二枚貝等ノロウイルス汚染のおそれのある食品の場合は 85 ～ 90℃で 90 秒間以上）。

④ 最終的な加熱処理時間を記録する。

⑤ なお，複数回同一の作業を繰り返す場合には，油温が設定した温度以上であることを確認・記録し，①～④で設定した条件に基づき，加熱処理を行う。油温が設定した温度以上に達していない場合には，油温を上昇させるため必要な措置を講ずる。

2．焼き物及び蒸し物

① 調理を開始した時間を記録する。

② 調理の途中で適当な時間を見はからって食品の中心温度を校正された温度計で3点以上測定し，全ての点において75℃以上に達していた場合には，それぞれの中心温度を記録するとともに，その時点からさらに1分以上加熱を続ける（二枚貝等ノロウイルス汚染のおそれのある食品の場合は 85 ～ 90℃で 90 秒間以上）。

③ 最終的な加熱処理時間を記録する。

④ なお，複数回同一の作業を繰り返す場合には，①～③で設定した条件に基づき，加熱処理を行う。この場合，中心温度の測定は，最も熱が通りにくいと考えられる場所の一点のみでもよい。

3．煮物及び炒め物

調理の順序は食肉類の加熱を優先すること。食肉類，魚介類，野菜類の冷凍品を使用する場合には，十分解凍してから調理を行うこと。

① 調理の途中で適当な時間を見はからって，最も熱が通りにくい具材を選び，食品の中心温度を校正された温度計で3点以上（煮物の場合は1点以上）測定し，全ての点において75℃以上に達していた場合には，それぞれの中心温度を記録するとともに，その時点からさらに1分以上加熱を続ける（二枚貝等ノロウイルス汚染のおそれのある食品の場合は 85 ～ 90℃で 90 秒間以上）。

なお，中心温度を測定できるような具材がない場合には，調理釜の中心付近の温度を3点以上（煮物の場合は1点以上）測定する。

② 複数回同一の作業を繰り返す場合にも，同様に点検・記録を行う。

2．院外調理における衛生管理指針（ガイドライン）（抜粋）

平成8年4月24日指第24号

第1　目的

本指針は，入院患者等に対する病院内での食事の提供を院外調理方式により行う場合において，調理加工施設を設置又は運営もしくは管理する者が，衛生管理に関して自主的に遵守すべき事項を定め，食中毒等の発生を予防し，入院患者等に提供する食品の安全性を確保することを目的とするものである。

第2　用語の定義

（略）

第3　院外調理における衛生管理

1．院外調理を行う調理加工施設は，食品衛生法（昭和22年法律第233号）及び医療法（昭和23年法律第205号）に定める衛生に関する基準を満たしていなければならないこと。

2．本指針は，第4「調理加工施設の一般規定」に記された構造設備及び衛生管理に関する規定を満たしている調理加工施設において，HACCPを用いた自主衛生管理が実施されることを前提として作成されたものであること。

第4　調理加工施設の一般規定

1．構造設備

(1) 構造設備の一般規定

ア．作業区域は，適切な衛生状態のもとで作業を行うための十分な広さを有すること。

イ．作業区域の構造及びレイアウトは，食品の汚染を防ぎ，建物の清潔な部分と汚染した部分を明確に分離したものであること。

(2) 食品の取扱，処理，加工及び製造区域の構造設備の個別規定

ア．床は洗浄消毒が容易で，防水性材料で作られ，排水を良好にするように傾斜がつけられたもの又は傾斜のついていない床にあっては水を容易に除去できる構造であること。

イ．内壁は耐久性のある不浸透性材料で作られ，表面が平滑で，清掃が容易な構造であること。

ウ．天井は清掃が容易で，塵埃が溜まりにくい構造であること。

エ．ドアは耐久性のある材料で作られ，清掃が容易な構造であること。また，手動で開閉することにより食品を汚染するおそれのあるドア（冷凍・冷蔵設備のドアを除く）については，自動開閉ができること。

オ．適切な換気装置及び必要に応じて強制排気装置を有すること。

カ．自然光又は人工光により十分な照度が得られていること。また，照明装置は，電球又は蛍光灯の破損時に破片が食品の上に落下しない構造となっていること。

キ．適切な数の手指の洗浄消毒設備が設けられていること。

ク．作業区域及び水洗トイレには，手洗い設備が設けられていること。

ケ．施設，装置，設備及び機械・器具の清掃設備を有すること。

(3) 冷凍・冷蔵設備の構造設備規定

ア．(2)のア～エ及びカの要件に適合していること。

イ．必要に応じ，適切な温度を保つことができるよう十分な冷凍・冷蔵設備が設けられていること。

ウ．食材，原材料等を保管する冷凍・冷蔵設備と，調理加工後の食品を保管する冷凍・冷蔵設備とは明確に分離されていること。

(4) 昆虫，鼠族，鳥等の有害な小動物の侵入を防ぐ適切な設備を設けること。

(5) まな板，容器，コンベアベルト等の機械・器具は耐腐食性に優れた材質で作られ，洗浄消毒が容易なものであること。

(6) ナイフ，包丁等は洗浄消毒が容易なものであること。

(7) 食品廃棄物を専用に収容するため，耐腐食性かつ不浸透性の材質で作られ，清掃が容易で運搬しやすい構造の容器を必要数備えること。また，1日の作業が終了した時点で，当該容器が空になっていない場合には，これらの容器を保管する廃棄物保管場所が設けられていること。この廃棄物保管場所は，低温に保つことができ，食品の汚染や臭気の拡散を防ぐことができる構造とすること。

(8) 給水設備は，圧力のかけられた十分な量の飲用適の水を適切に供給できるものであること。ただし，例外として，食品を汚染させる危険性がない場合に限り，飲用適の水の配管と明確に区別された専用の配管により，消火，冷凍・冷蔵設備の冷却用等として，飲用に適しない水を供給することが認められること。この場合，飲用に適しない水の配管を他の目的で使用して

はならないこと。

(9) 適切な能力を有する衛生的な排水処理設備を有すること。

(10) 水洗トイレ及び更衣室は平滑で防水性があり，洗浄可能な内壁及び床を備えていること。また，水洗トイレの開口部は作業区域に直接つながっていてはならないこと。

(11) 手洗い設備は，自動式又は足踏み式等の蛇口を手で操作しない方式であること。また，手洗い設備には，手指の洗浄剤，手指消毒器及び使捨てのタオル又は温風手指乾燥機等が備えられていること。

(12) 定期的又は恒常的な検査が必要な場合には，専用に使用する適切な器具を備えた施錠できる検査室を有すること。

(13) 洗浄剤，消毒剤，殺鼠剤，殺虫剤その他食品を汚染させるおそれのある薬剤を保管するための施錠可能な場所（薬品庫又は棚）を有すること。

(14) 運搬車両等を洗浄消毒するための設備を有すること。

(15) 施設内において甲殻類，魚類等を蓄養する場合には，有害な微生物，有毒物質等が動物に移行することのない水質の水を供給し，最良の生存条件を確保するための適切な装置が設けられていること。

2．衛生管理規範

(1) 施設設備に適用される衛生に関する一般規範

ア．食品の処理に使用される床，内壁，間仕切り，天井及び機械・器具は，食品の汚染源とならないよう清潔で良好な状態が保たれていること。

イ．施設又は機械・器具から鼠族，昆虫類及びその他の害虫を計画的に根絶しなければならないこと。洗浄剤，消毒剤，殺鼠剤，殺虫剤その他食品を汚染させるおそれのある薬剤は食品と明確に分離して保管すること。また，これらの薬剤を使用する場合にあっては，食品を汚染させることのないよう十分配慮すること。

ウ．食品取扱区域，設備された機械・器具等は食品の処理，加工等に専用に使用すること。

エ．飲用適の水をすべての用途に使用しなければならないこと。ただし，食品を汚染させる危険性がない場合に限り，消火，冷凍・冷蔵設備の冷却用等として，飲用に適しない水を用いることができること。

オ．洗浄剤，消毒剤及びこれらの類似物質は，機械・器具及び食品に悪影響を与えないように使用すること。

(2) 従事者に適用される衛生に関する一般規範

ア．従事者の衛生管理については，特に次の事項を配慮し，最良の状態を保つよう努めること。

（ア）食品取扱区域では，従事者は適切で清潔な作業着と髪の毛を完全に覆う帽子を着用すること。

（イ）食品の処理及び調整を担当する従事者は，少なくとも作業を再開するときは必ず手指の洗浄を行うこと。なお，手に傷がある従事者は，製造部門の責任者に届け，その許可の下，耐水性の指サック又は手袋を着用すること。

（ウ）食品取扱区域（保管区域を含む。）においては，喫煙，飲食を行わないこと。

イ．製造者は，従事者が食品を汚染させる恐れなしに作業ができることが証明されるまで，食品を汚染する可能性のある者を食品取扱業務から排除するために必要なあらゆる措置を講じなければならないこと。ただし，この規定は食品を汚染する可能性のある者の解雇を認めたものと解釈してはならないこと。

ウ．製造者は法令に基づき，従事者に対して定期的に健康診断を実施すること。また，製造者は，従事者が赤痢菌，サルモネラ菌，腸チフス菌，パラチフス菌，コレラ菌，病原大腸菌，カンピロバクター，A型肝炎ウイルス，小形球形ウイルス等の食品を汚染し，食中毒等の原因となる微生物に感染することがないよう健康教育を実施し，従事者の健康管理に努めること。

第5　HACCPの実施

1．HACCPは，次の原則に従って実施すること。

(1) 製造者は，食品の製造のあらゆる段階で本指針の規定が遵守されるよう，各食品毎又は適切にグループ分けされた食品群毎に，次の事項に従って自主衛生管理を実施すること。

ア．施設における処理，加工等の工程をもとに，重要管理点を確定すること。

イ．各重要管理点におけるモニタリング及び確認の方法を設定し，これを実施すること。

ウ．施設の洗浄消毒方法が適切かどうか確認すること。その他，本指針に定められた規範に適合していることを確認するための検査を実施すること。

エ．時間，温度等について，消去できない方法で記載された手書きの記録又は自動記録機による記録を当該食品の消費期限又は品質保持期限の満了後，少なくとも1か月間保管し，提示を求められた場合には，直ちに提示することができるように整理しておくこと。

(2) 製造者の実施する検査において衛生上の危害又はその疑いが判明した場合は，直ちに適切に対応すること。

2．1の（1）に規定する「自主衛生管理」とは，食品が製造者自らが定めた管理基準を満足するものであることを保証し，実証することを目的とするすべての対策のことをいう。

(1) これらの対策はその調理加工施設における規範に準拠したものでなくてはならず，それぞれの製造部門に対する責任者又は責任者の監督のもとに開発され，実施されるものでなくてはならないこと。

(2) 施設の責任者は，自主衛生管理制度に携わるすべての担当者がその責務を効果的に果たせるように，十分に訓練を受けなくてはならないこと。

3．1の（1）に規定する「重要管理点」とは，製造者が管理することができて，もって食品の安全性に対する危害の発生を防止し，排除し，又は許容範囲に収めることのできるすべての管理項目，1ステップ又は工程のことをいう。従って，管理基準に適合していることを保証するために役立つすべての重要管理点を確定しておかなくてはならないこと。

(1) これらの重要管理点を確定する場合には，第6の1「一般原則」に基づいて確定すること。

(2) 重要管理点は，使用する原材料を始め，製造工程，施設及び設備，最終食品，保管及び運搬の方法等によって確定されるものであるので，各々の施設に対して固有のものであること。

4．1の（1）に掲げる「各重要管理点におけるモニタリング及び確認の方法」には，個々の重要管理点が正常な管理状態にあることを保証するために必要なすべての肉眼的観察及び計測の方法が含まれていること。モニタリング及び確認の方法を設定し，実施する場合には，第6の10「重要管理点のモニタリング及び確認の方法の設定並びにその実施」に基づいて実施すること。

5．1の（1）に規定する検査とは，自主管理制度が，上記2，3及び4の規定に関して効果的に機能していることを確認するためのものである。

(1) 施設の責任者が製造バッチ毎に体系的に試験を行うこととは別に，以下の要件に基づき，検証のための計画を定めなければならないこと。

ア．自主管理制度を最初に設定した時に，検証すること。

イ．食品又は製造工程に何らかの変更があった時に，必要に応じて，自主管理制度の有効性について確認すること。

ウ．一定の期間ごとに，すべての計画が有効なものであり，かつ，適正に運用されていることを検証すること。

エ．自主管理制度については，第6の11「自主管理制度の検証」に従って検証を行うこと。

6．1の（1）に掲げる「消去できない方法で記載された手書きの記録又は自動記録機による記録」を取るため，施設の責任者は自主管理制度の実施及びその確認に関するすべての情報を文書化しなくてはならないこと。また，この文書は，次の（1）及び（2）の要件を満たし，求めに応じて提出することができるものでなくてはならないこと。

(1) 詳細かつ分かりやすい文書であって，次の項目を含んでいること。

ア．食品についての記述

イ．製造工程及びその重要管理点についての記述

ウ．標準作業手順書

エ．個々の重要管理点についての確定された危害，危険度の評価及び防止措置

オ．すべての重要管理点におけるモニタリング及び確認の方法並びにそれぞれの重要管理点における管理基準の設定

カ．管理基準から逸脱が認められた際にとられる改善措置

キ．現行の自主管理制度自体の検証と見直しの方法

(2) 3に掲げる肉眼的観察及び計測の記録，4に掲げる検証作業の結果並びに改善措置を行った場合の報告及び経過の記録文書をとり，適切な文書管理規定を設けて，特に問題が発生したそれぞれの製造バッチに関係するすべての文書を容易に取り出せるようにしておかなくてはならないこと。

第6　HACCPの具体的実施方法

1．一般原則

自主管理制度の策定においては，次に示す基本原則に基づく理論的なモデルに従わなくてはならないこと。なお，このようなモデル又は根拠となる諸原則については，個別の状況に応じて，柔軟性をもって運用しなくてはならないこと。

(1) 危害を確定し，危険度を分析するとともに，それらを管理するための方法を設定すること。
(2) 重要管理点を確定すること。
(3) すべての重要管理点に対する管理基準を設定すること。
(4) モニタリング及び計測の方法を設定すること。
(5) 必要に応じて採るべき改善措置を設定すること。
(6) 検証及び見直しの方法を設定すること。
(7) すべての手順ならびに記録に関する文書規定を作成すること。

2．重要管理点の確定

重要管理点の確定に当たっては，次の作業を順番に従って進めること。

(1) 専門家チームの編成

ア．構成は対象となる食品に関連するすべての部門が参加すること。

イ．チームにおいては，検討すべき食品並びにその製造，加工，保管，運搬及び喫食に関連する潜在的危害に関して十分かつ広範囲な専門的知識及び技術を有することが必要であること。また，このチームは，重要管理点の評価及び管理に関して，チーム内では困難な問題を解決するために，必要に応じて外部から専門家の援助を得なくてはならないこと。

ウ．このチームは，次のスタッフで構成すること。

(ア) 担当する食品群に関する生物学的，化学的又は物理的危害要因について理解している品質管理の専門技術者

(イ) 対象となる食品の製造における技術的な側面に対して責任があるか，又は密接に関与している製造の専門技術者

(ウ) 施設及び設備に関する衛生並びに操作について，実際的な知識を有する技術者

(エ) その他，微生物学，食品衛生学及び食品工学に関する専門的知識を有する技術者に関連するすべての情報がそのチームに提供され，実施中の自主管理制度が信頼性のあるものであることを保証するため，活用できる場合には，一人の担当者が上記のうちの複数の役割を兼ねることが可能であること。施設内に，関連する問題に対する経験がない場合にあっては，外部の機関（コンサルタント等）から助言を得なければならないこと。

3．食品の記述

最終食品に関しては，次の項目について記述し，これを記録として保管すること。また，この記録は必要に応じて開示できるものとすること。なお，栄養成分の表示に際しては，栄養改善法（昭和27年法律第248号）に基づく栄養表示基準制度に留意すると共に，病者用等の特別の用途を表示する際には，同法に基づく特別用途表示の許可制度に留意すること。

(1) 名称（メニュー）及び組成（例えば，原材料，各種副原材料及び添加物）
(2) 性状及び物理学的特性（例えば，固体，液体，ゲル又は乳状液）
(3) 栄養成分
(4) 加工工程（例えば，加熱，凍結，乾燥及びこれらの程度）
(5) 包装（例えば，密封式，真空式及びガス置換式）
(6) 保管及び運搬の条件
(7) 消費期限又は品質保持期限
(8) 使用方法
(9) 適用し得るすべての微生物学的又は化学的指標（例えば，細菌数，水分活性又は pH）

4．意図される使用方法の確定

専門家チームは，各食品について，通常の使用方法及びその食品の性状及び成分に基づく対象者又は対象とする疾病もしくは病態を定義しなくてはならないこと。

5．工程一覧表の作成（製造工程の記述）

工程中のすべてのステップ（各ステップ又は各ステップ間の食品の滞留時間を含む）を網羅し，原材料の受入れから最終食品の病院への提供までの間を，前処理，加工，包装，保管及び運搬のステップに分けて順番に検討し，十分な技術データに基づく詳細な一覧表を作成しなくてはならないこと。データの種類には，例えば次のようなものがある。

(1) 作業場及び付随する施設の見取り図
(2) 機械・設備の配置及び性能
(3) すべての一連の製造工程（原材料，各種材料及び添加物の受入れ並びに各ステップにおける又は各ステップの間の食品の滞留時間を含むこと。）
(4) 各工程に対する技術的なパラメーター（特に時間及び温度の条件，また滞留する場合は，その時間を含むこと。）
(5) 食品，人，空気の流れ（通常想定される食品，人，空気の流れのみならず，潜在的な交差汚染を想定した食品，人，空気の流れを含むこと。）
(6) 清潔な区域と汚染された区域との分離（又は危険度の高低による区分）

(7) 床，壁，ドアなどの施設，設備，機械・器具等の洗浄及び殺菌の方法
(8) 施設の管理基準
(9) 作業場における作業員の行動範囲及び衛生規範
(10) 食品の保管及び運搬の管理基準

6．実際の操業中における，工程一覧表の確認

工程一覧表が完成した後，専門家チームは実際に操業中の作業現場において，工程一覧表の確認を行い，当初机上で作成した工程一覧表がより正確なものになるように，明らかになったすべての不十分な点についての修正を行わなくてはならないこと。

7．危害及び管理方法のリストの作成

確認できた工程一覧表に基づいて，専門家チームは次の作業を実施すること。

(1) 個々の製造加工ステップ（原材料及び各種材料の受入れ及び保管並びに工程中の食品の滞留を含む。）において，合理的な根拠のもとに発生することが想定されるすべての潜在的な生物学的，化学的又は物理学的危害のリストを作成すること。ここでいう危害とは，人の健康を害するおそれがあるすべてのものをいう。具体的には，次の場合のいずれかをいう。
  ア．原材料，中間品又は最終食品に対する，許容できない生物学的（ウイルス，細菌，寄生虫等），化学的若しくは物理学的性質の汚染又はこれらの２次汚染
  イ．中間品，最終食品の製造工程又は製造ラインの周囲において，病原微生物の生存又は増殖する許容できないレベル及び許容できない化学物質の存在
  ウ．毒素あるいは微生物の代謝によるその他の好ましからざる物質が許容できないレベルにまで産生されたり，残存したりすること。これらについては，除去し，又は許容できるレベルにまで減少させるため，安全な食品を製造する上で必須であるような性質の危害のみを，リストに入れるものとする。
(2) 個々の危害に対して適用し得る管理方法について検討し，文書化すること。
  ア．管理方法とは，危害を防止するため，除去するため，又はその影響若しくは発生頻度を許容できるレベルにまで低下させるための方法及び一連の作業をいう。
  イ．工程管理において，一つの危害を管理するためには複数の管理方法が必要となることがあり得る一方，一つの管理方法で複数の危害を管理できることもある。例えば，低温殺菌又は所定の加熱処理を行うことによって，サルモネラとリステリアとの両方の菌数のレベルを十分に低下させることが可能である。
  ウ．管理が効果的に行われていることを保証するためには，作業手順について，詳細に記述した標準作業手順書を作成する必要がある。この標準作業手順書には，例えば，詳細な清掃の計画及び方法，個々の加熱調理器具での適切な加熱処理の手順，添加物に関する関連の規則等に適合するように定めた最大添加物濃度等について記述しなくてはならないこと。

8．重要管理点の確定方法

危害を管理するための重要管理点の確定に当たっては，論理的な取組みが必要であって，この取組みには判断図を利用すると分かりやすいこと。ただし，チームの知識と技術力の程度によっては，他の方式を採用しても差し支えないこと。

(1) 判断図を利用する場合には，工程一覧表において確定された各工程のステップを順番に検討しなければならないこと。
　すなわち判断図は，各工程のステップごとに，合理的な根拠のもとに危害が発生することが判明しているか，あるいは将来において原因となることが想定される，すべての危害及びそれらに対する管理方法について検討を加えなくてはならないこと。
(2) 判断図を利用する場合には，不必要な重要管理点を設けたりしないようにするために，製造の過程全般について広く検討するとともに，柔軟かつ常識的な配慮をもって対処すべきであること。

9．重要管理点の確定に続いて行うべき作業

重要管理点の確定に続いて，専門家チームは次の２つの作業を行わなくてはならないこと。

(1) すべてのステップにおいて，適正かつ効果的な管理方法が設けられ，実施されていることを保証しなくてはならないこと。特に，ある製造のステップについて，危害のあることが確定されており，食品の安全性確保のために何らかの管理が必要となっていながら，当該ステップにおいて（あるいはその他のステップも含め）適正な管理方法が設定できない場合にあっては，食品そのものを変更するか又はその製造工程を当該ステップ若しくはその前後のステップで変更することにより，適正な管理方法が設定できるようにするとともに，併せて適正な管理方法を確立しておかなくてはならないこと。
(2) すべて重要管理点について，モニタリング

及び計測の方法を設定し，管理を実施すること。

10. 重要管理点のモニタリング及び確認の方法の設定並びにその実施

すべての重要管理点が効果的に管理されていることを保証するためには，適正なモニタリング（monitoring）及び確認（checking）の方法を設定することが必須である。これらの方法を開発するためには，次の作業を進めること。

(1) すべての重要管理点についての管理基準の設定

すべての重要管理点についての管理基準を設定しておかなくてはならないこと。管理基準とは，食品の安全性を確保するために許容できる限界値のことであり，許容できる範囲とそうでない範囲とを区分するためのものである。管理基準については，肉眼的な観察によって，又は機器による計測によって判定できるようなパラメーターに基づくべきであって，重要管理点が管理されていることを即座に検証できるものでなくてはならないこと。すなわち，計測することによって得られた測定値については，その管理点についての管理の結果を直接的に反映したものであることが必要である。これらのパラメーターの例としては，温度，時間，pH，水分含量，添加物・保存料・塩分の濃度，外観あるいは肉質などの官能による指標，その他がある。場合によっては工程がばらつくことによって，いきなり管理基準を超えてしまう危険性があり，そのことを低減するために，より高いレベル（例えば，目標レベル）を設定し，その場合であっても本来のレベルが維持できるように保証する必要がある。管理基準は種々の根拠のもとに設定することができる。

(2) すべての重要管理点に対するモニタリング及び確認の方法の設定

すべての管理基準が守られていることを保証するため，個々の重要管理点において行うべき肉眼的観察及び計測の計画を設定することが，自主管理制度における必須の部分となっている。従って，この計画においては，その手順，観察及び計測の頻度並びに記録の方法について文書化しておかなくてはならないこと。

モニタリング及び確認の方法は，重要管理点において管理基準を逸脱していることを検出できるものであって，さらに改善措置をとるための情報をリアルタイムで得られるものでなくてはならないこと。

モニタリング及び確認は連続的又は断続的のどちらでもかまわないが，モニタリング及び確認が連続的でない場合であっても，十分に信頼性のある情報を得ることができるような頻度で作業を行う必要がある。モニタリング及び確認においては，すべての重要管理点に対して，次の事項について適正な管理基準を設定しておかなくてはならないこと。

ア．誰がモニタリング及び確認を担当するのか。

イ．いつモニタリング及び確認を行うのか。

ウ．どの様な方法でモニタリング及び確認を実施するのか。

(3) 改善措置の設定

モニタリング及び確認を行った結果について，次の措置を行うこと。

ア．モニタリングの結果，設定された管理基準から逸脱しつつあり，管理状態を失う傾向にあることが明らかになったときには，危害が発生する前に，管理状態を維持するために適正な改善措置がとられなければならないこと。

イ．モニタリングの結果，設定された管理基準から逸脱しており，管理状態にないことが明らかとなったときには，もとの管理状態に復帰させるために適正な改善措置を講じなくてはならないこと。

ウ．改善措置は，前もって専門家チームが各々の重要管理点に対して設定しておき，逸脱が検出されたときには，すみやかに対処できるようにしておかなくてはならないこと。

エ．改善措置には以下の要件を含めること。

（ア）改善措置を実施させるために適切な責任者を指名すること。

（イ）検出された逸脱を修正するために必要な方法及び措置を文書化しておくこと。

（ウ）製造工程が管理状態になかった期間に製造された食品に対して採るべき措置を決めておくこと。

（エ）実施したすべての措置の内容を文書に記録すること。

11. 自主管理制度の検証

自主管理制度が効果的に機能していることを保証するためには，自主管理制度に対する検証（verification）を行うことが必要である。そのために，専門家チームはその方法を定めておかなくてはならないこと。

(1) サンプリングに基づく最終食品の試験，特定の重要管理点における重点的な分析又は検査，中間品及び最終食品についての特定の項目に関する分析，保管又は運搬の時点における実態調査，並びに食品の実際的な使われ方に関する調査等がある。

(2) 検証の手順には，製造工程の点検，管理基準の確認，管理基準からの逸脱時の改善措置及び食品に対して行った措置の評価，自主管理制度及びその記録に対する査察が含まれていなければならないこと。

(3) 検証の方法については，設定されている自主管理制度が適切なものであることを確認することができるものであるとともに，定められている管理基準が適正に運用されていることを，十分な頻度のもとに保証するものでなくてはならないこと。さらに，検証そのものについても検討を行い，自主管理制度において何らかの変更のあった場合にあっても，効果的に機能していること（将来的にも機能し得ること）を保証する必要がある。

(4) 自主管理制度を変更しなければならない事例としては，次のようなものが考えられる。

ア．原材料及び食品の変更，加工条件の変更（施設の配置及び周辺環境，加工設備，洗浄及び殺菌の方法など）

イ．包装，保管又は運搬条件の変更

ウ．消費者による使用方法の変更

エ．食品に関連する新たな危害に関する情報を入手した場合

これらの検討結果をもとにして，必要に応じて，定められている管理基準を修正しなくてはならないこと。

(5) 自主管理制度に関するすべての変更事項は，委細漏らさず文書化し，正確かつ最新の情報が得られるように，記録及び保管の方法にも反映させること。管理基準が設定されている場合にあっては，これらの管理基準を検証手順において使用しなくてはならないこと。

※また，院外調理患者等給食業務に関する基準（認定基準）では，守るべき事項として，サービス業務の範囲，サービス提供の体制，衛生管理，契約の提携，苦情処理対応と体制，賠償資力確保等に関する基準を定めている。

索引

欧文

あ

い

う

え

お

か

し

す

せ

そ

URL https://daiichi-shuppan.co.jp

上記の弊社ホームページにアクセスしてください。

＊訂正・正誤等の追加情報をご覧いただけます。

＊書籍の内容，お気づきの点，出版案内等に関するお問い合わせは,「お問い合わせ」専用フォームよりご送信ください。

＊書籍のご注文も承ります。

＊書籍のデザイン，価格等は，予告なく変更される場合がございます。ご了承ください。

＊断りなく電子データ化および電子書籍化することは認められておりません。

テキストブック シリーズ
給食経営管理論（きゅうしょくけいえいかんりろん）

平成26(2014)年11月25日	初版第1刷発行
令和 5 (2023)年10月20日	第5版第1刷発行

編著者　三好恵子（みよしけいこ）
　　　　山部秀子（やまべしゅうこ）

発行者　井上由香

発行所　第一出版株式会社
〒105-0004 東京都港区新橋5-13-5 新橋MCVビル7階
電話 (03) 5473-3100　FAX (03) 5473-3166

印刷・製本　スバルグラフィック

定価は表紙に表示してあります。乱丁・落丁本は、お取替えいたします。

ISBN978-4-8041-1468-2　C1077